全国医用设备使用人员业务能力考评教材

乳腺 X 线摄影技术

第 ② 版

名誉主编　燕树林

主　　编　牛延涛　李文美　刘建新

副 主 编　毕正宏　梅　红　柳　杰

编　　者（以姓氏拼音为序）

毕正宏　复旦大学附属华东医院

陈　晶　海口市人民医院

迟　彬　华中科技大学同济医学院附属协和医院

康天良　首都医科大学附属北京同仁医院

李文美　广西医科大学第一附属医院

梁瑞冰　广州市番禺中心医院

林冰影　浙江大学医学院附属第一医院

刘建新　应急总医院

柳　杰　天津医科大学肿瘤医院

梅　红　山东省医学影像学研究所

牛延涛　首都医科大学附属北京同仁医院

秦乃姗　北京大学第一医院

戎冬冬　首都医科大学宣武医院

宋俊峰　中国医学科学院肿瘤医院

王　倩　中国医学科学院肿瘤医院

张爱莲　中国人民解放军总医院第一医学中心

张雪琴　四川大学华西医院

张永县　首都医科大学附属北京同仁医院

人民卫生出版社

·北京·

图书在版编目(CIP)数据

乳腺 X 线摄影技术 / 牛延涛,李文美,刘建新主编
. —2 版 . —北京:人民卫生出版社,2021.9
全国医用设备使用人员业务能力考评教材
ISBN 978-7-117-30548-8

Ⅰ.①乳… Ⅱ.①牛…②李…③刘… Ⅲ.①乳房疾
病 –X 射线诊断 – 资格考试 – 教材 Ⅳ.①R816.4

中国版本图书馆 CIP 数据核字(2020)第 178295 号

人卫智网	www.ipmph.com	医学教育、学术、考试、健康,
		购书智慧智能综合服务平台
人卫官网	www.pmph.com	人卫官方资讯发布平台

乳腺 X 线摄影技术
Ruxian X Xian Sheying Jishu
第 2 版

主　　编:牛延涛　李文美　刘建新
出版发行:人民卫生出版社(中继线 010-59780011)
地　　址:北京市朝阳区潘家园南里 19 号
邮　　编:100021
E - mail:pmph @ pmph.com
购书热线:010-59787592　010-59787584　010-65264830
印　　刷:天津安泰印刷有限公司
经　　销:新华书店
开　　本:787×1092　1/16　印张:15
字　　数:365 千字
版　　次:2013 年 9 月第 1 版　　2021 年 9 月第 2 版
印　　次:2021 年 10 月第 1 次印刷
标准书号:ISBN 978-7-117-30548-8
定　　价:68.00 元

打击盗版举报电话: 010-59787491　E-mail: WQ @ pmph.com
质量问题联系电话: 010-59787234　E-mail: zhiliang @ pmph.com

为了规范和加强医疗卫生机构医学装备的科学、安全管理,提高医用设备使用人员的业务素质,保障医疗卫生事业健康发展,原卫生部印发了《医疗器械临床使用安全管理规范(试行)》的通知(卫医管发〔2010〕4 号) 和《医疗卫生机构医学装备管理办法》的通知(卫规财发〔2011〕24 号),按照文件精神,医疗卫生机构应当对医用装备使用人员(包括大型医用设备相关医生、操作人员、工程技术人员)进行应用培训和考核,业务能力考评合格方可上岗操作。目前考试科目为 18 个专业,均采用闭卷纸笔作答的方式进行考试。

为了帮助广大考生做好考前复习工作,特组织国内有关专家、教授编写了《全国医用设备使用人员业务能力考评教材》。本系列图书根据最新考试大纲中的具体要求,参考国内外权威著作,将考试大纲中的各知识点与学科的系统性结合起来,以便于考生理解、记忆、熟悉和掌握知识点。

欢迎广大考生和专业人士来信交流学习:2560318096@qq.com。

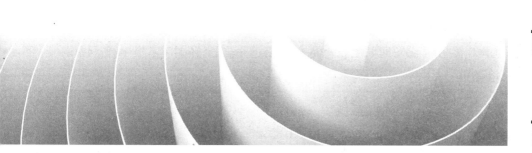

前　言

　　随着我国经济水平的迅速提升，人们生活方式和饮食结构的不断变化，以及多重因素的影响，我国乳腺癌的发病率已成为女性癌谱中的第一位，发病率持续上升，严重威胁着女性的健康和生命。多个国家的研究和数据显示，乳腺 X 线摄影检查是乳腺癌早期发现的首选检查方法，定期进行乳腺 X 线摄影检查，可以降低约 40% 的乳腺癌死亡率。

　　乳腺 X 线摄影是一种特殊的成像方式，其特殊性主要表现在两个方面：一是成像设备特殊，它是一种专用设备，从射线发生到影像探测及后处理，甚至到影像硬拷贝和软阅读，都有别于普通 X 线摄影的设备和要求；二是成像的人体部位特殊，它是对乳腺进行 X 线成像，而乳腺又是人体中对电离辐射最为敏感的器官之一。这就决定了乳腺 X 线摄影既需要有特殊的设备、特殊的成像技术，又需要有特殊的辐射剂量估算方法和影像质量控制程序。

　　由此可见，对乳腺 X 线摄影技师进行业务能力考评，是规范乳腺 X 线摄影技师临床操作、提高临床影像的标准化、降低受检者的辐射危险、为乳腺疾病的诊断和治疗提供有力保证的必然要求。

　　自 1996 年年底开始，中华医学会继续教育部执行"大型医用设备使用人员技术考核上岗认证制度"，经过几年的运行，"上岗证制度"走上了规范化的道路，此项工作的深远意义也逐渐显现出来。

　　2005 年 5 月，中华医学会影像技术分会积极提出"关于将乳腺 X 线摄影技师纳入持证上岗的申请"。2007 年 3 月，此申请获得相关主管部门批准，正式启动"乳腺 X 线摄影技师持证上岗考试"。

　　2007 年，燕树林教授组织国内知名专家编写了《全国医用设备使用人员上岗考试指南　乳腺摄影技术分册》。2013 年，燕树林教授又组织专家进行修订和补充，编写了《全国医用设备使用人员业务能力考评教材　乳腺 X 线摄影技术》。随着医学影像技术、国民经济以及国民健康保健水平的飞速发展,数字乳腺X线摄影检查技术在我国已经普及,创新的成像技术也层出不穷。为推动"健康中国2030"战略规划的实施,以及适应新形势发展的需求,我们对前一版教材进行了修订。

本书共分为十二章。由于编写时间比较仓促,难免有不足之处,还望读者提出指正建议,以利于后期再版时订正。

牛延涛

2021年6月

目 录

第一章　X线物理学基础与防护

第一节　X线的产生与性质

一、X线的产生

(一) X线的发现

1895年11月8日,当德国物理学家威廉·康拉德·伦琴(Wilhelm·Conrad·Rontgen)(图1-1)用一个高真空玻璃管和一台能产生高压的小型机器做实验时,发现了X线。为此,伦琴于1901年被授予诺贝尔物理学奖(图1-2)。

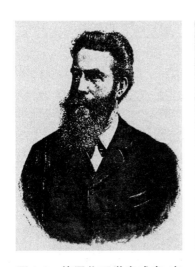

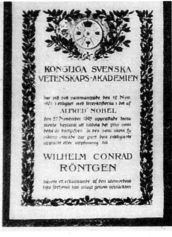
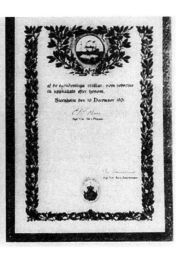

图1-1　德国物理学家威廉·康
拉德·伦琴

图1-2　伦琴被授予的诺贝尔物理学奖证书

当被问及观察到荧光的感想时,伦琴回答说:"我什么也没想,只是去调查研究。"为了区别于其他射线,伦琴提议将自己发现的射线命名为X线,即未知的射线。

伦琴发现X射线后,进一步研究发现,这种新射线能使照相底片感光和产生荧光;能穿透木板、衣服和厚厚的书本，但可被铅板遮挡；它在电场和磁场中不偏转，说明它不带电荷。第一张X线照片是伦琴说服自己的夫人作为志愿者，于1895年12月22日拍摄的手部照片。

1895年12月28日，伦琴向德国医学会递交了第一篇关于X射线的论文《论新的射线》，并公布了他夫人的X射线手骨照片。1896年1月4日，伦琴的论文和这张X射线照片在柏林大学物理系的"柏林物理学会50周年纪念会"上第一次展出。1905年第一届国际放射学会召开，大会正式把X射线命名为伦琴射线，以纪念伦琴为人类进步作出的杰出贡献。

伦琴于1923年2月10日逝世。

(二) X线的产生

X线的产生是能量转换的结果。当X线管两极间加有高电压时，阴极灯丝发散出的电子就获得了能量，以高速运动冲向阳极。由于阳极的阻止，使电子骤然减速，约99%以上的动能产生热量，不到1%的动能转换为X线。

1. X线产生的条件　X线产生必须具备以下三个条件：

(1) 电子源：X线管灯丝通过电流加热后放散出电子，这些电子在灯丝周围形成空间电荷，即电子云（图1-3A）。

(2) 高速电子的产生：灯丝发散出来的电子以高速冲击阳极，其间必须具备两个条件：一是在X线管的阴极和阳极之间施以高电压，两极间的电位差使电子向阳极加速；二是为防止电子与空间分子冲击而衰减，X线管必须是高真空（图1-3B）。

(3) 电子的骤然减速：高速电子的骤然减速是阳极阻止的结果。电子撞击阳极的范围称靶面，靶面一般用高原子序数、高熔点的钨制成。阳极的作用有两个，一是阻止高速电子产生X线；二是形成高压电路的回路（图1-3C）。

普通X线摄影与乳腺X线摄影在X线产生的原理上是完全一样的。但是，乳腺X线摄影所产生的X线具有独特性，即它产生的是低能量X线（15~35keV），以此来扩大乳腺软组织之间的吸收差异，增加射线对比度。

通常，人们把由钼（Mo）或钼/铑（Rh）双靶X线管产生的低能量X线，称为软射线。

在乳腺X线摄影中，高速电子冲击钼靶后产生的是由连续X线和特征X线

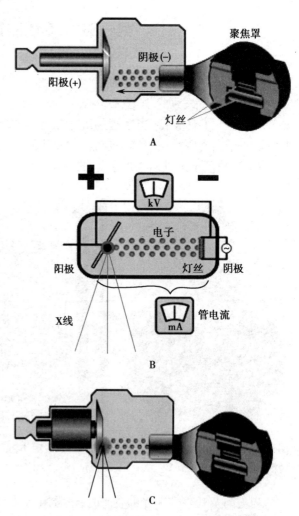

A.电子源；B.产生高速电子；C.电子骤然减速。

图1-3　X线产生的示意图

组成的一束混合射线。通过应用钼靶X线管和钼滤过装置组合(Mo/Mo)所产生的特征X线,要比通常的钨靶和铝滤过装置组合时的相对强度大。因此,可以获取短时间摄影以及提高对比度的效果。

2. X线产生的原理　X线的产生是高速电子和阳极靶物质的原子相互作用中能量转换的结果。X线的产生是利用了靶物质的三个特性:核电场、轨道电子结合能和原子存在于最低能级的需要。

当X线管的电子束和靶物质相互作用时,每一个电子的能量等于它的电荷乘以X线管电压,即 $E=eV$。其中,$E=$电子能量,$e=$电子电荷,$V=$管电压(kVp)。因为电子的电荷不变($e=1.60 \times 10^{-19}$ 库伦),那么增加管电压,将会增加电子的能量。X线管电压用 kVp 来表示,它是指给电子加速的最大管电压,而用 keV 表示电子的能量。实际上,当管电压为 100kVp 时,电子束中只有很少数的电子能得到 100keV 的能量,而大多数的电子能量都要比 100keV 小。这是因为X线管电压不是恒定的,而是脉动的。例如:在一个单相全波整流的电路中,电压从 0 到峰值的变化为 100 次/s,这就造成冲击靶面的电子能量有所不同。

在X线诊断使用的X线能量范围内,X线有两种不同的放射方式,即连续放射和特征放射,其产生的X线分别称为连续X线和特征X线。

(1) 连续放射:当高速电子接近原子核时,由于受核电场(正电荷)的吸引而偏离原来的方向。在方向改变时,电子因丢失能量而减速,此时,电子所丢失的能量直接以光子的形式放射出去。这种放射形式称为连续放射,其产生的X线称为连续X线,也称韧致X线(图 1-4)。

连续放射产生的X线是一束波长不等的混合线,其X线光子的能量取决于电子接近核的情况、电子的能量和核电荷。

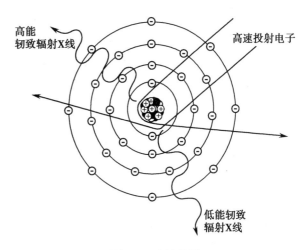

图 1-4　连续放射

假设一个电子与原子核相撞,其全部动能转换为X线光子,其最短波长(λ_{min})为

$$\lambda_{min}=hc/kVp=1.24/kVp(nm)$$

例如,峰值管电压是 100kVp,电子能获得的最大能量是 100keV,其产生的最短波长是 $\lambda_{min}=1.24/100=0.012\ 4nm$。但是,其余大部分X线波长都比最短波长长得多,连续X线能谱中强度最大处的波长是线束最短波长的 1.3~1.5 倍。连续X线的波谱随管电压升高而变化,并呈现出以下特点:

1) 管电压升高时,最短波长向短波一侧移动。

2) 管电压升高时,强度曲线向短波一侧移动。

3) 管电压升高时,最强波长向短波一侧移动。

4) 管电压升高时,产生的X线总能量将以管电压二次方比例增大。

可见连续X线波长仅与管电压有关,管电压越高,产生的X线波长越短。

阳极靶物质的原子序数增大时,X线总能量增大;X线总能量随着管电流的增大而提高。

(2) 特征放射:高速电子击脱靶原子的内壳层轨道(K层)电子,当外壳层(L或M)电子跃迁填充空位时,多余的能量以X线的形式放出,此即为特征放射或标识放射(characteristic radiation)(图1-5)。电子填充到内层K上的特征X线称为K层特征X线,外层电子跃迁到L壳层则称L层特征X线。

由于特征X线是在原子内层轨道电子跃迁中产生的,因此,无论产生电子空位的原因如何,也无论造成这种空缺的冲击电子的能量大或小,只要能造成空缺,产生的特征X线都是一样的。

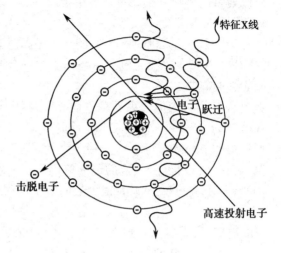

图 1-5　特征放射

"特征"的称谓是指基于特定元素电子在原子中的结合能是唯一的。因此,结合能的差异也是唯一的,这是该元素具有的一个"特征"。

特征X线的波长取决于跃迁的电子能量差,与管电压无直接关系,决定于靶物质的原子序数。

在以钨靶X线球管产生的X线诊断能量范围内,特征X线产生的概率与管电压的关系大致为:

70kVp 以下,不产生 K 特征 X 线;

80~150kVp,K 特征 X 线占 10%~28%;

150kVp 以上,特征 X 线减少。

在钼靶 X 线管的场合下,可以有 $K_{\beta1}$、$K_{\beta2}$、$K_{\alpha1}$、$K_{\alpha2}$ 4 种特征 X 线产生。但是,这 4 种特征 X 线之间的能量差很小(表 1-1)。

表 1-1　靶物质的物理特性和特征 X 线的能量

靶物质	原子序数 (Z)	比重 / (g·cm⁻³)	K 吸收端 /keV	K 特征 X 线 /keV				X 线的能量分布 /keV	
				$K_{\beta2}$	$K_{\beta1}$	$K_{\alpha1}$	$K_{\alpha2}$	K_{α}	K_{β}
钼(Mo)	42	10.22	20.00	19.96	19.61	17.37	17.48	17.50	19.60
铑(Rh)	45	12.41	23.22	23.17	22.72	20.21	20.07	20.20	22.70

从 X 线管发射出来的 X 线是一束由连续 X 线和特征 X 线组成的混合射线(图 1-6)。

在乳腺 X 线摄影中,由于钼靶产生的特征 X 线与乳腺组织的吸收特性相匹配,因此,如果在拍摄时用滤过装置将连续 X 线滤去,利用特征 X 线穿透乳腺组织,则可获得较好的影像效果。同时,也可以减少乳腺对较低能量连续 X 线的吸收。这就是乳腺 X 线机采取钼靶/钼滤过(Mo/Mo)或钼靶/铑滤过(Mo/Rh)组合配置的原因。

3. X线的产生效率　产生X线所消耗的总能量与阴极电子能量之比,称作X线发生效率。

$$\eta = \text{X 线消耗的总能量} / \text{阴极电子能量} = k \cdot V^2 ZI / VI = kVZ\,(\%)$$

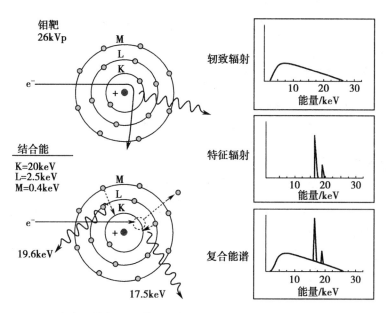

图 1-6　乳腺X线摄影下的连续X线与特征X线的产生机制与混合X线能谱

式中,V:管电压;Z:靶物质原子序数;I:管电流;k:系数。

在X线诊断领域内,k=1.1×10^{-9}。例如:管电压为100kV,靶物质为钨(W)原子序数是74时,X线产生的效率$\eta=10^{-9}×74×100×10^{3}=0.007\,4\%$,即只有0.74%作为X线能量被利用,其余则为产生的热量。

二、X线的本质与特性

(一)X线的本质

X线本质是一种电磁波。它与无线电波、可见光、γ射线一样,具有一定的波长和频率。由于X线光子能量大,可使物质电离,故又属于电磁波中的电离辐射。X线与其他电磁波一样,具有波动和微粒的二重性,这是X线的本质。

1. X线的微粒性　X线是由一个个的微粒——光子组成的,光子具有一定能量和一定动质量,但无静止质量。X线与物质作用时表现出微粒性,每个光子具有一定能量,能产生光电效应,能激发荧光物质发出荧光等。

2. X线的波动性　X线具有波动特有的现象——波的干涉和衍射等,它以波动方式传播,是一种横波。X线在传播时表现出波动性,具有频率和波长,并有干涉、衍射、反射和折射现象。

(二)X线特性

X线特性指的是X线本身的性能,它具有以下特性:

1. 物理效应　①穿透作用:X线具有一定穿透能力。波长越短,穿透作用越强。穿透力与被穿透物质的原子序数、密度和厚度呈反比关系。②荧光作用:荧光物质,如钨酸钙、氰化铂钡等,在X线照射下被激发,释放出可见的荧光。③电离作用:物质在足够能量的X线光子照射下,能击脱物质原子轨道的电子,产生电离。电离作用是X线剂量、X线治疗、X线损伤的基础。④干涉、衍射、反射与折射作用:X线与可见光一样具有这些重要的光学特性,可在X线显微镜、波长测定和物质结构分析中得到应用。

2. 化学效应　①感光作用:X线具有光化学作用,可使摄影胶片感光。②着色作用:某些物质经X线长期照射后,会结晶脱水变色,如铅玻璃经X线长期照射后着色。

3. 生物效应　X线是电离辐射,它对生物细胞,特别是增殖性强的细胞有抑制、损伤,甚至使其坏死的作用,它是放射治疗的基础。

三、X线强度

(一)X线强度的定义

X线强度是指垂直于X线束的单位面积上,在单位时间内通过的光子数和能量的总和,即线束中的光子数乘以每个光子的能量。在实际应用中,常以量与质的乘积表示X线强度。量是线束中的光子数,质则是光子的能量(也称穿透力)。连续X线波谱中每条曲线下的面积表示连续X线的总强度。

(二)影响X线强度的因素

X线强度(或X线产生)受管电压、管电流、靶物质及高压波形的影响。

1. 靶物质　在一定的管电压和管电流下,放射量的多少决定于靶物质。靶物质的原子序数越高,产生X线的效率就越高。X线管选用钨或钨合金作为靶物质,即阳极焦点面,是因为它有较高的原子序数($Z=74$)和相当高的熔点($3\,370℃$)。

另外,还要注意区分靶物质的原子序数与两种不同放射的关系。对连续X线来说,原子序数决定X线量的产生;而对特征X线来说,原子序数决定X线质,亦即决定特征X线的波长。例如:钨的K特征X线的变化是$57{\sim}69keV$,而锡($Z=50$)的K特征X线是$25{\sim}29keV$,这就说明钨和锡的K特征X线的波长范围不同。

2. 管电压(kV)　X线光子的能量取决于冲击电子的能量大小,而电子的能量又由管电压来确定。所以,管电压决定产生X线最大能量的性质。例如:管电压设置为100kV时,只有在管电压为峰值时,才会有100keV或接近100keV的最大(最短波长)X线光子产生。

另外,增加管电压也将增加产生X线的量。所以,X线强度的增加与管电压的平方成正比。

3. 管电流(mA)　管电流的大小并不决定X线的质。但是在管电压一定时,X线强度决定于管电流。因为管电流越大,冲击阳极靶面的电子数越多,产生的X线光子数就多。

4. 高压波形　X线发生器产生的高压都是脉动式的。由于不同的整流方式,如单相全波、三相六脉冲、三相十二脉冲、变频发生器等所产生的高压波形的脉动率有很大区别,而X线光子能量取决于X线的最短波长,也即决定于管电压的峰值。当整流后的脉动电压越接近峰值,其X线强度越大。

(三)X线质的表示方法

X线质有以下几种表示方法:

1. 半值层(HVL):X线强度衰减到初始值一半时,所需的标准吸收物质的厚度。它反映了X线束的穿透力,表征X线质的软硬程度。

2. 电子的加速电压(管电压)。

3. 有效能量:在连续X线情况下使用这一概念。

4. 软射线与硬射线:将低能量X线称为软射线,高能量X线称为硬射线。

5. X线波谱分布:它表示了X线的波长分布或能量分布。此分布将根据X线管固有滤过、附加滤过、管电压、管电流、整流方式等因素而变化。

(四) X线的不均等性

诊断用X线为连续X线与特征X线的混合,主要为连续X线。连续X线的波长从最短波长($\lambda \min$)到最长波长有一个很广的范围,这种X线称为不均等X线。不均等X线由于滤过板的使用,长波X线被吸收,成为近似均等X线,这种均等度以不均等度h或ω表示。

$h=H_2/H_1$(H_1:第1半值层,H_2:第2半值层)

或$\omega=\lambda_{eff}/\lambda_0$($\lambda_0$:最短波长,$\lambda_{eff}$:有效波长)

均等X线场合下,$h=1$,$\omega=1$,不均等X线$h>1$,$w>1$。

(1) 有效波长:单一能量波长的半值层等于连续X线的半值层时,此波长称作有效波长(λ_{eff})。

$$\lambda_{eff}=1.24/V_{eff}(nm)$$

(2) 有效电压:产生有效波长的最短波长的管电压,称作有效电压(V_{eff},单位kV)。

(3) 有效能量:将有效电压用能量单位(keV)表示时,此能量为有效能量(或等效能量)。

(五) 连续X线强度的空间分布

高速电子碰撞阳极靶面所产生的X线分布与靶面倾斜角度有关。

靶面倾斜20°角时,在通过X线管长轴且垂直于有效焦点平面内,近阳极端X线强度弱,近阴极端强,最大值在10°处,其分布是非对称性的。

在通过X线管短轴且垂直有效焦点平面内测定,在90°处最大,分布基本上是对称的。

靶面出现过热熔解而凹凸不平时,产生的X线强度分布就会改变上述规律,严重影响X线质量。

第二节　X线与物质的相互作用

X线与物质的相互作用形式有:相干散射、光电效应、康普顿效应、电子对效应、光核反应等。诊断用X线能量范围,主要涉及光电效应和康普顿效应。

一、相干散射

X线与物质相互作用能发生干涉的散射过程,称为相干散射。在此过程中,一个束缚电子吸收入射光子能量跃迁到高能级,随即释放出一个能量等于入射光子能量的散射光子。由于电子未脱离原子,故光子能量损失可忽略不计,相干散射不产生电离过程。在X线诊断能量范围内,相干散射产生的概率只占5%。

二、光电效应

(一) 光电效应的定义

X线与物质相互作用时,X线光子能量($h\nu$)全部给予了物质原子的壳层电子,获得能量的电子摆脱原子核的束缚成为自由电子(即光电子)。而X线光子本身则被物质的原子吸收,这一过程称为光电效应(图1-7)。

（二）光电效应的产物

在摄影用 X 线能量范围内,光电效应是 X 线与物质相互作用的主要形式之一。它是以光子击脱原子的内层轨道电子而发生,有如特征放射的发生过程,但又不完全一样,其主要差别是击脱电子的方式不同。光电效应可产生特征辐射、光电子(也叫负离子)和正离子(即缺少电子的原子)。

在产生光电效应的过程中,当一个光子在击脱电子时,其大部分能量是用于克服电子的结合能,多余能量作为被击脱电子(光电子、负离子)的动能。由于带电粒子穿透力很小,当这个电子进入空间后,很快就被吸收掉。失掉电

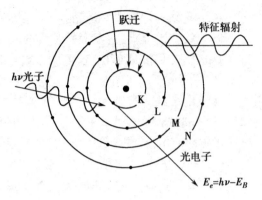

$E_e.$ 被击脱电子动能;$h\nu.$ X 线光子能量;
$E_B.$ 电子结合能。

图 1-7　光电效应产生的示意图

子的原子轨道上的电子空位,很快就有电子来补充。这个电子经常是来自同原子的 L 层或 M 层轨道上的电子,有时,也可以是来自其他原子的自由电子。在电子落入 K 层时放出能量,产生特征辐射,但因其能量很低,在很近的距离内则又被吸收掉。例如:钙是人体内原子序数最高的元素,它最大能量的特征光子也只有 4keV,这样小的光子能量,从它发生点的几个毫米内即可被吸收。但必须注意,常用造影剂碘和钡,所产生的特征辐射,会有足够的能量离开人体,而使图像对比度下降。

（三）光电效应产生的条件

1. 光子能量与电子结合能　光子能量要稍大于或等于轨道电子结合能,即必须"接近相等"才容易产生光电效应。例如:碘的 K 层电子结合能为 33.2keV,若光子能量为 33.0keV,就不能击脱该层电子。另一方面,一个有 34keV 能量的光子,又比一个有 100keV 能量的光子更容易和碘 K 层电子发生作用。这就是说,光子能量的增加,反而会使光电效应的概率下降。实际上,光电效应大约和能量的三次方成反比。X 线摄影时,通过调整管电压的数值就可以达到调制影像的目的。

2. 原子序数　轨道电子结合得越紧,就越容易产生光电效应。高原子序数元素比低原子序数元素的轨道电子结合得紧。在低原子序数元素中,光电效应都产生在 K 层,因为这一类元素只有 K 层电子结合的比较紧。对高原子序数的元素,光子能量不足以击脱它的 K 层电子,光电效应常发生在 L 层 M 层,因为这两层轨道电子结合的都比较紧,容易产生光电效应。所以说,光电效应的概率随原子序数的增高而很快增加,其发生概率和原子序数的三次方成正比。这说明了 X 线摄影中的 3 个实际问题:影像中对比度的形成原因;被照体密度变化可影响到摄影条件;应根据不同密度的被照体选择适当的射线能量。

（四）光电效应在 X 线摄影中的实际意义

1. 光电效应不产生有效的散射　由于不产生散射线,所以不会降低图像对比度。

2. 光电效应可增加射线对比度　X 线影像的对比,产生于不同组织的吸收差异,这种吸收差别愈大,则对比度愈高。因为光电效应的概率和原子序数的三次方成正比,所以,光电效应可扩大不同元素所构成组织的影像对比。例如:肌肉和脂肪间的对比度很小,如果选用低 kVp 摄影,就可以利用肌肉和脂肪在光电效应中所产生的较大吸收差别来获得影像。

3. 光电效应中光子的能量全部被吸收　这就使患者接受的照射量比任何其他作用都多。为了减少对患者的照射,在适当的情况下,要采用高能量的射线。

三、康普顿效应

康普顿效应也称散射效应或康普顿散射。它是 X线诊断能量范围内,X线与物质相互作用的另一种主要形式。当一个光子在击脱原子外层轨道上的电子时,入射光子就被偏转以新的方向散射出去,成为散射光子。而被击脱的电子从原子中以与入射光子方向呈 θ 角的方向射出,成为反冲电子,其间 X 线光子的能量一部分作为反跳电子的动能,而绝大部分作为光子散射(图 1-8)。

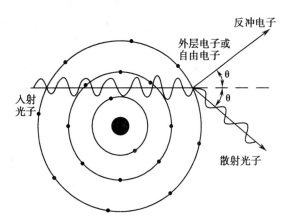

一个光子被偏转以后,能保留多大能量,由它的原始能量和偏转的角度来决定。偏转的角度愈大,能量的损失就愈多。

散射光子的方向是任意的,光子的能量愈大,它的偏转角度就愈小。但是,低能量的光子,在散射效应中,向后散射的多。在 X 线摄影所用(40~150kV)能量范围内,散射光子仍保留大部分能量,而只有很少的能量传给电子。

图 1-8　康普顿效应产生的示意图

在摄影中遇到的散射线,几乎都是来自这种散射。康普顿散射是光子与物质相互作用的主要形式之一,在实际工作中无法避免散射线的产生,而只能想办法消除或减少它的影响。

四、电子对效应与光核反应

电子对效应与光核反应在诊断 X 线能量范围内不会产生。因为电子对效应产生所需要的光子能量是 1.02MeV,而光核反应所需光子能量要求在 7MeV 以上,所以,这两种作用形式对 X 线摄影无实际意义。

五、相互作用效应产生的概率

在诊断 X 线能量范围内,相干散射占 5%,光电效应占 70%,康普顿效应占 25%(图 1-9)。

对低能量射线和高原子序数的物质,光电效应是主要的,它不产生有效散射,因而,可产生高对比度的 X 线影像,但会增加受检者的 X 线接收剂量。

散射效应是 X 线和人体组织之间最常发生的一种作用,几乎所有散射线都是由此产生的。它可使影像质量下降,严重时使我们看不到影像的存在,但与光电效应相比,可减少患者的辐射剂量。

X 线与物质相互作用效应的产生比率随能量、物质原子序数等因素的改变而变化。就人体而言,脂肪和肌肉的原子序数低于骨骼,与 X 线相互作用时以散射作用为主,光子能量很低时除外。对于骨骼来说,低能量时的相互作用主要是光电效应,而在高能量时则以散射作用为主。常用的造影剂碘和钡属于高原子序数的元素,原子序数高,则以光电效应为主。

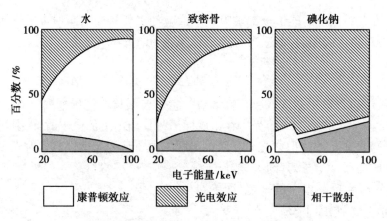

图1-9   X线诊断能量范围内的X线与物质相互作用的概率

总之,X线和物质的各种相互作用都有其重要性,就X线摄影而言,各种作用的结果,都造成了X线强度的衰减,这是X线影像形成的基础。

第三节   X线的吸收与衰减

一、距离的衰减

在传播过程中,X线强度以距离平方反比的规律衰减,此为X线强度衰减的平方反比法则。平方反比法则在真空传播的条件下是成立的,但在空气传播中并不成立,因为空气对X线有少量衰减。但在常规X线摄影中,空气对X线的衰减作用可以忽略不计。

二、物质吸收的衰减及其影响因素

(一) 物质吸收的衰减过程

除距离衰减外,X线还有物质导致的衰减。在诊断X线能量范围内,X线与物质相互作用形式主要是光电效应和康普顿效应,因此,X线强度会由于吸收和散射而衰减。在光电效应下,X线光子被吸收;在康普顿效应下,X线光子被散射。X线与物质相互作用中的衰减,反映的是物质吸收X线能量的差异,这也正是X线影像形成的基础。

(二) 影响衰减的因素

1. 射线能量和原子序数对衰减的影响   在X线诊断能量范围内,当X线能量增加时,光电作用的概率下降,当原子序数提高时,光电作用概率增加。高原子序数的物质(如碘化钠)在整个X线诊断能量范围内主要是光电作用,而水和骨骼则随X线能量增加,康普顿散射占了主要地位。随着X线能量的增加,透过光子的百分数增加。对于低原子序数物质,当X线能量增加时,透过量增加,衰减减少;而对于高原子序数物质,当X线能量增加时,透过量有可能下降。因为,当X线能量等于或稍大于吸收物质K层电子结合能时,光电作用的概率骤然增大。

X线检查中使用的钡和碘造影剂,因为有很理想的K结合能,更多的光电作用发生在K层,所以,可产生更高的影像对比度。

2. 密度对衰减的影响　在一定厚度中,组织密度决定着电子数量,也就决定了组织阻止射线的能力。组织密度对 X 线的衰减是直接关系,如果一种物质的密度加倍,则它对 X 线的衰减作用也加倍。

3. 每克电子数对衰减的影响　电子数多的物质比电子数少的更容易衰减射线。一定厚度内的电子数决定于密度,也就是决定于每立方厘米(cm^3)的电子数,这是临床放射学中影响 X 线衰减的主要因素。

三、人体对 X 线的衰减

(一) 组织密度

人体软组织的密度相当于水(密度为 $1g/cm^3$)。人体构造的大部分是由软组织、骨骼、肺和消化道内的气体组成的,而肌肉、脂肪和碳水化合物又组成了软组织。X 线与人体组织的相互作用与组织的密度成正比,如果密度增加一倍,作用中的电子数就增加一倍,X 线作用的机会也就增加一倍。因此,厚度相同的被照体,密度大的对 X 线衰减多。

(二) 人体的线性衰减系数

在波长为 $(0.1\sim1) \times 10^{-8}cm$ 时测定的各组织的衰减系数分别为:

肌内 $\mu_m = (2.2\lambda^3 + 0.18) \times 1 = 2.2\lambda^3 + 0.18$

脂肪 $\mu_f = (1.8\lambda^3 + 0.18) \times 0.94 = 1.692\lambda^3 + 0.169\,2$

骨 $\mu_b = (11\lambda^3 + 0.18) \times 1.9 = 20.9\lambda^3 + 0.342$

空气 $\mu_a = (2.6\lambda^3 + 0.18) \times 0.001\,3 = 0.003\,38\lambda^3 + 0.000\,234$

四、X 线的滤过

诊断用 X 线是一束连续能谱的混合射线。当 X 线透过人体时,绝大部分的低能射线被组织吸收,增加了皮肤剂量,为此,需要预先把 X 线束中的低能成分吸收掉,此为 X 线滤过。X 线滤过包括固有滤过和附加滤过。

(一) 固有滤过

指 X 线机本身的滤过,包括 X 线管的管壁、绝缘油层、窗口的滤过板。固有滤过一般用铝当量表示,即一定厚度的铝板和其他物质对 X 线具有等量的衰减时,此铝板厚度称为滤过物质的铝当量。

(二) 附加滤过

广义上讲,从 X 线管窗口至检查床之间,所通过材料的滤过总和为附加滤过。在 X 线摄影中,附加滤过指 X 线管窗口到被检体之间所附加的滤过板。普通 X 线摄影中对低能量射线一般采用铝滤过板,高能射线采用铜与铝的复合滤过板,使用时铜面朝向 X 线管。在乳腺 X 线摄影设备中,附加滤过一般为钼、铑滤过片,也有铍、银、铝等材料的滤过片,视球管的靶物质和所使用的射线能量而定。

五、人体组织对 X 线的衰减

人体各组织对 X 线的衰减按骨、肌肉、脂肪、空气的顺序由大变小,这一差别即形成了 X 线影像的对比度。为了增加组织间的对比度,还可借用对比剂扩大 X 线的诊断范围。

在 X 线诊断能量范围内,如果把 X 线的总衰减设定为 100%,对肌肉而言,在 42kVp 下,光电作用和康普顿散射作用所占比例相同;而在 90kVp 下,散射作用占 90%。由于骨的原子序数高,其光电作用是肌肉的 2 倍,骨对 X 线的减弱,在 73kVp 时光电作用与散射作用相同。对于密度差很小的软组织摄影,必须采用低电压技术,用以扩大光电作用所产生的对比度。

第四节　X 线剂量单位

一、照射量与照射量率

照射量是描述 X 射线辐射场的量。X 线光子不带电,其所引起的电离来自 X 线光子与物质的相互作用时产生的次级电子。

照射量的定义是,X 线光子在单位质量(dm)空气中释放出的所有正负电子被阻止在空气中时,所产生的同一种符号离子总电荷量(dQ)的绝对值(X),即:

$$X=dQ/dm$$

照射量是从电离本领的角度来说明 X 线在空气中的辐射场性质的,是 X 线在空气中产生电离能力大小的量度。

照射量的 SI 单位为 $C \cdot kg^{-1}$(库仑每千克),原有单位为 R(伦琴)。

$$1R=2 \cdot 58 \times 10^{-4} C \cdot kg^{-1}$$

照射量率是单位时间内照射量的增量,即时间间隔 dt 内照射量的增量(dX)除以间隔时间(dt)。SI 单位为 $C \cdot kg^{-1} \cdot s^{-1}$(库仑每千克秒),专用单位为 $R \cdot s^{-1}$(伦琴每秒)。

$$X=dX/dt$$

二、吸收剂量与吸收剂量率

(一)吸收剂量

吸收剂量是辐射防护中最基本的剂量学概念。其定义为授予单位质量物质(dm)(或被单位质量物质吸收)的任何电离辐射的平均能量(dE),称为吸收剂量。即:

$$D=dE/dm$$

按上述定义,吸收剂量就是电离辐射给予单位质量物质的平均授予能,通常指一个组织或器官的平均剂量。

吸收剂量的 SI 单位为 $J \cdot kg^{-1}$(焦耳每千克),专用单位为戈瑞(Gy),即

$$1Gy=1J \cdot kg^{-1}$$

SI 单位与原有单位拉德(rad)换算如下:

$$1rad=10^{-2}J \cdot kg^{-1}=10^{-2}Gy$$

$$1Gy=10^{2}rad$$

吸收剂量是剂量学中和辐射防护领域内一个非常重要的量,适用于任何类型的电离辐射、任何被辐射照射的物质,适用于内、外照射。

(二)吸收剂量率

吸收剂量率表示单位时间内吸收剂量的增量,是时间间隔(dt)内吸收剂量的增量(dD)除以该间隔时间,即

$$D=dD/dt$$

其 SI 单位为 $J \cdot kg^{-1} \cdot s^{-1}$（焦耳每千克秒）。

吸收剂量是一个物理量,它考虑了辐射场和物质相互作用的各个方面,但没考虑物质的原子结构和相互作用的随机性质。吸收剂量是在一个体积中随机分布的沉积能量的平均值。

人体组织吸收剂量的测量,一般不是直接测量能量的吸收,而是首先测量到体表或某一位置的入射剂量,再乘以各种修正因数才能计算出。

三、吸收剂量与照射量的关系

吸收剂量与照射量是两个概念完全不同的辐射量,但在相同条件下又存在一定关系,$1R=2.58 \times 10^{-4} C \cdot kg^{-1}$。1R 的照射是能使每千克标准空气吸收射线的能量,为 $D_{空气}=8.7 \times 10^{-3}$（Gy）。对于 X 线,在空气中最容易测得的是照射量 (X),则空气吸收剂量应是 $8.7 \times 10^{-3} \cdot X$（Gy）。

四、当量剂量与当量剂量率

吸收剂量可以用来说明各种介质的物质受到辐射照射时吸收能量的多少,但还不能反映所导致生物效应的不同,而在辐射防护中最关心的是受照后的生物效应。因此,需要对吸收剂量进行修正,从而产生当量剂量（equivalent dose,$H_{T},_{R}$）的概念。

在 ICRP1990 年出版物中,将吸收剂量 $H_{T,R}$ 定义为:

$$H_{T,R}=D_{T,R}W_{R}$$

式中 $D_{T,R}$ 是辐射 R 在组织或器官 T 内产生的平均吸收剂量;W_{R} 为辐射 R 的辐射权重因子,无量纲。

当量剂量用来描述人体受辐射照射时的危害程度,可以反映不同种类、不同能量以及不同照射条件所导致生物效应的差异。

当量剂量的 SI 单位是 $J \cdot kg^{-1}$,称为希沃特（Sievert,Sv）,以前曾用过雷姆（rem）作为当量剂量的单位。

$$1Sv=1J \cdot kg^{-1}$$
$$1Sv=1\,000mSv$$
$$1Sv=100rem$$

当量剂量率为单位时间内组织或器官 T 所接受的当量剂量,其 SI 单位是 Sv/s（希沃特 / 秒）。

五、比释动能与比释动能率

不带电的间接电离辐射与物质相互作用时,其能量辐射分为两个阶段:第一阶段是不带电粒子（X 线光子）与物质相互作用,把能量转移给释放出的次级带电粒子;第二阶段是所产生的次级带电粒子通过电离、激发把从不带电粒子（X 线光子）那里得到的能量转移给物质。第一阶段的结果用比释动能表示,第二阶段的结果用吸收剂量表示。

比释动能的原意是在物质中释放出的动能。间接电离粒子与物质相互作用时,在单位质量 (dm) 的物质中,由不带电的间接辐射粒子释放出来的全部带电粒子的初始动能之和 (dE_{tr}),其定义比释动能 (K) 是 dE_{tr} 除以 dm,即

$$K=dE_{tr}/dm$$

其 SI 单位为 Gy（戈瑞），曾用单位为 rad（拉德），与吸收剂量单位相同。

比释动能的概念常用来计算辐射场量，推断生物组织中某点的吸收剂量，描述辐射场的输出额等。国际放射防护委员会（ICRP）规定，X线机输出额采用光子在空气中的比释动能率 Gy·mA^{-1}·min^{-1}（戈瑞·毫安$^{-1}$·分$^{-1}$）来表示。

比释动能率（K）：时间间隔（dt）内的比释动能的增量（dk）。

$$K=dk/dt$$

SI 单位为 Gy·s^{-1}（戈瑞每秒），专用单位同吸收剂量率。

物质中比释动能的大小反映不带电的致电离粒子交给带电致电离粒子能量的多少。比释动能适用于任何物质，由于它是与一无限小体积相关联的辐射量，因此，受照射物质的每一点上都有其特定的比释动能值。所以，给出比释动能时，必须同时给出该值相关的物质和所在位置。

第五节　X线对人体的危害

一、辐射的生物效应

(一) 电离辐射生物效应的基本概念

电离辐射产生多种类型的生物效应，如辐射致癌反应、辐射遗传效应、组织反应、非癌症疾病、出生前照射的效应等。

组织反应，过去称之为非随机效应和确定性效应，是由大剂量照射引起，并且存在阈值量。随机效应包括癌症以及遗传疾患，没有阈值剂量，其发病率与剂量成正比。所有组织反应都是躯体效应（发生在受照个体身上的效应），而随机效应可以是躯体效应（辐射在受照者体内诱发的癌症），也可以是发生在受照者后代身上的遗传效应。

(二) 致癌效应

1. 概念　随机性效应指致癌效应和遗传效应，一般来说术语随机性效应与致癌效应、遗传效应是同义词。

电离辐射能量的沉积是一个随机过程，甚至在非常小剂量的情况下也可以在细胞内的关键体积内沉积足够的能量，从而引起细胞的变化或细胞死亡。一个或少数细胞被杀死，在一般情况下对组织不会产生后果，但单个细胞的变化，如遗传变化，或最后导致恶性肿瘤的变化则具有严重后果。由一个细胞的变化导致的这些效应则是随机性效应。致癌效应是随机性效应，其发病率随剂量的增加而增加，不存在剂量阈值。

2. 癌症发生的 4 阶段模型　联合国原子辐射效应科学委员会（United Nations Scientific Committee on the Effects of Atomic Radiation，UNSCEAR）在 2000 年的报告中，将辐射致癌过程分为 4 个阶段，即肿瘤形成的始动、肿瘤形成的促进、肿瘤转化和肿瘤形成的进展。

(1) 始动：对肿瘤发生具有潜在作用的基因突变，导致相应靶细胞产生不可逆性变化。

(2) 促进：肿瘤的发生受细胞内、外环境的影响。因为始动突变的表达不仅取决于与其他内源性突变的相互作用，还取决于那些暂时能改变特定基因模式的因素，其结果是，导致细胞生长潜能的提高或细胞间通讯过程的脱钩。这将使肿瘤始动细胞接受超常生长刺激，开始以半自主方式增殖,使组织中癌前损伤得以克隆化发展。

(3) 转化:肿瘤细胞恶性转化到更加严重程度的发展状态。

(4) 进展:肿瘤性疾病的进展可能会出现一些转移性变化,它们会促进侵害局部正常组织,并促进肿瘤细胞进入血液或淋巴系统,导致原发部位以外继发肿瘤。

(三) 遗传效应

1. 概念　辐射遗传效应是通过对生殖细胞遗传物质的损害,使受照者后代发生遗传性异常,它是一种表现于受照者后代的随机性效应。传统上将遗传疾病分为三类:单基因遗传病、染色体畸变病和多因素病。

2. 辐射遗传危险的估算方法　辐射遗传危险的估计有两种方法,一是直接法,二是间接法(加倍剂量法)。它们大致分别相当于辐射致癌估计中使用的绝对和相对方法,或相加和相乘危险预测模型。由于直接法包含更多的不确定因素,因此,当前对辐射遗传危险的估算方法主要使用间接法。

加倍剂量法(间接法)是指为使在一个世代中产生的突变数等于其自然情况下发生的突变数时所需的辐射剂量。加倍剂量法假定突变率与遗传疾病发病率成正比,照射剂量与遗传效应之间成线性关系。由于在小剂量、低剂量率下才有可能保持线性剂量响应关系,所以加倍剂量法只适用于小剂量、低剂量率引起的辐射遗传危险。

ICRP 在 2006 年的建议书草案中,推荐遗传效应的危害调整标称危险系数,整个人群和成年工作人员分别为 $0.2 \times 10^{-2} Sv^{-1}$ (20 例每万人 Sv)和 $0.1 \times 10^{-2} Sv^{-1}$ (10 例每万人 Sv)。

(四) 组织反应

1. 概念　在较大剂量照射全部组织或局部组织的情况下,大量细胞被杀死,而这些细胞又不能由活细胞的增殖来补偿,由此引起的细胞丢失可在组织或器官中产生临床上可检查出的严重功能损伤,所观察到的效应的严重程度与剂量有关,因而存在剂量阈值。这种照射引起的效应即为确定性效应。

因为辐射杀死细胞本身是一个随机过程。所以,新的观点认为过去把因大量细胞死亡造成的损伤称为非随机性效应并不合适。ICRP 第 60 号出版物中用术语"确定性效应"取而代之,意思是"由已发生的事件所确定的结果"。2006 年 ICRP 在其建议书草案中,将确定性效应也称为"组织反应",确定性效应与组织反应作为同义词在该建议书草案中使用。

2. 组织反应或确定性效应的剂量阈值　不同器官或组织对电离辐射的反应各不相同,卵巢、睾丸及眼晶体均属最敏感的组织。皮肤辐射损伤受到重视主要起因于穿透力较低的 β 射线和 X 线的外照射,因为当受到穿透力较高的 X 线和 γ 射线照射时,更重要的损伤是发生在深部器官而不是体表。

性腺、骨髓、眼晶体及皮肤的确定性效应的阈剂量见表 1-2。不论是大剂量急性全身照射,还是大剂量局部放射治疗,都可引起体内其他功能系统损伤,出现相应的功能障碍。

表 1-2　成人确定性效应的阈剂量估算值

组织和效应	阈值		
	在单次短时照射中受到的总剂量当量 /Sv	在分次多照射或迁延照射中受到的总剂量 /Sv	多年中每年在分次多照射或迁延照射的剂量率 / (Sv·a^{-1})
睾丸:暂时不育	0.15	不适用	0.4
永久不育	3.5~6.0	不适用	2.0
卵巢:永久不育	2.5~6.0	6.0	>0.2
晶体:可查出浑浊	0.5~2.0	5.0	>0.1
视力障碍	5.0	>8.0	>0.15
骨髓:造血功能低下	0.5	不适用	>0.4
致命性再障	1.5	不适用	>0.1
皮肤损伤	6.0~8.0	30.0	>0.1

二、影响辐射损伤的因素

影响电离辐射生物效应的因素主要来自两个方面:一是与电离辐射有关的因素,二是与受照机体有关的因素。

(一) 与电离辐射有关的因素

1. 辐射种类　在受照剂量相同时,因辐射的种类不同,机体产生的生物效应不同。

2. 吸收剂量　辐射的损伤主要与吸收剂量有关。在一定范围内,吸收剂量越大,生物效应越显著。

3. 剂量率　剂量率越大,生物效应越显著。这是因为高剂量率的照射使机体对损伤的修复作用不能充分体现出来所致。

4. 分次照射　当总剂量相同时,分次愈多,各次照射时间间隔越长,生物效应越小。

5. 照射部位　当吸收剂量和剂量率相同时,机体受照的部位不同,引起的生物效应也不同。

6. 照射面积　其他条件相同时,受照面积越大损伤越严重。以同样的剂量照射全身,可能引起急性放射病,而照射局部一般不会出现全身症状。

7. 照射方式　照射方式可分为外照射、内照射和混合照射。外照射可以是单向照射或多向照射,多向照射引起的效应大于单向照射。

(二) 与机体有关的因素

在相同的照射条件下,机体不同,对辐射的反应也不同,即敏感性不同。

1. 种系　不同种系的生物对辐射的敏感性差异很大。总的趋势是种系演化越高,组织结构越复杂,辐射敏感性越高。

2. 个体及个体发育过程　即使是同一种系,由于个体差异,辐射敏感性也不相同。同一个体的不同发育阶段,辐射敏感性也不相同。总的趋势是,随着个体的发育过程,辐射敏感性降低,但老年的机体又比成年敏感。

三、组织对 X 线照射的感受性

同一个体的不同组织、细胞的辐射敏感性有很大差异。

人体对辐射的高度敏感组织有淋巴组织、胸腺、骨髓、胃肠上皮、乳腺、性腺和胚胎组织等。

中度敏感组织有感觉器官、内皮细胞、皮肤上皮、唾液腺和肾、肝、肺的上皮细胞等。

轻度敏感组织有中枢神经系统、内分泌腺、心脏等。

不敏感组织有肌肉组织、软骨、骨组织和结缔组织等。

四、慢性小剂量照射的生物效应

近年来小剂量辐射生物效应的研究取得了一些新进展,如旁效应、基因组不稳定性和适应性反应等。人们认识到小剂量辐射效应的多样性和复杂性,机体对辐射的反应是群体现象,而不仅仅是单个细胞对辐射损伤的累积反应。

国际放射防护委员会(ICRP)建议,将辐射产生的生物效应分为随机性效应和确定性效应(组织反应)。

（一）随机性效应

指辐射生物效应发生的概率与剂量的大小有关的效应。不存在剂量的阈值。任何微小的剂量也可引起随机效应。遗传效应和致癌效应属于随机性效应。

电离辐射照射,即使在低剂量情况下也可以引起对细胞内核(遗传)物质的损伤,从而很多年之后诱发癌症形成,或在未来几代中出现遗传疾病。

（二）确定性效应

确定性效应的发生概率随剂量变化,存在着剂量的阈值,如眼晶体白内障、皮肤的良性损伤等。

在比防护体系所推荐的剂量限值高得多的剂量范围内,特别是在事故情况下,辐射照射可能引起确定性效应(组织反应),这些效应是由于器官或组织的完整性和功能性受到损伤而造成的。超过剂量阈值时,就会出现临床上可观察到的损伤,任何损伤的程度不仅取决于吸收剂量和剂量率,还与辐射的质有关。辐射损伤的表现因组织和器官的不同而有所差异,这取决于细胞的辐射敏感度、分化细胞的功能、细胞的组成,以及细胞的修复能力。细胞繁殖能力的丧失、纤维化过程的发展,以及细胞的死亡在绝大多数组织反应的致病中起着核心作用。早期组织反应,主要发生在造血组织、消化道内膜细胞、皮肤的基底细胞层及男性精子细胞;晚期组织反应,可能与对血管或对所有器官和组织及眼晶体功能的损伤有关,这类损伤可以在辐射照射之后的几个月,或者几年之后显现出来。

五、辐射效应的危险度

在受小剂量、低剂量率辐射的人群中,引起的辐射损害主要是随机性效应。它用危险度(或称危险系数)来评价辐射损害的危险程度。

所谓危险度,即单位剂量当量(1Sv)在受照的器官或组织中引起随机性效应的概率。辐射致癌的危险度,其损害的概率用死亡率表示;遗传性损害的危险度用严重遗传疾患的发病率表示。

人体受辐射的危险度主要与组织对辐射的敏感度以及辐射种类和能量有关。为此,国际放射防护委员会提出了辐射权重因子与组织权重因子的概念。

(一) 辐射权重因子

在辐射防护中关注的不是某一点的剂量,而是某一组织或器官的吸收剂量的平均值,并按辐射的品质加权,此权重因子称为辐射权重因子(radiation weighting factor,W_R)。对于特定种类与能量的辐射,其权重因子的数值是根据生物学资料由 ICRP 选定的,代表这种辐射在小剂量时诱发随机效应的相对生物效应(relative biological effectiveness,RBE)的数值。

在 X 线摄影的能量范围内,其辐射权重因子(W_R)为 1。

(二) 组织权重因子

随机效应的概率与当量剂量的关系还与受到辐射照射的组织或器官有关。因此,从辐射防护的目的出发,需要再规定一个由当量剂量导出的量,以表示整个机体所受危害的大小。

对组织或器官(T)的当量剂量加权的因子称为组织权重因子(tissue weighing factor,W_T),反映的是全身受到均匀照射下,各组织或器官对总危害的相对贡献。换句话说,它反映了不同组织或器官对发生辐射随机效应的敏感性。

应当指出,辐射权重因子与辐射种类和能量有关,与组织或器官无关;而组织权重因子的数值决定于被关注的组织或器官,与辐射种类和能量无关。

具体的组织权重因子在 ICRP2007 年第 103 号出版物作出新的规定(表 1-3)。其中特别需要特出的是乳腺组织的组织权重因子从 0.05 提升到 0.12(一级),而性腺从 0.20 降至 0.08。对此,我们要提高对乳腺 X 线摄影受检者辐射剂量的重视程度。

表 1-3   ICRP 第 103 号出版物推荐的组织权重因子

组织	W_T	ΣW_T
骨髓、结肠、肺、乳腺、其余组织	0.12	0.72
性腺	0.08	0.08
膀胱、食管、肝、甲状腺	0.04	0.16
骨表面、脑、唾腺、皮肤	0.01	0.04

注:其余组织(共 14 个):肾上腺、胸腔外区(ET)、胆囊、心脏、肾、淋巴结、肌肉、口腔黏膜、胰脏、前列腺、小肠、脾、胸腺、子宫/子宫颈。W_T 组织权重因子。

(三) 有效剂量

有效剂量(effective dose,E)定义为人体各组织或器官的当量剂量乘以相应的组织权重因子之后的求和。

有效剂量的 SI 单位为焦耳每千克($J \cdot kg^{-1}$),专门名称为希沃特(Sievert,Sv)。

需要注意的是,有效剂量是用于辐射防护管理的一个基本概念,可以用来对不同照射情况进行定量比较。但是,不能用来对辐射照射所导致的生物效应或辐射危险度进行直接评价。

在辐射防护的定量分析中,最常用的是有效剂量和吸收剂量。有效剂量是用于定量描述各种辐射对人体产生的随机效应的唯一的量。有效剂量的计算都是基于人体和其组织、器官的参考值,而不是具体个人的数据。有效剂量数值不是针对具体个人的剂量,而是相对于标准参考人估算出来的。所谓参考人,广义上讲包括辐射从业人员,也包括公众人员。权重因子的选取也是对工作人员和居民以及男女的平均值。所有参考值和权重因子是基于测量、流行病和实验数据基础上确定的。

第六节 X 线 防 护

一、X线防护原则

(一) 建立剂量限制体系

包括辐射实践的正当性、防护水平最优化、剂量限值与约束等3条基本原则。

正当性是前提,剂量限值与约束是上限,最优化则是辐射防护的目标,也是辐射防护中需要研究的主要问题。

辐射实践的正当性是指医学影像学的放射检查必须确实具有适应证,避免不能给患者带来诊断和治疗效益的辐射照射。X线检查的实践应经过正当性判断,执业医师应掌握好适应证,优先选用X线以外的检查方法。

对医疗照射正当性的判断可分为两个层次。第一层次是指,对某一诊断或治疗方法,病人所受照射大小的正当性判断,通常称为确定放射方法总的正当性。其目的在于判断放射方法是否合理,并给患者提供必要的知识。第二层次是指对某个患者实施放射方法时的正当性判断,即判断对具体患者而言是否好处多于危害。应当定期对放射方法进行审评,使其在达到医学要求的情况下,尽可能减少患者所受剂量。在诊断情况下,这意味着减少不必要的照射。在放射治疗时,要求对治疗的部位达到所需实施的剂量,并避免健康组织受到不必要的照射。

正当性判断的一般原则是:"在考虑可供采用的不涉及医疗照射的替代方法的利益和危险之后,仅当通过权衡利弊,证明医疗照射给受照个人或社会所带来的利益大于可能引起的辐射危害时,该照射才是正当的。对于复杂的诊断与治疗,应注意逐例进行正当性判断,还应注意根据医疗技术与水平的发展,对过去认为正当的医疗照射重新进行正当性判断"。

放射防护最优化是指在保证患者诊断和治疗效益的前提下,所实施的辐射照射应保持在合理、尽可能低的水平。

ICRP103 号出版物指出,正当性原则要求,任何改变照射情况的决定都应当是利大于弊的。防护最优化原则是在考虑了经济和社会因素后,遭受照射的可能性、受照射人员数量以及个人所受剂量的大小均需控制在可合理达到的尽量低水平,并非是剂量的最小化,即最佳选择未必是最低剂量选择。

(二) 建立防护外照射的基本方法

建立防护外照射的基本方法是缩短受照时间、增加与射线源的距离、屏蔽防护。

屏蔽防护是在射线源与人员之间设置一种能有效吸收X线的屏蔽物,从而减弱或消除X线对人体的危害。

(三) X线工作者与受检者防护兼顾

对工作人员所受的职业照射应加以限制,要符合《电离辐射防护与辐射源安全基本标准》(GB18871—2002)的规定;对患者和受检者开展的诊疗检查,应以医疗照射指导水平为放射防护指导原则,避免一切不必要的照射;对确实具有正当理由需要进行医用X射线诊断检查的,应在获取所需诊断信息的同时,把患者和受检者的受照剂量控制到可合理达到的尽可能低水平。

此外,还有固有防护为主、个人防护为辅的原则,以及合理降低个人受照剂量与全民检查频率。

二、我国放射卫生防护要求

我国放射卫生防护标准的基本要求是,采用ICRP1977年26号出版物中综合防护原则及剂量限值,将辐射实践正当化、放射防护水平最优化、个人剂量限值作为放射防护的基本原则。

(一) 放射工作人员的剂量限值

个人剂量限值的含义是,在有计划的照射情况下,应对任何工作人员的职业照射水平和公众照射进行控制,使之不超过相应限值。

我国标准GB18871—2002中规定,任何工作人员连续5年内所接受的年平均有效剂量不应超过20mSv,任何单一年份不应超过50mSv。

对于公众中关键人群成员所受到的照射,连续5年内的年有效剂量不超过1mSv,单一年份不应超过5mSv。

GB18871—2002对眼晶状体的个人剂量限值进行了规定,职业人员<150mSv/年,学生<50mSv/年,公众<15mSv/年。而2011年IAEA《国际辐射防护和辐射源安全的基本安全标准》(IBSS)将眼晶体的个人剂量限值调整为,职业人员<50mSv/年(5年均值<20mSv/年),学生<20mSv/年,公众的限值仍为<15mSv/年。

(二) 放射工作条件分类

年照射的有效剂量当量很少可能超过15mSv/年的为甲种工作条件,要建立个人剂量监测、场所经常性监测,建立个人受照剂量和场所监测档案。

年照射的有效剂量当量很少有可能超过15mSv/年,但可能超过5mSv/年的为乙种工作条件,要建立场所的定期监测和个人剂量监测档案。

年照射的有效剂量当量很少超过5mSv/年的为丙种工作条件,可根据需要进行监测,并加以记录。

育龄期的放射从业者应严格按均匀的月剂量率加以控制。

未满16岁者不得参与放射工作。

特殊照射是在特殊意外情况下,需要少数工作人员接受超过年剂量当量限值的照射,必须事先周密计划,由本单位领导批准,有效剂量是在一次事件中不得大于100mSv,一生中不得超过250mSv,进行剂量监测、医学观察,并记录存档。

放射专业学生教学期间,其剂量当量限值须遵循放射工作人员的防护条款,非放射专业学生教学期间,有效剂量当量不大于0.5mSv/年,单个组织或器官剂量当量不大于5mSv/年。

三、对受检者的防护

(一) 对受检者的防护

对受检者的防护包括以下内容:提高国民对放射防护的知识水平;正确选用X线检查的

适应证;采用恰当的 X 线质与量;严格控制照射野;非摄影部位的屏蔽防护;提高影像转换介质的射线灵敏度;避免操作失误,减少废片率和重拍片率;严格执行防护安全操作规则;严格遵循国家《医用 X 射线诊断受检者放射卫生防护标准》(GB 16348—2010)。

（二）对公众的个人当量剂量限值

对于公众个人所受的辐射照射的年当量剂量应低于下列限值:

全身:5mSv(0.5rem);

单个组织或器官:50mSv(5rem)。

在 ICRP"巴黎声明"中,对公众成员的年剂量限值从 5mSv 减小到平均每年 1mSv(ICRP,1985),在 60 号出版物中(ICRP,1991)剂量限值是每年 1mSv,在"特殊情况"下可以在 5 年内平均。

四、X 线的屏蔽防护

屏蔽就是在射线源与人员之间设置一种能有效吸收 X 线的屏蔽物,从而减弱或消除 X 线对人体的危害。屏蔽防护是外照射防护的重要方法,如铅防护服、机房设计等,均涉及利用屏蔽对辐射的吸收。屏蔽防护措施是否到位,直接关系到工作人员和公众的收招剂量和安全。

（一）铅当量

为便于比较各种防护材料的屏蔽性能,通常以铅为参照物,把达到与一定厚度的某屏蔽材料相同的屏蔽效果的铅层厚度,称为该屏蔽材料的铅当量,单位以 mmPb 表示。

（二）主防护与副防护

主防护:对有用线束照射方向的屏蔽防护。

副防护:对不直接接受有用线束照射,即仅受散射线或漏射线照射方向的屏蔽防护。

X 线诊断机房的主防护应有 3mm 铅当量的厚度;副防护应有 2mm 铅当量的厚度（表 1-4)。

表 1-4 X 线设备机房有用线束和非有用线束方向铅当量的要求

单位:mmPb

机房类型	有用线束方向铅当量	非有用线束方向铅当量
标称 125kV 以上的摄影机房	3	2
标称 125kV 及以下的摄影机房、口腔 CT、牙科全景机房(有头颅摄影)	2	1
透视机房、全身骨密度仪机房、口内牙片机房、牙科全景机房(无头颅摄影)、乳腺机房	1	1
介入 X 线设备机房	2	2
CT 机房	2.5	

（三）乳腺 X 线摄影设备防护性能的专用要求

1. 标称 X 射线管电压不超过 50kV 的乳腺 X 线摄影专用 X 射线设备,其半值层、光野/照射野的一致性指标应符合相关的乳腺 X 线摄影影像质量控制检测规范的规定。

2. 用于几何放大乳腺 X 线摄影的设备,应配备能阻止使用焦皮距小于 20cm 的装置。

3. 乳腺 X 线设备的管电压应该与指示值在规定的允差范围内。

4. 乳腺 X 线摄影设备中,在投向患者的 X 射线束路径上的材料不包括任何压迫板材料的情况下,测量的乳腺 X 线机总滤过应在规定的允许范围内,其测量是通过半值层的测量得到的。

(牛延涛　张永县)

第二章 X线影像的形成

第一节 X线信息影像的形成与传递

一、摄影的基本概念

1. 摄影 用光或其他能量来表现被照体信息状态,并以影像加以记录的一种技术。
2. 影像 用能量或物性量把被照体信息表现出来的图案。把能量或物性量称作信息载体。
3. 信息信号 由载体表现出来的信息量。
4. 成像系统 将载体表现出来的信息信号加以配列,就形成了表现信息信号的影像,此配列称为成像系统。

X线摄影是利用X线的穿透作用将人体的三维解剖结构投影为二维平面影像的一种成像技术。X线摄影程序:X线光子→信号→检测→影像形成。在这里,X线光子是信息载体,射线对比度是信息信号。

二、X线信息影像的形成与传递

X线在到达被照体之前不具有任何医学信号,只有当X线透过被照体(三维空间分布)时,受被照体各组织的吸收和散射而衰减,使透过后的X线强度分布呈现差异。在到达影像接收介质(如荧光屏、影像增强器、增感屏/胶片、成像板、非晶硒平板探测器、非晶硅平板探测器)后,经一系列转换过程,最终形成光强度分布的二维影像。

如果把被照体作为信息源,X线作为信息载体,就可以把X线诊断过程理解为一个信息传递与转换的过程。此过程分为五个阶段:

第一阶段:X线照射三维空间分布的被照体,获得载有被照体信息成分的强度不均匀分布,亦即射线对比度。此阶段信息形成的质与量,取决于被照体因素(原子序数、组织密度、厚度)和射线因素(X线质、X线量、散射线)。

第二阶段:将不均匀的X线强度分布(射线对比度),通过接收介质转换为二维的信号强度分布。数字X线摄影系统中以影像探测器为接收介质,信息信号显示于医用显示器上或打印在医用胶片上,无论使用哪种接收介质,最终都是形成可被人眼直接观察的可见光影像。此阶段是把不可见的X线影像信息转换为可见的亮度或密度影像,信息显示的质与量取决于医用显示器性能或医用胶片和打印机的性能。

第三阶段:借助医用显示器或医用观片灯,将密度分布转换成可见光的空间分布,投影于人的视网膜上。此阶段信息观察的质与量取决于观片灯或显示器的亮度、色温、观察环境以及观察者的视力等。

第四阶段:视网膜接受透过影像的光线刺激,并将其转化为神经信号传送至大脑皮层视觉中枢,形成视觉影像。此阶段信息观察的质与量受观察者视觉心理因素的影响。

第五阶段:通过识别、判断做出评价或诊断。此阶段信息传递的质与量取决于观察者的知识、经验、记忆和鉴别能力等。

X线摄影的目的是,掌握和控制X线影像的形成条件,准确大量地从被照体中提取有用信息,并真实地转换为可见影像。或者说,在允许的辐射剂量范围内,最有效地获取影像信息。这其中有两个关键点,一是当X线通过被照体时,能多大程度把客观信息准确地传递出来;二是信息接收介质能何种程度把信息信号真实地再现为可见影像。前者取决于X线设备性能、X线特性以及摄影条件的选择,而后者取决于接收介质的转换功能以及影像重建、影像后处理和影像显示技术。

第二节　X线影像的形成

一、X线影像的形成

X线影像是以影像接收器为信息接收介质,形成的反映被照体信息的图案。当X线透过被照体时,由于被照体的吸收、散射而衰减,透过的X线仍按原方向行进(散射线不形成影像),并作用于影像接收器,经影像重建和照片打印形成密度不等的X线影像(图2-1)。

X线影像的形成,利用的是X线的穿透作用、荧光作用、感光作用等特性,以及被照体对X线的衰减特性。X线影像可以看作是X线对通过被照体内部所产生的吸收现象的记录。

X线影像是X线诊断的依据,通过影像观察,对构成影像的点、线等几何图案赋予一定内容,并理解其中的含义,据此做出诊断。重要的是,怎样的点和线可以在X线影像上显示出来,并能为人眼所识别。影像细节的微小变化常与疾病的早期诊断征象有关。因此,X线影像质量实质上就是微小细节的信息传递问题,即影像的清晰度。

影像细节的表现主要取决于构成影像的五大要素:密度(在显示器上表现为亮度)、对比度、锐利度、颗粒度及失真度。前四者为构成影像的物理因素,后者为构成影像的几何因素。

二、X线影像的光密度

用医用观片灯观察X线照片时可以看到黑白相间的影像,这种黑化程度定义为照片影像的光密度,又称为黑化度。若入射光强度为I_0,透射光强度为I,则阻光率为I_0/I,光密度(D)即是入射光强度与透射光强度之比值的常用对数值,亦即阻光率以10为底的对数值。

$$D=\log_{10}\frac{I_0}{I}$$

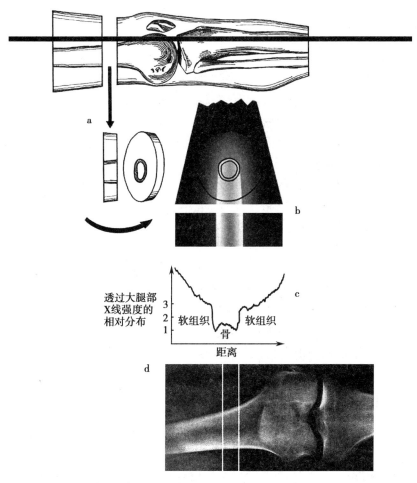

从摄影部位的曝光开始要经历许多步骤:a.股骨远端的横断切片显示出股骨下端组织的吸收效应;b.股骨远端内部结构引起空间影像形成中的 X 线强度分布的改变,由于骨骼比周围软组织吸收了更多 X 线,故透过骨骼后的 X 线强度低于透过软组织的强度;c.透过股骨后的 X 线强度分布图。透过软组织后的射线强度超过骨组织 3 倍,故两者的透射 X 线的对比度为 3;d.横断切片在前后位照片上的显示。

图 2-1 X 线影像的形成

用医用观片灯观察 X 线照片时,观片灯的亮度即为入射光强度,透过 X 线照片的亮度为透射光强度。从光密度计算公式可知,透射光强度越小,则阻光率越大、光密度越高,在 X 线照片上表现为越黑,反之亦然。

符合诊断要求的照片应密度适当、影像层次丰富。一幅照片影像的最低密度部分不低于人眼能辨别的最低密度,而影像密度高的部分又能清晰地显示出细节来。人眼对影像密度的识别范围在 0.25~2.0 之间,此即诊断密度范围。

数字 X 线影像中的密度或亮度与数字矩阵中的像素值相关,两者的对应关系由对照表来决定。

三、X线影像的颗粒度

(一) 颗粒性的定义

对数字X线系统而言,影像密度受后处理参数影响。即无论曝光量大小,影像密度都可以在一定范围内调节,曝光量的影响主要体现在噪声方面,在影像上表现为颗粒性。

所谓颗粒性,是指近距离观察影像时,可以发现整幅影像是由许许多多的小密度(或亮度)颗粒组成,这种粗糙或沙砾状效果称为颗粒性,其物理测定值为颗粒度。

(二) 影响颗粒性的因素

影响数字X线影像颗粒性的因素中,最重要的是X线量子斑点。所谓X线量子斑点,是指X线量子的统计涨落在影像上的反映。X线量子冲击到某种影像接收器的受光面时,会像雨点一样激起一个随机的图案,没有任何力量可以使它们均匀地分布在这个表面上。假若X线量子数无限多,单位面积内的量子数就可以看成是处处相等的;若X线量子数很少,则单位面积内的量子数就会因位置的不同而不同,量子密集程度的波动(涨落)遵循统计学规律,故称为X线量子的"统计涨落"(图2-2)。

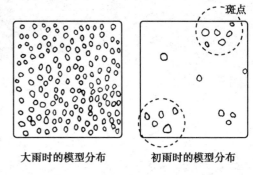

图 2-2　X线量子斑点形成示意图

X线量子斑点导致的噪声称为量子噪声,以往认为占整个X线照片斑点的92%。与适宜照射量相比,低照射量时的X线量子数量相对少,X线量子的密集程度波动大,此时X线照射量是导致噪声的主要原因。

数字X线摄影装置中,影像接收器的光导材料或闪烁发光晶体材料对X线光子的吸收-转换效率以及系统感度对影像颗粒性也有影响。

第三节　X线影像的对比度

一、对比度的概念

X线摄影学中,对比度概念十分重要,它是形成X线影像的基础。常规X线摄影中涉及4个对比度概念,即物体对比度、射线对比度、胶片对比度和X线照片对比度。

(一) 物体对比度

在X线成像中,导致对X线的吸收、散射不同的物体之间的差异称为物体对比度。

由于人体不同摄影部位的组织成份和构造不全相同,导致不同摄影部位的物体对比度存在差异。例如,乳房的组织成分主要是脂肪和腺体,两者之间的物体对比度小,因此,需要使用低能量X线来增加光电效应的发生概率,以扩大不同组织对X线的吸收差别,使射线对比度增大。

(二) 射线对比度

X线透过被照体时,由于被照体密度、厚度等差异造成对X线的吸收、散射不同,使透射线形成的不均匀分布的强度差异称为射线对比度。

X线到达被照体之前是不具有医学信号的,它是强度分布均匀的一束射线。当X线透过被照体时,由于被照体不同部分对X线的吸收差异,使得透过射线不再是均一射线,此即X线信息信号。

（三）胶片对比度

胶片对射线对比度的放大能力称为胶片对比度,其取决于胶片特性曲线的最大斜率或平均斜率。射线对比度所表达的X线信息信号不能被人眼直接识别,只有通过某种介质转换才能形成可见影像。

对常规X线照片影像而言,将射线对比度转换为照片对比度的介质是胶片或屏片系统。不同屏片系统的特性曲线不全相同,对射线对比度的放大效果也存在差别。

对数字X线成像而言,成像介质是影像接收器,转换过程在影像重建阶段,处理过程在概念上类同于屏片系统中根据特性曲线将X线照射量转换为光学密度。为了使影像重建适配于特定的检查类型所需的对比度要求,数字X线系统中内置了许多类型的特性曲线。与屏片系统特性曲线不同的是,数字X线摄影还可以在影像重建后,重新选择和调整特性曲线,使影像密度和对比度符合诊断要求。

（四）X线照片对比度

X线照片上相邻组织影像的密度差,称为照片对比度。用显示器观察时则是指相邻组织或器官的亮度差异,即影像对比度。

照片（影像）对比度大小依赖于被照体不同组织差别导致的物体对比度、X线吸收和散射差别导致的射线对比度,以及胶片对比度对射线对比度的放大效果。与照片对比度不同的是,影像对比度还可以通过软件自由调整,这也是数字X线影像的优势之一。

二、影响影像对比度的因素

X线影像形成的实质是被照体对X线的吸收差异,而X线影像形成的物理因素为密度、对比度、锐利度、颗粒度,几何因素为失真度（影像的放大与变形）。影响影像对比度的因素包括被照体因素、射线因素、数字影像处理技术、影像显示装置（医用观片灯和显示器）的特性。

（一）被照体因素

照片对比度是射线对比度被胶片放大的结果,射线对比度又是被照体对X线吸收和散射的结果。不同被照体对X线的吸收、散射差异,与被照体的原子序数、组织密度、厚度以及照射的X线波长有关。

1. 原子序数　在诊断放射学中,被照体对X线的吸收主要是光电吸收,特别是使用低kVp时,光电吸收效应的发生概率随物质原子序数的增加而增加,人体骨骼由含高原子序数的钙、磷、氧组成,与肌肉、脂肪相比,能吸收更多的X线。因此,骨骼与肌肉、脂肪就能有更高的对比度。例如,要想发现较小的浸润性病灶,对照片质量要求很高,而肺结核的钙化灶,即便比上述浸润病灶小,就是在不太满意的影像上也可以发现,这是因为构成病灶的物质原子序数不同,产生的对比度也不同。

2. 组织密度　指单位体积内物质的质量。被照体组织密度越大,X线吸收越多。人体除骨骼外,其他组织的密度大致相同。就构成组织的密度来讲,肺与其他脏器相似,但活体肺是充气组织,其内气体与血液、肌肉的X线吸收比例约为1∶1 000。因此,肺与邻近组织器官之间有很好的对比度。

3. 厚度 被照体密度和原子序数相同时,射线对比度主要受厚度影响。例如,胸部X线影像中,前、后肋骨阴影与肺组织之间形成的对比度不一样,其原因与后肋骨的组织密度和厚度大于前肋骨有关。另外,当组织出现气腔时,也能造成组织厚度的差别,这是因为空气对X线几乎没有吸收,在软组织中出现空腔就相当于把厚度减薄。

（二）射线因素

1. X线质 是衡量X线穿透能力的表达方式,由X线的波长(或频率)决定。管电压(kVp)越高,光子能量越大,X线波长越短,X线质越硬,穿透力越强,被照体对X线的吸收衰减越少,反之亦然。

X线光电效应的发生概率大约与X线波长的三次方成正比(与管电压的三次方成反比),与被照体原子序数的四次方成正比,但被照体本身因素并非都能人为改变,因此,调整曝光参数是常用的方法。利用这一特性,乳腺X线摄影时使用低kVp的X线,使光电效应发生概率增加,以此来扩大不同组织对X线的吸收差别,获得适宜的影像对比度。

对数字X线摄影而言,X线质仍然是影响射线对比度的因素,这是因为无论是常规X线摄影、还是数字X线摄影,射线对比度都是被照体对X线的吸收和散射作用的结果。不同的是,数字X线摄影系统的影像处理技术可以在一定范围内调整和改变影像对比度。

2. X线量 是X线束中的光子数量,用X线管的管电流与X线照射时间的乘积表示。常规X线摄影时,增加X线量意味着增加了透过被照体的光子数,使影像密度增高,反之亦然。数字X线摄影时,增加X线量也增加了透过被照体的光子数,使X线量子斑点导致的量子噪声减小,影像质量提高,但受检者的受辐射剂量也增加。因此,无论是常规X线摄影还是数字X线摄影,都应使用适宜的曝光参数。

3. 散射线 是指X线与物质作用时,原发射线与物质的原子外层轨道电子或自由电子碰撞后改变方向的射线。散射线可使影像整体上出现灰雾,影响影像对比度,因此,必须尽力减少和消除散射线。

（三）数字影像处理技术

是指综合利用计算机图形学和图像处理技术,对数字成像装置获得的人体信息影像进行的处理。例如,窗口技术可以调节整幅影像的密度、对比度,使正常组织或病变组织更易于观察、分辨;组织均衡技术将整幅影像分解成不同的密度区域并分别处理,用以改善影像中不同密度区域的对比度。

（四）医用观片灯的色温与亮度

医用观片灯的色温(光源的波长)与亮度影响影像密度和对比度的视觉效果,这是因为适宜波长的刺激和视细胞是产生视觉的必要条件。人眼只能感知波长380~780nm之间的电磁波,即电磁波谱中的可见光范围,正常视力的人眼对波长约为555nm的电磁波最为敏感。视网膜中的视锥细胞对明亮光线敏感,能分辨物体的细节,并且这种分辨能力随亮度变化,亮度增加时分辨能力增加。

例如,用医用观片灯观察高密度影像时,提高观片灯亮度或观察低密度影像时降低观片灯亮度,则可以使影像细节更容易被观察清楚。

第四节 散射线的产生与消除

一、散射线的产生及其含有率

(一)散射线的产生

在 X 线诊断能量范围内,从 X 线管发出的原发射线照射人体时,一部分直接穿透人体,一部分产生光电效应或康普顿散射,从而减弱原发射线的强度。经过被照体吸收后的 X 线由两部分组成,一部分是带有被照体信息的被减弱了的原发射线,另一部分是在散射过程中产生的散射线。X 线摄影中的散射线几乎全部来自康普顿散射。

X 线影像形成利用的是 X 线的直进性,X 线照射人体时产生的散射线是导致 X 线影像细节模糊不清的主要原因。散射线对影像对比度的影响,表现为在影像上出现灰雾、对比度降低。

(二)散射线含有率

透过被照体到达影像接收器上的射线量,是 X 线管发出后被人体组织衰减的原发射线与不同方向散射线的射线量之和。其中,散射线占全部射线量的比率称为散射线含有率。

二、影响散射线含有率的因素

(一)管电压

散射线含有率随管电压的升高而增大,但在 80kV 以上时,散射线含有率趋向平稳,同时,散射光子的能量也随原发射线能量的增加而增大。原发射线能量越大,散射光子的散射角越小,与直进的形成影像的原发射线越靠近,对影像对比度的影响也越大。因此,X 线摄影时应根据所用的管电压范围,选择栅比适宜的滤线栅。

(二)被照体厚度

在管电压和照射野都相同的前提下,散射线含有率随被照体厚度的增加而增大。例如,照射野 20cm×20cm、模体厚度 15cm 时的散射线比模体厚度 5cm 时约增加 1 倍。当被照体厚度超过 15cm 时,虽然散射线含有率仍在增加,但因其上层组织中产生的散射光子被下层组织吸收而不能到达影像接收器,因此,对影像接收器来说,此时散射线的影响已不再增加。

被照体厚度产生的散射线对影像质量的影响,比管电压产生的影响大。

(三)照射野

照射野是影响散射线含有率的最主要因素之一。照射野增大时,散射线含有率大幅度上升,当照射野增大到 30cm×30cm 时达到饱和。

三、散射线的减少与消除

(一)减少与消除散射线方法

减少或消除散射线的方法有多种,包括利用 X 线束限制器控制照射野来减少散射线发生、利用滤线栅减少或消除散射线、利用空气间隙法减少到达影像接收器的散射线等。近年来,也有使用影像处理软件来减少散射线产生灰雾的方法,如虚拟滤线栅技术。

由于散射线含有率随照射野的增大而增加,因此,减少散射线发生的有效方法之一,是将照射野控制在最小面积内。X线束限制器即是一种安装在X线管套窗口侧的用来控制X线束大小的装置,分为开孔遮线板、遮线筒、多叶遮线器等。

X线束限制器能减少散射线的产生,对已经产生的散射线,则需要使用滤线栅来减少或消除。

(二)滤线栅的构造与作用原理

滤线栅是置于被照体与影像接收器之间,用来吸收散射线的X线摄影辅助装置。在构造上,滤线栅由许多薄铅条和易透过X线的低密度物质(如铝、有机物)作为充填物,交替排列组成的一块栅板。

X线曝光摄影时,原发射线投射方向与滤线栅的铅条排列间隙是在同一轴线上,X线能通过铅条间隙到达影像接收器产生信息信号。由于被照体产生的散射线是多方向的,其中,大部分散射线被滤线栅的铅条所吸收,只有小部分与铅条排列间隙在同一轴线上的X线能通过。

滤线栅铅条在吸收散射线的同时也吸收一部分原发射线,因此,使用滤线栅摄影时要相应地增加照射量。

(三)滤线栅的性能参数

1. 栅比　滤线栅栅板铅条高度与其间隙的比值。

栅比反映的是滤线栅滤除散射线的能力。通常,栅比越高,其滤除散射线的能力越强。

2. 栅密度　滤线栅单位距离内的铅条数,用L/cm表示。

栅比相同的滤线栅,栅密度高的对散射线的滤除作用大。栅密度相同时,栅比大的滤线栅对散射线的滤除作用好。

3. 栅形　滤线栅中铅条纵轴排列的方位。

4. 栅焦距　滤线栅栅板铅条会聚线至栅板的垂直距离。

滤线栅按栅形可分为线形栅和格形栅,线形栅又可分为平行栅和聚焦栅。按曝光过程中滤线栅是否运动进行分类,又可分为静止滤线栅和活动滤线栅。

线形栅的铅条纵轴排列方位是相互平行的,大多数X线检查床都采用此种线形栅,其铅条排列方向与检查床的长轴平行,以便允许沿栅的纵轴改变X线管的倾斜角度,避免原发射线被栅的铅条吸收。

聚焦栅的铅条呈倾斜排列,半径相同,并聚焦于空间。滤线栅的栅焦距并非都相同,因此X线摄影时,焦点-影像接收器的距离应与栅焦距相匹配,以保证原发射线不会有显著衰减。焦点-影像接收器距离也有通融范围,这个范围随栅比的增大而减小。

活动滤线栅的栅板在X线曝光过程中沿平面运动,目的是使栅的铅条影像模糊,避免铅条阴影对被照体影像的干扰。目前,活动滤线栅多采用往复振动式。

(四)滤线栅的切割效应

所谓切割效应,是指滤线栅铅条对X线原发射线的吸收作用。栅切割效应的产生原因主要有以下4种:

1. 聚焦栅反置使用　对应于栅板中线部分的影像密度较高,两侧密度逐渐减低。

2. 侧向倾斜(或偏离)　有两种情况,一种是X线中心线垂直栅板,但向一侧偏离了栅板中线,另一种是X线中心线与栅平面不垂直,此时,原发射线不能顺利通过铅条间隙而被铅条吸收,影像上表现为两侧密度不一致。

3. 上、下偏离栅焦距　当 X 线管焦点对准栅中心，但其位于栅聚焦线之上或之下时，也会产生切割效应。

X 线管焦点在聚焦线(或点)之上时，与栅平面的距离称为远栅焦距离；X 线管焦点在聚焦线(或点)之下时，与栅平面的距离称为近栅焦距离。偏离距离相同时，近栅焦距离的切割效应造成的原发射线的损失率大于远栅焦距离。

4. 双重偏离　侧向偏离和上、下偏离栅焦距同时发生，导致 X 线不均匀照射，表现为影像密度一侧高、一侧低。

第五节　X 线影像的锐利度

一、锐利度的概念

(一) 锐利度

锐利度是指影像上两条相邻的 X 线吸收不同的组织影像，其影像界限的清晰明了程度，也是相邻影像密度的转换中逐渐变化或快速变化的程度。

若相邻组织密度差(亦即影像对比度)为 D_2-D_1，D_1 到 D_2 的移行距离为 H，锐利度为 S，则：$S=(D_2-D_1)/H$

从公式可知，当 $D_2-D_1=0$ 时，锐利度不存在，这说明影像锐利度是以影像对比度为基础的。

当密度移行距离(H)一定，影像对比度(D_2-D_1)越大，影像锐利度越高；

当影像对比度(D_2-D_1)一定，密度移行距离(H)越小，影像锐利度越高。

然而，这是从物理学的角度来分析的，与人眼的感觉并不始终一致。例如，当密度的移行角度相同，而影像对比度(D_2-D_1)和密度移行距离(H)不同时，即使用公式计算出的锐利度相同，但人眼却感觉锐利度有变化。

需要指出的是，锐利度与清晰度不是一个概念，清晰度是影像能够反映被照体细微结构的综合能力，受分辨力、模糊度、颗粒度以及再现性等影响。

(二) 模糊度

经 X 线衰减而形成的被照体影像，是由被照体本影和本影以外的半影构成的，半影可导致影像模糊。分析影像锐利度时，常使用模糊度这一概念。

模糊度是锐利度的反义词，也称不锐利度，表示从一个组织的影像密度过渡到相邻的另一组织影像密度的幅度。模糊度即锐利度计算公式中 H 值，单位是 mm。当两个相邻影像的密度移行幅度(模糊度)$H \geq 0.2mm$ 时，视觉就会感到影像的模糊。移行幅度越大，模糊度越大，影像边缘越模糊。

(三) 数字 X 线影像的锐利度

数字 X 线影像是由像素组成的矩阵构成的，矩阵中各点的灰度值用像素值表示。相邻像素的灰度值变化幅度类似于模拟影像中的密度移行幅度，变化幅度越大，模糊度也越大。空域中像素值变化快的，在频域中对应于高频成分，在影像上与高对比物体边缘或微小结构相对应。

所谓空域和频域，是从不同视角对影像进行的描述方法。以矩形波测试卡中的信号为例,2.0LP/mm 是指在空域中每毫米长度内可以观察到 2 个线对(4 条等宽线)、即 0.25mm 大小的影像细节。频域是正弦波或矩形波在单位时间或单位距离内的重复次数。对于医学影像来说,空域中的 2.0LP/mm 在频域中对应于单位距离内(mm)有 2.0 个重复周期。空域和频域可以互相转换,有些影像处理方法适合在空域中进行,有些影像处理方法适合在频域中进行。

数字影像处理技术中的锐化处理,可以选择性地增强不同频率成分的影像边缘信息,改善影像锐利度,使影像中感兴趣区的轮廓易于辨认,影像信息更易于观察识别。但是,由于影像中的边缘信息与噪声都属于高频成分,因此,锐化处理的同时也会使影像颗粒度变差、噪声加大。

二、影响影像锐利度的因素

导致影像不锐利的原因包括几何学模糊、移动模糊、影像接收器的结构模糊等,其中最主要的是移动模糊,其次是几何学模糊。

(一) 几何学模糊

由几何投影关系产生的半影导致的影像模糊,称为几何学模糊。

几何学模糊中的半影大小,取决于 X 线管焦点尺寸、被照体 - 影像接收器距离以及焦点 - 影像接收器距离。

1. X 线管焦点尺寸与半影　X 线管焦点尺寸越大,半影越大,影像锐利度越差。

另外,X 线管阳极靶面有一定倾斜角度,使 X 线管阳极端的 X 线强度以及有效焦点尺寸均小于阴极端,阳极端影像锐利度也因此大于阴极端。这种效应即阳极效应,或称焦点的方位特性。

2. 被照体 - 影像接收器距离　当 X 线管焦点尺寸、焦点 - 影像接收器距离固定时,半影随被照体 - 影像接收器距离的增加而增大。反之,若被照体越靠近影像接收器,则半影越小,影像越锐利。

3. 焦点 - 影像接收器距离　焦点 - 影像接收器距离越大,X 线束越趋向平行,半影越小。在 X 线摄影中不可能无限制增大焦点 - 影像接收器距离,因为 X 线强度依照反平方定律减弱。实际工作中,应根据不同摄影部位的诊断学要求,在保证半影导致的模糊度低于人眼所能识别的前提下,合理设置摄影距离。

几何学模糊不能消除,但可控制。例如,被照体(或病变侧)尽可能贴近影像接收器、尽可能使用小焦点、尽可能使用较大的焦点 - 影像接收器距离等。其中,选择小焦点是最为重要的。

(二) 移动模糊

X 线成像过程中,由于 X 线管、被照体或影像接收器运动而导致的影像边界不清晰的现象称为移动模糊。

X 线曝光时,X 线管、被照体和影像接收器均应保持不动状态。若其中有一个移动,则影像必然出现模糊。

产生移动的原因有两种:设备移动和被照体移动。

被照体移动又分两类:生理性移动和意外性移动。

生理性移动是指诸如呼吸、心脏搏动、胃肠蠕动、痉挛等,其中只有呼吸移动可以通过屏息暂时加以控制。意外性移动是指患者的体位移动,应通过必要的准备工作进行控制。例如,检查前做好解释工作,消除患者的紧张心理状态,取得患者的合作;对不合作的患者可以人为干预控制。又如,尽量缩短曝光时间、选择运动小的时机曝光、使用约束带固定被检部位、给予适当的镇静剂等。

移动使影像产生更大模糊,因为除了无法消除的几何模糊外,还要叠加上因移动产生的模糊。

(三) 影像探测器材料和结构导致的影像模糊

间接转换方式的数字X线系统,入射X线投射到影像探测器上时,先照射到闪烁体层的发光晶体,该晶体吸收X线能量后,以可见光的形式将能量释放出来,经光电转换、模数处理等过程重建出数字X线影像。闪烁晶体的大小、形状、厚度、涂布方式对影像锐利度都有影响。以碘化铯为例,该闪烁晶体被加工成针状结构并与探测器表面垂直排列,针状结构的通道可以减少闪烁体对光的扩散,进而减小影像模糊。

直接转换方式的数字X线系统,入射X线使硒层产生电子-空穴对,在外加偏置电压作用下,电子和空穴向相反方向移动形成电流,电流电荷储存在薄膜晶体管的极间电容中,经模数转换等过程形成数字X线影像。由于电子和空穴是沿着电场运动,在运动过程中没有横向电荷散布,因此,点扩散非常小。并且,非晶硒不产生可见光,影像探测器中没有光电转换过程,也就不存在光扩散导致的影像模糊。这也是目前数字乳腺X线摄影装置中多选用非晶硒平板探测器作为影像接收器的原因之一。

(四) 分辨力与锐利度的关系

锐利度本身无具体表征单位,它或是以模糊度或分辨力进行评价。所谓分辨力,是指某种成像介质区分两个相邻组织影像的能力,以每毫米能分辨出的线对数表示。一般来说,当视力1.0时,在明视距离30cm处,人眼最高分辨力为5.5LP/mm。视觉对影像分辨力的判断与密度有很大关系,影像密度在1.0~1.5时分辨力最高,在0.5以下或2.5以上时分辨力约下降50%。

分辨力表示的是识别影像细节的能力,因此,它是影像评价的重要指标之一。但分辨力所能表征的影像特征有很大局限性,因为它是个极限值,特别是对整个成像系统进行评价时。

锐利度、模糊度及分辨力的定义各不相同,应用也各有侧重,但所表达的内容是一致的,都受同样因素的影响,如几何关系、颗粒度和被照体运动状态等。因此,在谈及X线影像质量时,这3个词经常会交叉使用。

(五) 分辨力与MTF

当调制传递函数(modulation transfer function,MTF)曲线绘制出来以后,分辨力与MTF的测量实际上十分简单。以图2-3为例,随着空间频率的加快,MTF曲线下降,最终与横坐标相交,相交点所处频率的信息输出为0,此处的空间频率即是该成像系统的极限分辨力(15LP/mm)。人眼不能识别MTF值0.1以下的密度差异(低于10%),因此,

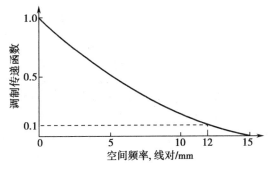

图2-3 从调制传递函数曲线推算影像分辨力

对于人眼来讲,图 2-3 表示的成像系统,最终分辨力应为 MTF 值 0.1 下的空间分辨力(12LP/mm)。

分辨力与 MTF 之间不一定总是统一的。影像清晰度取决于适宜人眼辨别能力的低空间频率的 MTF 值,如图 2-4 所示,尽管胶片 A 具有高分辨力,但低频部分有增强特性的胶片 B 能使人眼识别的影像显得更加清晰。

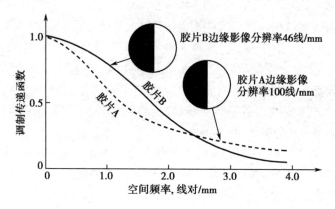

图 2-4　调制传递函数与分辨力的关系

MTF 还可以测试 X 线成像系统中每个成像单元对影像质量的影响比率,如 X 线管、增感屏、X 线胶片、影像增强器等,同时,也可以简化其分析过程。假定 X 线管的 MTF 值为 0.5,这就意味着输入到屏片体系之前,信息已损失了 50%。假定所用增感屏的 MTF 值为 0.3,胶片的 MTF 值为 0.2,这就意味着相对于原有输入的信息量来说,当通过屏片体系输出时,其 MTF 值为 $0.5 \times 0.3 \times 0.2 = 0.03$,即仅有 3% 的信息被屏片体系记录和传递(图 2-5)。

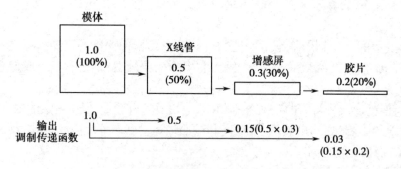

图 2-5　X 线成像过程中,各单元调制传递函数的分析

三、影像密度、对比度、锐利度的关系

影像的密度、对比度、锐利度三者,或分别或相互关联地对影像质量产生影响,三者不能截然分开。密度是影像对比度及锐利度存在的基础,影像对比度可以因密度的改变而改变,密度过高或过低的影像,其对比度都低。而锐利度又建立在对比度基础上,密度过高或过低时的影像对比度低,锐利度也差。

使用滤线栅摄影虽然能达到减少或滤除散射线的目的,但在提高影像对比度的同时,也

因增加了被照体 - 影像接收器距离而使几何学模糊增大。在实际工作中,这些因素是既相互关联、又相互制约的。因此,要遵循这样一个原则,即排除最大的有害因素,而采取最适当的操作技术,以获得符合诊断要求的影像。

第六节　X 线影像的放大与变形

一、影像放大与变形的概念

影响 X 线影像质量的物理因素有密度、对比度、锐利度、颗粒度,而影响 X 线影像质量的几何因素则是失真度,包括影像的放大与变形,即影像放大与变形程度统称为失真度。

在 X 线投影过程中,如果被照体影像与实际物体具有同样的几何形态,只有几何尺寸的改变时,称为影像的放大。被照体影像与实际物体之间几何形态的差异称为影像变形。

二、影像的放大

焦点 - 影像探测器距离与被照体 - 影像探测器距离是影响影像放大的两个主要因素。当焦点 - 影像探测器距离一定时,影像放大取决于被照体 - 影像探测器距离,被照体 - 影像探测器距离越远,则影像放大越大;如果被照体 - 影像探测器距离保持不变,则焦点 - 影像探测器距离越短,影像就越放大。

常规 X 线摄影时,为了使被照体影像保持最小的放大率,应遵循两个原则:一是被照体尽可能接近影像接收器;二是焦点至影像接收器应有适当的距离。

(一) 放大率的计算

影像的放大程度是通过放大率表述的,被照体影像长度与被照体实际长度的比值称为放大率。

例如,S:被照体影像长度;G:被照体实长;a:焦点 - 被照体距离;b:被照体 - 影像探测器距离,则放大率 M 的计算公式为:

$$M=S/G$$
$$=(a+b)/a$$
$$=1+b/a$$

从公式可知,被照体 - 影像探测器距离越大或焦点 - 被照体距离越小时,放大率越大,影像放大导致的失真度也越大。

(二) 放大率的确定

上述放大率的计算公式是假设 X 线焦点为点光源,然而,X 线实际焦点是个面,有长度和宽度,因此,成像过程中必然产生半影。

所谓半影,是指 X 线成像时,影像边缘一定宽度的模糊影像。半影大小随 X 线管焦点大小以及焦点、被照体、影像接收器三者间的距离关系而变化。

当半影 <0.2mm 时,人眼观察影像毫无模糊之感;当半影 ≥0.2mm 时,人眼观察影像就会开始有模糊之感。因此,0.2mm 的半影模糊值就是模糊阈值。

影像放大率的控制是基于模糊阈值(0.2mm),即无论焦点尺寸、被照体 - 影像探测器距离以及焦点 - 影像探测器距离如何变化,其模糊值都不应超过 0.2mm。

影像放大对影像质量的影响小于变形,但对于需要测量的摄影部位,例如心脏测量、眼球异物定位等,对影像放大的控制则变得重要。例如,以心脏测量为诊断目的的X线摄影,要求焦点-影像探测器距离为200cm,以减小影像放大率。

三、影像的变形

影像的变形是同一被照体的不同部位,产生不等量放大的结果。

对影像放大的判断相对容易,它可通过计算放大率得出。然而,对影像变形的判断却比较困难,因为人体组织本身的形态就是各种各样的,而且不断变化,即便是同一组织,也可因中心射线、被照体组织以及影像接收器三者位置的变化而显示出不同的形态。

（一）影像变形的类型

影像变形可分为放大变形、位置变形、形状变形。

1. 放大变形　是指被照体组织结构在摄影时被放大,导致病灶或组织结构形状的变化。

从某血管与影像接收器呈平行、倾斜和垂直状态下的放大变形影像可见,尽管是同一血管,但其投影后的影像长短和形态都不一样。不等量放大产生的变形显示为一端粗、一端细的影像,它的大小与形态随倾斜角度而定。厚部位摄影时,影像变形相对较大。

2. 位置变形　由于X线束是锥形射线束,不同角度的斜射线使被照体中各点的投影发生不同程度的相对位移。

假设被照体中有A和B两个病灶,它们距中心线距离相等,但A病灶距影像接收器比病灶B远,则摄影结果是A病灶影像落到了B病灶影像的外侧。这说明接近中心线和靠近影像接收器的物体的位置变形小,同理,当中心线改变时,也可造成位置变形。

位置变形是客观存在的,在一定程度上也是可控的,如何减小或利用位置变形是体位设计时需要加以考虑的。

3. 形状变形　因投影方向不同而导致的病灶或组织结构形状的变化。

例如,球形病灶在中心线垂直投照时的影像是圆形,若在倾斜中心线投影时则为椭圆形。越远离中心线,影像变形越大,椭圆形影像的长轴越长。影像接收器倾斜时,也可发生类似的形状变形。

X线中心线投射方向和角度的改变对被照体的变形有很大影响。在X线摄影学中,确定某一摄影位置时,总要把中心线的投射方向和角度及射入点作为一个要领提出来,就是考虑了X线影像形成中的几何因素。一般地说,要求中心线通过摄影位置中的目的部位,并垂直于影像接收器,其目的为防止该部位影像的变形。但是,在X线摄影中为了避开非检部位的影像重叠,利用中心线倾斜投影也是必要的。

（二）影像变形的控制

影像放大与变形受X线投影过程中几何条件控制,取决于中心线(焦点)、被照体、影像接收器三者之间的位置关系。

为防止影像的严重变形,应遵循以下几个原则:

1. 被照体平行影像接收器,使放大变形最小。

2. 被照体接近中心线,并尽量靠近影像接收器,使位置变形最小。

3. 中心线射入点通过被检部位,并垂直于影像接收器,使形状变形最小。

第七节　乳腺 X 线影像的形成特点

一、乳腺 X 线成像的物理基础

X 线在到达被照体之前不具有任何医学信号,只有 X 线透过被照体后,产生 X 线强度的分布差异,才形成了被照体的 X 线影像信息。这种 X 线强度的分布差异取决于被照体各种组织的线吸收系数以及被照体厚度。

所谓线吸收系数,是指射线在物质中穿过单位距离时被吸收的概率,又称为线衰减系数,以字母 μ 表示。

线吸收系数(μ)的大小,取决于被照体构成物质的原子序数(z)、密度(ρ)以及 X 线波长(λ)。

$$\mu = K \times \lambda^3 \times z^3 \times \rho$$

其中,K 为常数。

乳房是由软组织构成的器官,主要由腺体组织、脂肪组织和皮肤构成,其组织密度、线吸收系数都很接近(表 2-1),很难通过乳房组织自身的物体对比度来扩大 X 线吸收差异。

表 2-1　乳房组织与病灶的密度与线吸收系数

组织类型		密度 /($g \cdot cm^{-3}$)	线吸收系数 /cm^{-1}
乳房组织	腺体组织	1.04	0.80
	脂肪组织	0.93	0.45
	皮肤	1.09	0.80
	50% 腺体	0.98	0.62
	50% 脂肪		
病灶	乳癌肿瘤	1.05	0.85
	钙化	2.20	12.5

由线吸收系数计算公式可知,决定线吸收系数的诸多因素中,只有 X 线波长(λ),即 X 线管电压可以人为改变,因此,乳腺 X 线摄影通过选用低管电压发生的软 X 线来控制 X 线波长,进而扩大乳房组织对 X 线的吸收差异,即扩大射线对比度。

图 2-6 所示为浸润性导管癌与正常腺体、脂肪在不同能量下的 X 线衰减系数变化。从中可见,乳腺正常腺体组织与脂肪组织在 20~30keV 时的 X 线衰减差异较大,而浸润性导管癌组织与正常腺体组织之间在 20~25keV 时 X 线衰减差异较大,到 35keV 时,腺体与浸润性导管癌组织的 X 线吸收差异几乎为 0,这就提示,浸润性导管癌组织与乳腺正常腺体组织以及脂肪组织之间的 X 线衰减差异,均是随着 X 线能量的增大而逐渐减小。

图 2-7 所示为导管癌在不同能量下的 X 线对比度变化,从中可见,大约在 25keV 以下能量时,导管癌的 X 线对比度急剧上升;而在 35keV 以上时,导管癌呈现出来的 X 线对比度变得非常小。

尽管近年来也出现了铑靶甚至是钨靶的 X 线管,用于致密性乳腺 X 线摄影时,可以缩

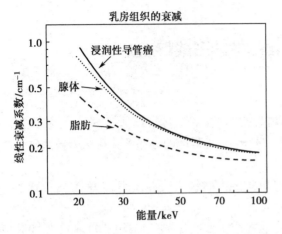

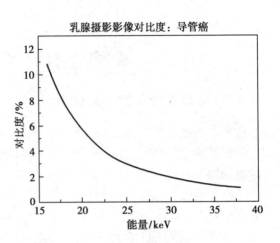

图 2-6　浸润性导管癌与正常的腺体、脂肪在不同能量下的 X 线衰减系数的变化

图 2-7　导管癌在不同能量下的 X 线对比度

短曝光时间、降低曝光剂量和避免影像模糊,但 X 线的线吸收系数随着 X 线能量增加而逐渐减小这一规律未变。因此,目前,低能量软射线仍是乳腺 X 线成像的物理基础。

　　X 线透过乳腺时,由于乳腺对 X 线的吸收、散射而减弱,透射线仍按原方向直进,投射于影像接收器,经一系列影像处理过程后,最终形成密度不等的 X 线照片影像。其中,腺体组织呈稍高密度影,脂肪组织呈略低密度影(图 2-8)。

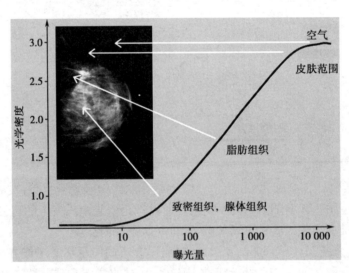

图 2-8　乳腺 X 线照片影像

二、数字与屏片乳腺 X 线摄影的比较

　　乳腺钼靶 X 线摄影是目前诊断乳腺疾病的首选方法,具有简便易行、空间分辨力高、重复性好、能保存图像等特点,特别是在微小钙化的显示方面,能观察到小于 0.1mm 的微小钙化点及钙化簇,比超声、磁共振检查更具优势。目前,乳腺钼靶 X 线摄影是对乳腺病变钙化点进行准确判断与鉴别的金标准,也是乳腺癌筛查的首选方法。

数字乳腺 X 线摄影装置用影像探测器替代屏片系统,具有量子检出效率高的特点,所获影像具有数字影像的共性,是目前乳腺 X 线摄影的首选装置,并已逐渐取代屏片系统的乳腺 X 线摄影装置。

（一）屏片乳腺 X 线摄影

早年曾采用传统的钨靶 X 线球管进行乳腺 X 线摄影,所获影像的软组织对比度差。专用的乳腺 X 线摄影装置,以增感屏 - 胶片为成像介质,采用钼靶、铑靶作为阳极材料,可以产生比钨靶能量低的 X 线,以此增加乳腺软组织结构间对 X 线的吸收差异,获得对比度良好的乳腺影像。

屏片乳腺 X 线摄影已经有几十年的历史,它以较好的图像质量和较高的敏感性、特异性等特点而被认可。资料显示,用屏片乳腺 X 线摄影进行乳腺癌筛查可以早期发现病变,降低20%~40% 的乳腺癌死亡率。

但是,屏片系统获取的是模拟影像,在实际应用中也存在一定局限性。例如漏诊、重拍,并且屏片系统对 X 线曝光量响应的动态范围小、影像质量易受暗室冲洗条件影响、X 线照片长期保存受限、影像形成后无法调节密度、对比度等。

（二）数字 X 线乳腺摄影

数字 X 线乳腺摄影装置是用影像探测器替代增感屏 - 胶片,具有量子检出效率高,动态范围宽,重拍率低,影像后处理可调节密度、对比度、锐利度以及降低影像噪声的特点,并且可以利用计算机辅助检出系统（computer aided detection, CAD）协助医师识别病变和减少漏诊。数字 X 线乳腺摄影克服了屏片乳腺 X 线摄影的局限性,可提高乳腺癌的筛查质量。

用于数字乳腺 X 线摄影的影像接收器包括 CR 系统的成像板、CCD 探测器、直接转换型平板探测器,间接转换型平板探测器。从辐射剂量和影像质量两方面考虑,使用平板探测器的数字 X 线乳腺摄影设备,是目前乳腺 X 线摄影的首选装置。

（三）数字与屏片乳腺 X 线摄影的比较

总体而言,屏片乳腺 X 线摄影具有空间分辨力高的特点,能够获得细微的解剖结构影像以及病变细微特征影像。而数字乳腺 X 线摄影采用空间信号采样,在一定程度上限制了空间分辨力,但影像探测器对 X 线照射量响应的动态范围宽,识别 X 线衰减差别的能力比屏片系统强,因而,对不同组织的分辨能力优于屏片乳腺 X 线摄影。

在屏片乳腺 X 线摄影中,乳腺照片的每一步骤,如影像采集、显示、存储和查阅都需借助胶片。而数字乳腺 X 线摄影的采集、处理、重现、存储、分配是分离的,5 个独立环节都可以分别优化,这也正是数字乳腺 X 线系统的优势之一。

屏片乳腺 X 线摄影与数字乳腺 X 线摄影的影像形成过程是基于两种不同的成像原理。屏片乳腺 X 线摄影在曝光后,直接将 X 线的衰减变化转换为 X 线潜影进行存储,在影像记录和显示方面存在不足。即屏片系统对 X 线照射量的响应具有相对固定的特性曲线,曲线斜率决定影像对比度,照射量过低或过高时,影像对比度均下降。并且,屏片系统对 X 线照射量响应的动态范围小。曲线斜率大的屏片系统虽然有利于增大影像对比度,但对 X 线进行探测时的曝光宽容度又会减小。由于对比度和宽容度相互制约,因此,需要权衡利弊、折中选择。

数字乳腺 X 线摄影的影像采集和影像显示是两个独立过程,其优势在于 X 线强度与系统所记录的电子信号之间是线性响应关系,影像探测器对 X 线照射量响应的动态范围宽,打印照片或在显示器阅读影像时,可以通过调节显示曲线来优化影像显示结果。

数字乳腺 X 线摄影检查有许多优越性,如灰阶的动态调整、强大的图像后处理能力、可利用计算机辅助检出系统(CAD)提高 X 线征象的检出与分辨能力,同时,可以方便地进行影像存储、调阅等。数字影像是由矩阵组成的,构成乳腺影像矩阵的像素大小为 50~100μm。每个像素的读出数字,即像素值,与这个像素面积大小的影像探测器单元采集到的 X 线信号强度相对应,像素最大值代表的密度水平(灰度级)通常为 12、14 或 16 比特,相应的灰度等级分别为 4 096、16 384 或 65 536。

数字 X 线摄影系统的曝光量越大,影像探测器检测到的信号越强,噪声越小,影像质量越好。从确保影像质量和降低受辐射剂量两方面考虑,乳腺 X 线摄影必须使用适宜的曝光量。对此,屏片乳腺 X 线摄影和数字乳腺 X 线摄影都有一些重要的量化指标,如信噪比(signal noise ratio,SNR)、MTF、量子检出效率(detective quantum efficiency,DQE)等。数字乳腺X线摄影的曝光量是否适宜可借助SNR进行评判,影像的细节分辨力特性可用MTF描述,整个影像探测器的性能可用 DQE 表达。

(刘建新)

第三章　数字乳腺 X 线摄影技术

第一节　基 本 概 念

一、模拟影像与数字影像

(一) 模拟影像

所谓模拟影像,是以一种直观的物理量来连续、形象地表现出另一种物理特性的图案。即由模拟量构成的图像称为模拟影像。其特点是连续、直观,且获取方便。图像表现具有概观性与实时动态获取等特点,但模拟影像重复性较差,一旦成像无法再改变或进行后处理,灰阶动态范围小。

在 X 线摄影范围内,成像板的记录和显示是从几乎完全透明(白色)到几乎不透明(黑色)的一个连续的灰阶范围。它是 X 线透过人体内部器官的投影,这种不同的灰度差别即为任何一个局部所接受的辐射强度的模拟;或从另一角度讲,是相应的成像组织结构对射线衰减的模拟。

由此,不难理解,传统 X 线透视荧光影像、传统 X 线照片以及 I.I-TV 影像均属于模拟影像。这些影像中的密度(或亮度)是空间位置的连续函数,影像中的点和点之间是连续的,中间没有间隔,感光密度(或亮度)随着坐标点的变化是连续改变的,而将这些形成模拟影像的设备,称之为模拟系统。

(二) 数字影像

所谓数字影像,指的是完全以一种有规则的数字量的集合来表现的物理图像。

数字影像的特点是灰阶动态范围大、密度分辨力相对较高、线性好、层次丰富、可进行后处理、辐射剂量小。

从物理学角度讲,若在一个正弦(或非正弦)信号周期内取若干个点值,取点的多少以能恢复原信号为依据,再将每个点的值用若干位二进制数码表示,这就是用数字量表示模拟量的方法。将模拟量转换为数字信号的介质为模/数(A/D)转换器。A/D 转换器把模拟量(如电压、电流、频率、相移、脉宽等)通过采样转换成离散的数字量,该过程就称为数字化。转换后的数字信号送入计算机图像处理器进行处理,重建出图像。该图像是由数字量组成的,故称之为数字影像。

数字图像是由许多不同密度的点组成的。数字在这里不仅意味着数码,数字的概念是以某种人为规定的量级且定量化反映另一种概念范围。数字成像系统也称为离散系统。

模拟信号可以转换成数字信号,同样,数字信号也可以转换成模拟信号,两者是可逆的。完成数 / 模转换的元件是数 / 模转换器(D/A 转换器),它把离散的数字量(数字脉冲信号)转换成模拟量,即还原成原来信息。

可见,对于同一幅图像可以有两种表现形式,即模拟方法和数字方法(连续方法和离散方法)。这两种方法各有特色,在解决某一具体问题时,往往两种方法混合使用。

一幅图像显示后,到底是模拟影像还是数字影像,肉眼很难分辨,若用精密的密度阅读器扫描,其结果却是有差别的。模拟图像是以一种直观的物理量来连续、形象地表现另一种物理量的情况,数字图像则完全是以一种规则的数字量的集合来表示物理图像。

(三)数字影像的优势

既然模拟方法和数字方法可以混用,为什么在图像处理中倾向于数字方法? 总的来说,数字方法在很多方面优于模拟方法,最大特点是抗干扰能力强。

从应用角度分析,数字图像与传统模拟图像相比具有的优势是:

1. 数字图像的密度分辨力高　屏片组合系统的密度分辨力只能达到 2^6 灰阶,而数字图像的密度分辨力可达到 $2^{10\sim12}$ 灰阶。虽然人眼对灰阶的分辨力有一定的限度但因数字图像可通过变化窗宽、窗位、转换曲线等技术使全部灰阶分段得到充分显示,从而扩大了密度分辨力的信息量。

2. 数字图像可进行后处理　图像后处理是数字图像的最大特点。只要保留原始数据,就可以根据诊断需要,并通过软件功能,有针对性地对图像进行处理,以提高诊断率。处理内容有窗技术、参数测量、特征提取、图像识别、二维和三维重建、灰度变换、数据压缩等,这些均是高科技在医学影像学领域中应用的重要体现。

3. 数字图像可以存储、调阅、传输或拷贝　数字图像可以存储于磁盘、磁带、光盘及各种记忆体中,并可随时进行调阅、传输。影像数据的存储和传输是 PACS 系统建立的最重要部分,为联网、远程会诊、实现无胶片化等奠定了良好基础。

二、数字成像的基本用语

(1) 矩阵(matrix):是一个数学概念,表示一个横成行、纵成列的数字阵列。

(2) 采集矩阵(acquisition matrix):每幅画面的采集视野所含像素的数目。

(3) 显示矩阵(display matrix):显示器上显示的图像像素数目。为了保证显示图像的质量,显示矩阵一般等于或大于采集矩阵。

(4) 像素与体素(pixel & voxel):像素又称像元,系指组成图像矩阵中的基本单元。图像实际上包含人体某一部位的一定厚度,我们将代表一定厚度的三维空间的体积单元称为体素。可见,体素是一个三维概念,像素是一个二维概念。像素实际上是体素在成像时的表现。像素的大小可由像素尺寸表征,如 $129\mu m \times 129\mu m$。

(5) 原始数据(raw data):由探测器直接接收到的信号,经放大后,这些信号通过模 / 数转换得到的数据称为原始数据。

(6) 显示数据(display data):组成某层面图像的数据。也就是,该层面各体素值的矩阵,在这一矩阵中的数据称显示数据。

（7）重建（reconstruction）：用原始数据经计算而得到显示数据的过程，称为重建。实际上，重建的数学处理过程是一个相当复杂的数学过程。重建能力是计算机功能中一项重要指标，重建一般采用专门的计算机——阵列处理器（array processor，简称 AP）来完成，它受主控计算机的指挥。

（8）采集时间（acquisition time）：又称成像时间或扫描时间，系指获取一幅图像所花费的时间。

（9）重建时间（reconstruction time）：系指 AP 用原始数据重建成显示数据矩阵所需要的时间。重建时间与重建矩阵的大小有关，重建矩阵大，所需的重建时间就长。同时，重建时间也取决于 AP 的运算速度和内存容量，AP 的运算速度快，重建时间则短，内存容量大相对也能缩短重建时间。

（10）滤波函数（filtering function）：又称重建算法（reconstruction algorithm），是指图像重建时所采用的一种数学计算程序。其运算方法有多种，如反投影法、分析法——傅里叶反演法、滤波反投影法、卷积投影法及二维傅里叶变换法等。

不同的数字成像设备采用的计算程序也各不相同。前 4 种重建算法在 CT 和 MRI 中多选用，二维傅里叶变换（ZDFT）图像重建法为 MRI 所特有。在实际应用中，因采用的算法不同，所得到的图像效果亦有很大差别。

以 CT 为例，为了适应诊断的需要，在重建算法中大体分为 3 种，即高分辨算法、标准算法和软组织算法。高分辨算法实际是一种突出轮廓的算法，它在图像重建时能扩大对比度，提高空间分辨力，但图像噪声却要增加；软组织算法则是采用一种使图像边缘平滑、柔和的算法，图像的高对比度下降，噪声减少，密度分辨力提高，软组织层次清晰；标准算法则不必采取附加平滑和突出轮廓的措施。

（11）噪声（noise）与信噪比（SNR 或 C/N）：从字面解释，是指不同频率和不同强度的声音，无规律地组合在一起，即称为噪声。后来，对噪声的应用扩大化，不同领域，对其概念的解释也不相同。在电路中，由于电子的持续杂乱运动或冲击性杂乱运动，在电路中形成频率范围相当宽的杂波，称为"噪声"。

在 X 线数字成像中，严格规定噪声的定义为：影像上观察到的亮度水平中随机出现的波动。从本质上分析，噪声是统计学概念，而不是检测学概念。

信噪比是信号与噪声之比的简称。在实际的信号中一般包含两种成分，即有用信号和噪声，噪声是无处不在的。用来表征有用信号强度同噪声强度之比的一个参数称为"信号噪声比"。这个参数值越大，噪声对信号的影响越小，信息传递质量越高。所以，信噪比是评价电子设备的一项重要的技术指标。

（12）灰阶（gray scale）：在照片或显示器上，所呈现的黑白图像上的各点表现出不同的深度灰色。把白色与黑色之间分成若干级，称为"灰度等级"。表现出的亮度（或灰度）信号的等级差别，称为灰阶。为适应人的视觉最大等级范围，灰阶一般只有 16 个刻度，但灰阶的每一刻度内又有 4 级连续变化的灰度，故共有 64 个连续的不同灰度的过渡等级。

（13）比特（bit）：是信息量的单位。在数字通讯中，使用一些基本符号来表示信息，这种符号称为"位"或"码元"。在二进制中，一位码元所包含的信息量称为 1 比特。

（14）伪影（artifact）：系指在成像过程中产生的错误图像的特征。

（15）亮度响应（brightness response）：换能器能把光能转换为电流，这种亮度——电流转换功能称为该换能器的亮度响应。

（16）动态范围（dynamic range）：对光电转换器而言，亮度响应并非从 0 水平开始，也不会持续至无限大亮度，其响应的有用最大与最小亮度值之比即为动态范围。若 D 表示动态范围，B 表示亮度响应，则 $D=B_{max}/B_{min}$。例如，氧化铅光导摄像管的 D 值大致为 1 000。

（17）视野（field of view，FOV）：拟进行扫描的某一检查容积的选定区域。

（18）窗口技术（window technology）：系指分析数字化图像的一种重要方法。即选择适当的窗宽和窗位来观察图像，使所需观察的组织或病变部位很明显地显现出来。窗宽（window width）表示所显示信号强度值的范围。窗位（window level），又称窗水平，是图像显示过程中代表图像灰阶的中心位置，即窗宽的中心位置。

（19）尼奎斯特频率（Nyquist frequency）：尼奎斯特频率是数字化图像的专用术语，等于 2 倍像素尺寸的倒数。

（20）模 / 数转换（ADC）与数 / 模转换器（DAC）：把模拟信号转换为数字形式，即把连续的模拟信号分解为彼此分离的信息，并分别赋予相应的数字量级，这一过程称为模 / 数转换，完成这种转换的元件称模 / 数转换器。数 / 模转换实际是模 / 数转换的逆转，它把二进制数字影像转变为模拟影像，即形成视频影像显示在电视屏幕上，这一过程称为数 / 模转换，完成此转换的元件，称为数 / 模转换器。

（21）硬件（hardware）与软件（software）：硬件指成像设备的机械部件和计算机以及电子部分的元器件。软件是用于控制计算机运算过程的程序。程序由计算机语言写成，它是能被计算机识别的一系列数字。软件包括管理程序、数据获取程序、数据处理程序以及显示程序等。

三、数字图像的形成

数字方式表示的图像称为数字图像，数字图像的形成需要借助计算机。因为计算机输入和输出的信息必须是数字形式，因此，模 / 数转换和数 / 模转换是计算机对外联系的门户。无论哪种数字成像设备，包括 CT、MRI、DSA、CR、DR 等，虽然采集影像的方式各不相同，但作为数字图像的形成，大体都要经过以下 3 个步骤：

（一）图像数据采集

该过程利用各种辐射接收器件，如探测器、CCD 摄像管、探头、成像板、硒检测器等，通过曝光或扫描等形式，将收集到的模拟信号转换成数字信号，称为数字化。与此同时，将图像分割成若干小单元，这种处理称为空间采样。

采样是图像数字化过程的第二步。对一幅图像采集时，该图像中像素的每一个亮点被采样，光点通过光电倍增管转换成电子信号（模拟信号）。如果是反射图像，则由光电倍增管在图像前接收采样信号；如果是透射图像，光电倍增管则在图像后采样。

数据采集的最后一步是图像的量化。量化过程中，每一个被采样像素的亮度值都取整数，即零、正数或负数，其所取的数值决定了数字图像的灰度值，并精确地对应于像素的原点，灰度值的总和称为灰阶。一幅图像可以由任何一个灰度值组成。整个量化过程中，以整数表示的电子信号完全取决于原始信号的强度，并且与原始信号的强度成正比。

(二) 图像重建

这项工作由计算机完成。计算机接收数据采集系统的数字信号后，立即进行数据处理，重建出一幅图像，再经计算机输出，在显示器屏幕上显示出来，同时，将所接收到的图像数据进行存储，以备随时调用、显示和重建。

(三) 图像的处理

根据诊断的需要将重建图像通过不同算法加以处理的过程，称为图像处理。图像的处理涉及很多算法问题，其基本的方法是改变像素的强度值。这里只讨论有关图像处理的 3 种最基本的方法，即点阵处理、局部处理和框架处理，其中，点阵处理是最常用和最简单的一种。

在点阵处理方法中，一幅图像矩阵的所有像素是逐个扫描输入，相应的输入值完全匹配输出值，这种方法又称为灰度匹配。另外，灰度调节通常需借助于查询表 (look-up table, LUT)，一幅 LUT 图输出的灰度往往对应输入的灰度，LUT 可由计算机硬件和软件实施。灰度改变后，直方图上相应的像素值也会改变，直方图实际上是像素与灰度关系的函数图。

根据以上原理，当我们已知一幅图像的灰度值，即可画出该图像的直方图。直方图表示一幅图像的亮度和对比度，改变直方图的形状，则改变了图像的亮度和对比度。根据直方图的形状，我们还可推测图像的亮度和对比度情况，如直方图中曲线较陡直，则图像的对比度较大；如直方图中曲线较平坦，则图像的对比度较小。

局部处理也是点对点的输入和输出，所不同的是，输入像素点的像素值，是对应于输出点的像素值及其周围相邻近范围区域。由于一个区域范围的像素以输出点的像素计算，该方法又称区域处理法。局部处理常用于图像的空间频率滤过。

在空间频率滤过处理方法中，图像的亮度大小按照空间频率大小的变化而变化。如果一幅图像的亮度在水平和 / 或垂直方向迅速变化，则称之为具有高空间频率；反之，亮度以恒定的速率变化或变化较慢，则称为低空间频率。空间频率滤过也能改变图像的其他特性，如图像的锐利度、平滑度、模糊度和噪声等。另外，还有卷积和傅里叶转换两种算法也采用空间频率滤过。

另一种处理方法是框架式处理，采用一整幅图像来计算输出图像的像素值，这属于一种频率滤过，而不是空间滤过。

最后，要提及的图像处理方法是几何方法处理。几何方法处理不同于前 3 种图像处理方法，其处理结果使图像的空间位置改变和像素方向改变，常用的图像放大和旋转等都属于这种处理方法。

四、影响数字成像质量的因素

我们认为，应当从数字图像的基础特性来分析和讨论影响数字成像质量的有关因素。

(一) 空间分辨力

空间分辨力，即数字图像的高频响应，又称高对比分辨力，系指对物体空间大小 (几何尺寸) 的鉴别能力。

一种常见的高频测试图案由明暗交替的竖直线构成 (如线对测试卡)，通常用每毫米内的线对数 (LP/mm) 来表示，或用可辨别最小物体的直径 (mm) 来表示。一个显示系统再现图像的好坏，反映了其显示图像细节的能力。

数字图像的空间分辨力是由像素的大小(尺寸)决定的。如果构成图像矩阵的像素数量多,像素尺寸就小,图像的空间分辨力高,观察到的原始图像细节就多;反之,像素尺寸越大,图像的空间分辨力就越低。

$$重建像素大小 = 重建视野大小 / 矩阵大小$$

从公式可知,当视野大小固定时,矩阵越大,像素尺寸越小;反之,矩阵越小,像素尺寸越大;矩阵不变,视野增大,像素尺寸随之增大。一幅图像需要的像素量由每个像素的大小和整个图像尺寸决定,像素数量与像素大小的乘积决定视野。

像素尺寸多为正方形,像素宽度每减少一半,像素的总数量就要增加 4 倍。像素数量增加,所占据计算机内存空间加大,致使一幅完整的图像从图像处理到完全显示全过程速度要减慢,所以,像素尺寸的减小不应该是无限制的。

究竟多小的像素适用于数字化问题,应该建立在采样理论的基础上。影像中的微细结构通过选择适当的像素尺寸可清晰地看到。理论确定适当尺寸究竟为多少是十分困难的。如果使得像素尺寸尽可能小的话,任何微细结构都应该能够看到,但是,这会导致像素数量十分巨大,使信息量不必要的增大,还会使数字化消耗太大,计算机难以运行各种影像处理和电子存储与传递。同样,也会有对密度分辨力的影响。因此,根据 X 线影像中诊断信息的适当可见性来确定像素的合理尺寸及合理的位数是十分实际和重要的。空间分辨力和密度分辨力均应以诊断学要求为依据。

研究表明,5 像素 /mm 或 8 像素 /mm 时,模拟重复各种普通解剖部位和目标尺寸,CR 影像可采集到必要分辨力的信息。同时,研究也表明,除了特殊成像要求外,大部分必要的诊断信息包含在低频范围内,2.5~5 线对 /mm 范围内的信息大部分为噪声。对于 14" × 17"CR 影像,5 像素 /mm 的采样率产生 2.5 线对 /mm,它是影像中的较高空间分辨力。

(二) 密度分辨力

即数字图像的低频响应,又称低对比度分辨力,系指在低对比情况下,分辨物体密度微小差别或大块等灰度级区域,即平坦区域的能力,以百分数表示。如某设备的密度分辨力为 0.35%,即表示两物质的密度差大于 0.35% 时,该设备能将它们分辨出来,决定密度分辨力的主要因素是位深。既然我们的目标是使数字处理对视觉效果的影响最小,就希望平坦区域以均匀一致的亮度显示出来。

数字图像的密度值是用计算机二进制的数字表示的。模 / 数转换器是将原始连续的密度转换为一系列离散的灰阶水平,此过程称数字化。将所有的数值同这某一密度级相似的灰阶转换为准确的该级的灰阶水平,黑白之间灰阶值有许多级,可用的灰阶等级或灰阶水平由 2^N 决定。N 是二进制的位数,称为位深。

从信息量分析,位深又可称为比特(bit)。比特是信息量的单位,比特值越大,表示信息量越大,量化精度越高;比特值越小,量比精度越低。所以说,比特值决定着图像的密度分辨力。同一幅图像用不同的比特值量化,会获得不同的密度分辨力。比如,正式颁布的胶片密度范围内部最大密度为 3.0,最小密度在 0.2 以下,那么,胶片的密度范围则为 3.0-0.2=2.8。若用 8 比特量化,即 N=8,则 $2^N=2^8=256$,也就是说,从 0~255 共有 256 个数字,对于 256 个数字而言,其中每一个数字所代表的密度值则是 2.8÷256=0.01,意味着相邻两灰度级间相差一个数时,其密度相差 0.01。现改用 4 比特量化,即 N=4,则 $2^N=2^4=16$,此时,每个数所代表的密度值为 2.8÷16=0.18,意味着相邻两灰度级相差的密度差是 0.18。

显然,8 比特要比 4 比特量化精度高。所以,比特值越大,量化精度越高,密度分辨力越好。目前,常见成像设备的比特值参量多为 8、12、14 或 16。

CR 成像板的潜影在扫描装置中激发、探测和转换过程中,发出的信号通过模/数转换就实现了图像信息在空间和能量水平上的量化。空间的量化用像素表达,形成图像的像素矩阵,像素矩阵大小是空间分辨力的一个度量标准。典型 CR 图像的像素矩阵根据成像板规格的不同,在 1 536 × 1 870 和 2 048 × 2 560 像素之间变化。能量等级的量化用灰度来表示。像素位深(比特值/像素)是影像对比度或灰阶分辨力的一个度量标准。一幅 8 比特的图像由 256 个灰阶组成,一幅 12 比特/像素的图像由 4 096 个灰阶组成。一般使用 12 比特/像素进行图像数字化。

(三) 噪声

噪声是影响图像质量的不利因素,且噪声无处不在,不能完全消除。数字成像有许多数值与过程会影响和形成图像的噪声,主要有量子噪声、电子元件形成的噪声以及重建法形成的噪声。每一幅模拟图像均有一个内在的对比分辨力和空间分辨力,噪声限制了这种分辨力。在数字图像中,只想用更多的位深来改变像素内的数字提高密度分辨力,而不调整原始图像的噪声含有量是没有实际意义的。

为了调整原始图像的噪声含量,增加曝光量可使影像中亮度(或密度)的随机波动见效,降低噪声,当曝光量增加 4 倍时,噪声水平减少 2 倍,也可通过调整滤过板和提高检测器的灵敏度,达到降噪目的。在图像处理过程中,有时为了提高空间分辨力,采用锐利算法(骨算法)重建图像,此时,损失了一些影像信息,增加了噪声含量,换取了边缘增强的效果。

第二节　计算机乳腺 X 线摄影技术

一、计算机乳腺 X 线摄影(CR)技术基础

计算机 X 线摄影,科学地讲,应该是光激励存储荧光体(photostimulable storage phosphor, PSP)成像,或叫作存储荧光体成像(storage phosphor imaging)、数字存储荧光体成像(digital storage phosphor imaging)和数字化发光 X 线摄影(digital luminescence radiography)。

计算机乳腺 X 线摄影(CR)利用成像板取代传统的屏片体系,进行受检者影像的高敏感性记录,尽管看上去与传统的增感屏相似,但其功能有很大的差异,能在光激励荧光体中记录 X 线影像,并使其影像信息以电信号方式提取出来。

(一) CR 影像特点

(1) 灵敏度较高:即使是采集较弱的信号也不会被噪声所掩盖而显示出来。

(2) 具有很高的线性度:所谓线性,是指影像系统在整个光谱范围内得到的信号与真实影像的光强度是否呈线性关系,即得到的影像与真实影像是否能够很好吻合。人眼对光的感应为对数关系,无法觉察细节改变,但在临床研究中往往需要做一些定量测量,良好的线性度至关重要。在 CR 系统中,$1:10^4$ 的范围内具有良好的线性,非线性度小于 1%。

(3) 动态范围大:即系统能够同时检测到极强和极弱信号。其另一显著特点是,能把一定强度的影像信号分得更细,使影像显示出更丰富的层次。

(4) 识别性能优越:CR 系统装有曝光数据识别技术和直方图分析,能更准确地扫描出影

像信息,显示出高质量图像。

(5) CR系统曝光宽容度较大:常规屏片系统因曝光宽容度较小,图像质量很大程度上取决于摄影条件。CR系统可在成像板获取的信息基础上自动调节光激励发光的量和放大增益,可在允许的范围对摄影的物体以任何X线曝光剂量,获取稳定的、最适宜的影像密度,同时,获得高质量影像,最大限度减少重拍率,降低受检者的辐射损伤。

(6) CR的不足

1) 时间分辨力差:时间分辨力差,不能满足动态器官和结构的显示。

2) 空间分辨力低:在细微结构的显示上,与常规X线检查的屏片组合相比,CR系统的空间分辨力有时显得不足。

(二) CR系统的构成

CR系统使用成像板为探测器,利用现有X线设备进行X线信息的采集,来实现图像获取。主要由影像板、影像阅读器、影像处理工作站、影像存储系统组成。

1. 成像板的构造 成像板是CR成像系统的关键元器件,是采集或记录图像信息的载体,并代替了传统的屏片系统。适用于各种类型的X线机,也适用于各种常规X线检查,具有很大的灵活性和广泛用途,成像板可以重复使用。但是,不具备图像显示功能。

成像板外观像一块单面增感屏,由表面保护层、光激励发光物质层、基板层和背面保护层组成(图3-1)。

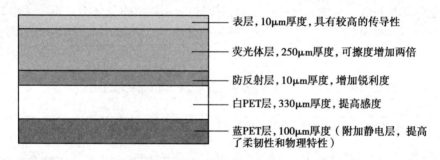

表层,10μm厚度,具有较高的传导性

荧光体层,250μm厚度,可擦度增加两倍

防反射层,10μm厚度,增加锐利度

白PET层,330μm厚度,提高感度

蓝PET层,100μm厚度(附加静电层,提高了柔韧性和物理特性)

PET. 聚乙烯对苯二酸酯。

图3-1 成像板的结构

(1) 表面保护层:制作材料常采用聚酯树脂类纤维,耐磨损、透光率高,不受外界温、湿度变化的影响。作用是防止光激励发光物质层在使用过程中受到损伤。

(2) 光激励发光(PSL)物质层:由PSL物质与多聚体共同组成。PSL物质为发光材料,结晶体颗粒的平均直径在4~7μm。颗粒直径增加,发光强度增加,随之图像的清晰度降低。多聚体的材料一般为硝化纤维素、聚酯树脂、丙烯及聚氯酸酯等,其作用是使PSL物质在涂布层中均匀分布,具有适度的柔软性和机械强度,并免受温度、湿度、辐射和激光等因素影响,导致理化性质的变化。

(3) 基板:基板的材料是聚乙烯对苯二酸酯(polyethylene terephthalate,PET),厚度在200~350μm,作用是保护PSL物质层,避免激光在PSL物质层产生界面反射,提高图像清晰度。为了防止光透过基板,有的成像板还在基板中增加了吸光层。

(4) 背面保护层:制作材料与表面保护层相同。作用是防止使用过程中成像板之间的摩擦损伤。

2. CR 阅读器的构成与功能　当前的 CR 阅读器都使用逐点读取技术,激光束按照一定模式扫描整个成像板表面,测量成像板上每一点的发射光,并将其转换为数字信号,然后采样和量化成数字图像。在最早的 CR 系统中,完成此任务的部件体积巨大,要装满整个房间,而现在,它们只需安装在一张桌面上(图 3-2)。

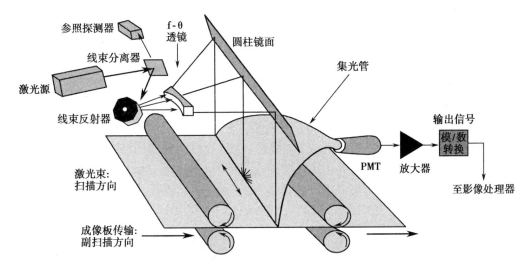

图 3-2　计算机乳腺 X 线摄影(CR)阅读装置的主要组成
包括激励激光源、线束分离器、振荡线束反射器、f-θ 透镜、圆柱状反射镜、集光器和光电倍增管(PMT),成像板由滚轴传输作连续运动经过激光束扫描。所有组成部分有计算机控制,有些阅读器中,复合光电倍增管还用于信号的采集。

CR 阅读器的构成与功能描述如下:

(1) 激光源与强度控制:现代的 CR 系统大多采用红外固态激光二极管(波长 670~690nm)作为光源。红外波长与常规使用的氟卤化钡成像板的激励光谱相匹配,同时,又与发射光波长(蓝光)容易区分,不会影响探测。固态激光源更紧凑、有效、可靠,而且持续时间也比气体激光源更长。现在扫描装置激光束的延迟时间在(1~6)ms/ 像素。

CR 阅读器设有特殊的强度控制装置,可以实时监控激光功率,并校正波动。但是,这种容许范围很小。在激励曲线的直线部分,波动即使小于 10% 也会产生问题,因此,必须把强度波动控制在这个水平以下。激励曲线越高,允许波动并不随之加大,因为,需要更大的曝光量变化以使输出信号产生相同的变化。

(2) 线束成型光学装置:激光器发出的线束必须经过最优化处理后方可对成像板曝光,这一点对于固态激光器尤为重要,它产生椭圆形线束而不像气体激光器的圆形线束。此外,即使是产生圆形激光束,线束也会在穿过成像板时改变形状和速度。

在 CR 阅读器中,这种效果导致尺寸不同的成像板由于线束位置的不同,激励过程的线束延迟时间(扫描速度)也就不同,这是我们不愿看到的。因为,即使整个成像板的曝光量一致,在它的边缘与中央部的信号输出和空间分辨力也会不同。CR 阅读器含有专用的束形控制装置(包括一种所谓的 f-θ 透镜),保证线束的形状,尺寸和速度与光束所处的位置无关。

(3) 线束偏导(偏制)装置:线束偏导装置是使激光束快速向前、向后,均沿着一条扫描线顺序激励成像板上的每一点,其他方向的移动由传输装置控制,这个方向被称为快速扫描方向或者线扫描方向。根据所需的扫描速度,可以使用不同规格的偏导(偏制)装置。对于较低的扫描速度,可使用的是旋转的转筒和固定激光束(也就是没有偏转器,所有的移动都由转筒来控制);对于较高的速度来说,通常的解决办法是,在电流计上安装一面反光镜,电流计前后摆动,使得线束沿成像板运动,在折回时,激光束会被挡住。而在最高速的装置中,采用旋转的多边形棱镜,每一面反光镜扫过成像板的一条线,然后将下一条线移交给下一面反光镜,依此类推。这里,非常重要的一点是每一面反光镜要具有相同的反射率和相对于多边形转子的相同角度。

(4) 传输环节:传输环节能够在与快速扫描方向垂直的方向上传送成像板。这个方向通常称为慢速扫描方向,页面扫描或者交叉线扫描方向。在整个线束偏导装置和传输环节的作用下,整个成像板表面都能够被激光束"接触"到(也就是采样)。在不同的扫描速度要求下,由于使用线束偏导装置有不同传输环节的选择。在低速扫描装置中可以使用一个转筒,然而,目前所有的CR阅读器都采用直线传输方式,成像板被夹住或放在可移动的平板上,沿着一定轨迹进行移动。

在这里,速度的稳定性是十分重要的,以避免条带状伪影的产生。由于读取过程是具有破坏性的,也就是说,潜影会在读取后消失,因此,在慢速扫描方向上,激光扫描线必须进行恒定交叠,传输速率哪怕是百分之几的波动都会导致可见的带状伪影。

(5) 集光器:集光器用尽可能多的收集成像板的发射光线,并且以最小的损失把它们传送到光电探测器,将光信号转化为电信号。图像的质量主要受这一环节的控制。尽管入射的激光束具有高度定向性,而成像板混杂特性使发出的光线散射到各个方向。因此,集光器必须非常邻近成像板表面,从而尽量多地截取散射的光子。

(6) 光学滤波器:如果没有这个看起来没什么用的部件,CR将不能工作。由于成像板的发射光与激励光的波长不同,才有可能从CR成像板中提取有用的信号,这种光谱的分离是极其严格的。然而,仅允许发射光进入光电探测器是更严格的,因为,这个装置通常有相当宽的敏感光谱。滤光器在阻止激励光进入光电探测器方面起着关键作用,防止所需的图像信号被淹没。

(7) 光电探测器:光电探测器的作用是将发射光光子转换为电信号,进一步加工成数字图像。由于CR系统的低发光率,现今大多采用一个或多个光电倍增管(PMT)。光电倍增管具有高的信号增益、合理的量子转换率(约为25%),且内部噪音和暗电流低。但是,CCD的价格低廉、体积小巧,以及灵活性方面的优势,将使它逐渐融入CR系统的渠道。

(8) 模拟电子器件:光电探测器上呈现的信号是模拟信号,它反映了成像板上潜影和X线曝光量的变化。模拟电子器件在光电探测器后的另一项操作就是为采样过程做准备。光电探测器探测到的信号有很宽的频率范围(包括噪声),但是,有一些是对诊断无用的或者与数字化设备不兼容的。因此,需将所谓的防混叠滤过器纳入模拟链中,目的是在ADC前除去这些高频信号。

(9) 模数转换器:模数转换器是模拟和数字的分界线,包括两个步骤:采样和量化。ADC在控制电路的作用下产生与源模拟图像等价的数字化图像。激光束横跨成像板的移动将成像板表面的空间变化转换成光电探测器的时间变化信号。这种时间变化信号必须以足够高的频率采样才能保留下足够的空间分辨力,以满足临床应用。

同样的,光电探测器信号的强度变化也必须要进行足够精细的采样或量化,在覆盖整个可能曝光动态范围的前提下,保留所需要的信号变更幅度(对比度)满足临床应用。

(10)影像缓冲器:扫描装置得到的数字影像在发送到最终目的地(工作站)之前,需要暂存在某处。通常可将硬盘驱动器用作本地存储器,硬盘的容量应当与扫描装置的流通量相匹配,并具有在网络连接发生中断时也能保持扫描装置正常运转的能力。

(11)擦抹装置:用于清除成像板上的所有残留信号,初始化成像板,以备下一次曝光使用。这个组件的典型组成是一排高强度的灯管,其发光强度一般比激励光源高出几个数量级,可以驱除成像板上残留信号的强度,使之大大低于曝光所产生的信号,以免影响下次曝光成像。

(三)CR的成像原理

1. CR图像的采集与显示的过程　当X线照射到成像板的光激励荧光体时,其晶体结构中"陷阱"部位吸收并存储了X线能量。所以,有时也将光激励荧光体称为"存储"荧光体。

在光激励发光(photostimulated luminescence,PSL)过程中,在附加的适当波长激光能量的激励下,将这种俘获的能量释放出来。

这一过程就是CR影像的采集和显示,其过程可以归纳为图3-3所示的5个步骤:X线曝光、图像阅读、图像缩放、图像记录和CR图像显示。

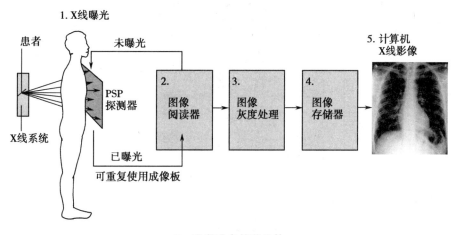

PSP.光激励存储荧光体。

图3-3　CR图像的采集与显示

2. CR图像的生成　成像板上涂有一层"光激励存储荧光体(PSP)",选用的材料必须具有"光激励发光(PSL)"特性,许多化合物具有这种特性。但是,适宜X线摄影所需要特性的却为数不多,最接近X线摄影要求的化合物是氟卤化钡家族,$BaFX:Eu^{2+}$,X代表卤族元素Cl、Br、I或它们的组合,如$BaFBr:Eu^{2+}$、$BaF(BrI):Eu^{2+}$、$BaSrFBr:Eu^{2+}$。化学式中的Eu是赋活剂,微量的Eu^{2+}混杂物加在光激励荧光体中,以改变它的结构和物理特性。

曝光后的成像板,由于吸收X线而发生电离,在光激励荧光体的晶体中产生电子/空穴对(陷阱)。一个电子/空穴对将一个Eu^{2+}跃迁到激发态Eu^{3+},以俘获电子的形式存储能量,形成潜影。也就是说,光激励荧光体的晶体结构"陷阱"中存储的是吸收的 X 线能量,所以,有时也称作"存储"荧光体。当 Eu^{3+} 在适当波长的附加可见光能量的激励下,再返回到基态 Eu^{2+} 时,会将俘获的能量以可见光的方式释放出来。

曝光后的成像板在阅读器内,经过用低能量高度聚焦和放大的红色激光扫描,一种较高能量低强度的蓝色光激励发光(PSL)信号被释放出,它的强度与接收器中吸收的 X 线光子的数量成正比。蓝色的光激励发光(PSL)信号从红色激光中分离,导入一个或多个光电倍增管。

最常用的激光是 HeNe(λ=633nm)激光和"二极管"(λ=680nm)激光,光激励发光的波长为 390~490nm,恰好与光电倍增管光电阴极探测敏感度的波长(400nm)相匹配。

光电倍增管将接收到的光信号转换成电压,电压经过增幅,输入模/数转换器转换成数字,通过采样和量化,以数字影像矩阵的方式存储。

对采集到的原始数据影像分析,确定有用影像的相关区域,按照用户选择的解剖部位程序将物体对比度转换成模仿模拟胶片的灰阶影像。最后,重建出影像在显示器上显示或通过打印机打印出照片影像。

影像读取过程完成后,IP 的影像数据可通过施加强光照射来消除,这就使得 IP 可重复使用(图 3-4)。

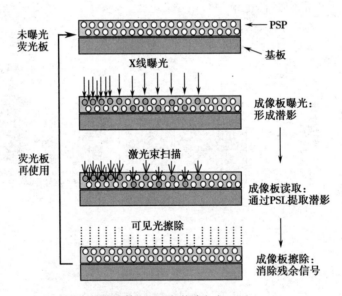

PSP. 光激励存储荧光体;PSL. 光激励发光。

图 3-4　成像板的循环使用周期
未曝光的成像板由基板上覆盖的光激励发光材料组成,外面涂布一层薄薄的透明保护层。X 线曝光后,在晶体结构中形成半稳态势阱的电子潜影中心。潜影的处理由低能量激光束(如 20mW 633nm 的氦氖激光)的栅条状扫描来实现。俘获电子从发光中心释放出来形成可见光,然后由光导装置采集引至光电倍增管。残余俘获电子被高强度可见光源清除,成像板又可以再次使用。

(四) CR 图像的处理

1. 读出参数

(1) 需要和不需要的影像信号：在传统屏片 X 线摄影中，放射技师调整曝光条件，以使想要的影像信号范围位于 H&D 曲线的直线部。位于被照体范围以外，而在照射野范围内的 X 线，形成的影像信号落在曲线的肩部(高曝光区)，超出准直边缘的影像信号落入趾部(低曝光区)。

CR 系统必须对有用的影像信号进行编码，通过数字值的检查表调整，以提供最大对比敏感度。正如特定解剖部位选择特殊摄影技术和影像探测器一样，CR 读出算法也根据特定的解剖部位对数字影像进行调整。

(2) 分割模体和曝光野识别：有些 CR 系统的首要任务是，确认已曝光的接收器(成像板)上原始数字数据中图像的数量和方位，然后，再分别对每一幅图像进行分析。传统 X 线摄影在一个暗盒上产生多幅图像比较容易，但在 CR 摄影中可能是很复杂的。在一个曝光野内，CR 阅读器识别影像有用区域的重要依据是准直器的边缘定位。一些 CR 系统通过定义解剖区域的边缘来分割影像。有用影像一旦正确定位，CR 系统在执行进一步的影像分析时，就可以忽略超出准直器边缘的影像信息。

(3) 直方图分析：对于大多数 CR 系统来说，确定有用信号范围的方法需要影像灰阶直方图的构建。X 轴为像素值、Y 轴为每种像素值的数量，即频数(也就是像素值频谱)。图 3-5 就是一个统计噪声 - 自由直方图的实例。

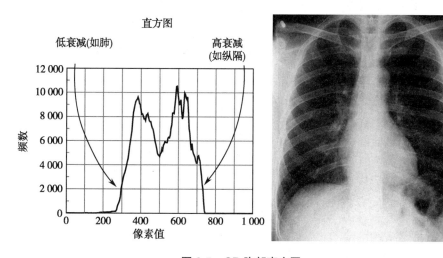

图 3-5　CR 胸部直方图

直方图的大体形状取决于解剖部位和用于影像采集的摄影技术。所有 CR 阅读器都利用一种分析算法来识别和分类直方图的各个组成部分，它们对应于骨、软组织、皮肤、对比剂、准直、未衰减 X 线和其他信号。这有助于影像的有用和不重要区域的辨别，从而可以正确的重建影像的灰阶范围。如图 3-5 所示，是胸部直方图的实例。它显示出影像中对应于不同解剖结构、有效区域内像素值分布的各种成分。此实例与屏片影像一样，像素值的大小直接对应着衰减程度的高低。使用反变换表，将数值的大小反比于光激励发光(PSL)的大小。

直方图分析的结果使原始影像数据的标准化成为可能,而感度、对比度和宽容度的标准化条件是由数字化数值分析决定的。对于特定受检者的检查,适宜影像灰阶特性的重建是通过尺度改变和对比增强来实现的。

2. 影像灰阶处理　　CR 影像是数字化像素值的矩阵,可以很容易地被处理,而产生可以选择的影像外观。3 种主要的处理类型包括影像对比度改变、空间频率调整、特殊影像算法的实施。

(1) 对比度处理:由于人体衰减的微小差异,CR 数据具有很小的固有对比度。为了增加解剖细节的可视性,生产商向用户提供对比度处理软件。对比处理的目的是改变影像数据的设置,使其对比度等同于传统屏片影像,或者是增强所希望特征的显著性。各 CR 生产方将处理的几种类型叫作层次处理(gradation processing)、色调谐调(tone scaling)、对比增强(contrast enhancement)等。

对比度处理有两种不同的方法,最常用的技术是按照用户控制的查询表(LUT)重新变换各个像素值;第二种对比度处理的类型,是通过对滤过后原始影像的操作和更改后原始影像的重建来实现对比度的改变。

(2) 频率处理:数字影像处理的一个目的是增强数据中特性的显著性。影像中这些被增强的特性,可以通过特定的空间频率来表征。

有几种技术可以达到此目标,包括傅里叶滤过(Fourier filter)、模糊蒙片减影(blurred-mask subtraction)和小波滤过(wavelet filtering)。

模糊蒙片减影技术,使用所选尺寸的标准核对原始影像卷积处理,产生一幅模糊影像,然后在原始影像中减去模糊影像,产生一幅包含突出高频信息的影像。

使用用户定义的增强因子乘以每一像素来调制高频信息,将结果影像加到原始影像并标准化数据组,从而建立频率增强影像。图 3-6 为 CR 胸部影像的总体影像灰阶增强和频率处理的实例。

二、双面读取 CR 系统

传统的 CR 系统都是单面阅读的,而应用于乳腺 X 线摄影的新阅读器 FCR5000 于 2001 年起开发并销售,其带有透明基板 HR-BD 允许双面阅读,可使光电倍增管同时收集背面的发光。这种系统改善了诊断敏感性和空间分辨力,较以前像素为 $100\mu m \times 100\mu m$ 的成像板,可获得更高的采样频率,其像素尺寸为 $50\mu m \times 50\mu m$,激励激光波长仍为 660nm。

(一) 双面成像板的构造

双面读取 CR 系统,是一个不同于常规的系统,它不仅通过增加成像板发光层晶体的厚度来提高转换率,还使用了透明材料作为成像板的支持层。在透明基板的反面,添加一套采光光学装置、光电探测器和电路(图 3-7)。

(二) 双面读取 CR 阅读器的构造特点

在双面读取的 CR 阅读器中,当激光束扫描成像板表面时,同时使用两套探测器在成像板的两面进行荧光的采集。来自同一张成像板两个面上获得的激励发光信号,通过程序运算合成一个信息更丰富的输出影像数据(图 3-8)。

(三) 双面读取 CR 系统的性能优势

CR 系统应用于临床已经多年,在成像质量和扫描速度等方面正接近它的物理极限。双

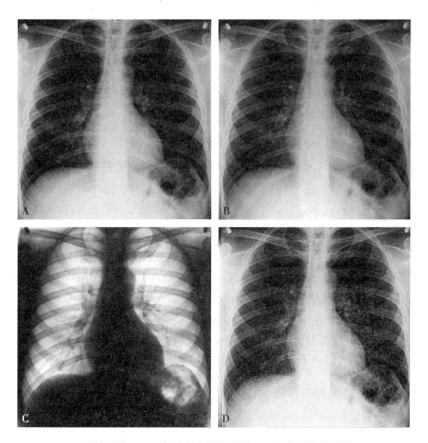

A. 原始图像;B、C. 高对比和翻转图像;D. 频率增强的结果。

图 3-6　同一影像不同处理方式时表现

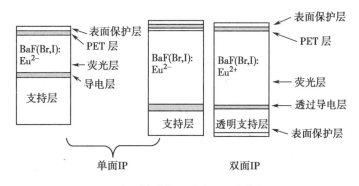

PET. 聚乙烯对苯二酸酯;IP. 成像板。

图 3-7　成像板的构造

面阅读 CR 不仅可以在不改变各像素停留时间的前提下,采集更多的发光信号,而且相同空间频率采集的两路信号相结合,可以得到比单侧采集更优的信号和噪声特性,来生成总体输出信号,稍微增加荧光体层厚度,在没有明显降低锐利度的同时可以提高 X 线吸收率。

双面读取技术不仅应用于乳腺 X 线摄影中,还可用于常规摄影中,因其可以减少一定的辐射剂量,特别适用于儿科摄影。

（四）双面读取 CR 系统的后处理

1. 多目标频率处理（multi-purpose frequency processing，MFP）　此软件对某个频率进行增强和权衡，针对高密度或者低密度区域进行补偿，使得图像含有丰富的诊断信息。利用 MFP 处理，无论任何尺寸的结构都可以得到协调的增强。

利用协调处理方式和 MFP 特性，我们可以实现以下 3 个特性：在协调增强的同时，提高亮和暗部分对比度，并且颗粒性不会恶化；更加自然地描绘出不可视区域；抑制人体外的结构得到增强，如金属等。

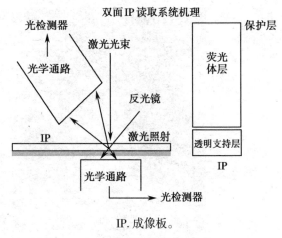

IP. 成像板。

图 3-8　双面成像板读取系统的机理

2. 乳腺 X 线摄影模式增强处理（pattern enhancement processing for mammography，PEM）　专为乳腺和软组织摄影设计的、针对乳腺内某些具有同样频率信号结构以及同时增强后不能区分组织结构，如微小钙化点和点状结构组织、乳腺腺体和针状、团块等产生的影像干扰。该技术能在整个影像颗粒不会劣化的前提下，对乳腺影像中具有相同频率的组织结构进行分离，并且对微小钙化点抽取增强。

三、相位对比乳腺 X 线摄影技术

（一）概述

相位对比乳腺 X 线摄影系统（phase contrast mammography system，PCM）是近几年 X 线摄影诊断技术上的一项新技术。它采用相位对比技术，弥补 X 线吸收系数相近组织间对比度不足，将相位对比技术和传统吸收对比技术组合起来，获得边缘增强效应，使乳腺肿瘤和周围组织之间、肿瘤组织内部以及周围正常组织之间的边缘都得到强化勾勒，最终图像精度可达 $25\mu m$，为发现更微小的肿瘤及钙化提供可能。

1895 年，伦琴发现 X 线后，研究了 X 线的许多特性，但始终没有认识到如何利用 X 线的折射特性。而正是由于折射特性的发现，使之成为今天"相位对比技术"的理论基础。虽然在 X 线被发现后一个多世纪中，X 线衍射分析技术已广泛应用，但 X 线作为波动特性之一的相位特性，并未应用于成像技术，直至 PCM 诞生后，才首次将 X 线的相位对比成功的运用到影像诊断当中。

相位对比成像技术的研发历史，以采用不同的辐射源而划分成两个阶段：

第一阶段：经同步加速器产生 X 线。1991 年，研究发现，X 线的折射能够增强原本对 X 线吸收微弱的物体所形成的影像对比度。由于经同步加速器产生的相位对比技术无法走出实验室，仍未应用于临床医学中。

第二阶段：经医用 X 线机产生 X 线。自 2000 年起，相继出现了有关使用医用 X 线机所产生 X 线的相位对比成像研究的报道。2004 年、2005 年分别报道了应用医学 X 线机进行相位对比技术的临床测试结果。

（二）相位对比成像原理

X 线作为一种波，具有波的两种特性，当其穿透物体时，会发生强度（振幅）衰减和相位移动(图 3-9)。

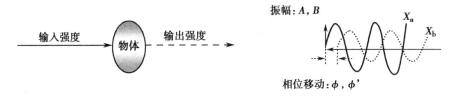

图 3-9　X 线作为波的两种特性:强度衰减和相位位移

X 线穿透物体时,由于光电效应及康普顿散射,会导致 X 线强度的衰减变化。当 X 线穿透不同物质时强度的衰减变化是不同的,这种因衰减而带来的强度变化的对比称为 X 线的吸收对比,所形成的图像称为"吸收对比成像"。

需要注意的是,X 线穿透物体时,除了形成上面所说的强度变化外,与此同时,X 线还发生折射、干扰,形成相位的位移。当 X 线穿透不同物质时所产生的相位位移是不同的,这种因相位位移的不同所形成的对比称为 X 线的相位对比,根据相位位移变化所形成的图像称为"相位对比成像"(图 3-10)。

PCM 系统就是在原有的吸收对比成像基础上,加上相位对比成像,从而在两种不同物质邻界处达到边缘增强的效果。

(三) 相位对比技术在 X 线诊断上的运用

1. X 线的折射是相位对比技术的基本要素　X 线穿透物体时会发生轻微折射。需要注意的是,其折射方向和可见光正好相反(图 3-11)。

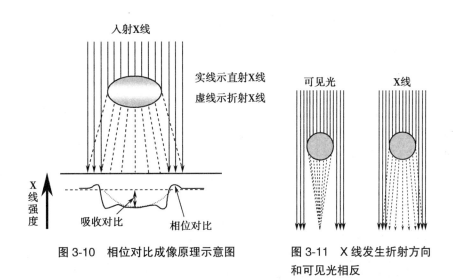

图 3-10　相位对比成像原理示意图　　**图 3-11　X 线发生折射方向和可见光相反**

2. 相位对比带来边缘增强效应　当 X 线穿透相邻的不同物质时,会发生强度衰减的对比,即吸收对比。同时,还会发生相位位移的对比,即相位对比。

由于吸收对比,凭借物体对 X 线的吸收差异可获得图像对比度。因此,对于高吸收(高原子序数)结构(如骨骼)与周围低吸收(低原子序数)物质会形成良好的对比,被视觉所感知。但是,对于具有相似吸收系数的物体图像对比度就很差,甚至低于视觉阈值而无法被感知。

而相位对比,与物体对 X 线的吸收强度无直接关系,是利用相位位移的差异,在两种不同物质的邻界处增强对比度,达到边缘增强的效果,从而有利于视觉的感知。

当 X 线穿过相邻不同组织的边界时发生轻微折射,出现相位移动。如果选择适当尺寸的焦点,使用合适的放大比率以及适当的 CR 读取精度等,使折射线和正好通过边界的直射线在成像板上得以重合,该边界处的投影就能得到更多的剂量,从而使边界得到强化(图 3-12)。

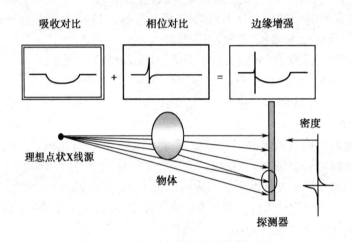

图 3-12　相位对比带来的边缘增强效应

需要强调的是,这里说的边缘增强,不仅仅是肿瘤组织和正常组织之间的边缘,还包括肿瘤组织内部细微结构的描述,以及正常组织之间边界的勾勒。

3. PCM 在乳腺 X 线诊断重的意义　我们知道,乳腺结构比较特殊,是由几种不同种类的软组织组成,包括乳腺腺体组织、脂肪组织和皮肤。这些正常的软组织和肿瘤组织相比,X线的吸收系数是非常接近的。

在吸收系数如此接近的情况下,如果仅仅利用 X 线的吸收对比,往往很难描述细微差别,而相位对比恰好能够弥补这个不足。因此,在 X 线诊断领域中,相位对比技术首先被运用于乳腺。

仅仅依靠 X 线的吸收对比,很难将整个乳房的内部细微之处勾勒清晰。在吸收对比基础上,加上相位对比技术,后者和物体对 X 线的吸收系数是无关的,这样就能强化勾勒原本对 X 线吸收系数差比较小的组织的边界,从而不仅能够弥补单纯吸收对比的不足,而且还能从成像过程中获得边缘增强效果,大大提高图像的鲜锐度。

4. 合理运用于乳腺 X 线诊断的几个重要环节　相位对比技术只有在选择使用适当尺寸的 X 线焦点、适当比例的放大摄影(调整好源物距和物像距的比例)、适当的放大倍数、适当的读取精度、适当的放大再还原程序以及适当的高精度打印(硬拷贝阅读时)的情况下,才能合理有效地运用乳腺 X 线诊断。

第三节　数字乳腺 X 线摄影技术

一、数字 X 线摄影的优点

数字 X 线摄影（digital radiography，DR），是指直接进行数字 X 线摄影的一种技术。是在具有图像处理功能的计算机控制下，采用 X 线探测器把 X 线影像信息转化为数字信号的技术。

DR 的优点是：受检者受照射剂量小；时间分辨力明显提高，在曝光后几秒内即可显示图像；具有更高的动态范围、DQE 和 MTF 性能；能覆盖更大的对比度范围，使图像层次更加丰富；操作快捷方便，省时省力，提高工作效率。

二、DR 成像的转换方式

（一）直接转换方式

包括直接转换平板探测器（非晶硒）、多丝正比电离室狭缝扫描方式或半导体狭缝扫描方式。

（二）间接转换方式

包括间接转换平板探测器（碘化铯 + 非晶硅，或使用硫氧化钆 / 铽）、闪烁体 +CCD 摄像机阵列。

当前，数字乳腺 X 线摄影应用最多的是间接转换平板探测器和直接转换平板探测器。

三、非晶硒探测器结构及其成像原理

直接数字化 X 线成像的平板探测器利用了非晶硒的光电导性，将 X 线直接转换成电信号，形成全数字化影像。

（一）基本结构

探测器主要由导电层、电介层、硒层、顶层电极和集电矩阵层，玻璃衬底层、保护层，以及高压电源和输入 / 输出电路所组成，其中硒层和集电矩阵层是主要结构（图 3-13）。

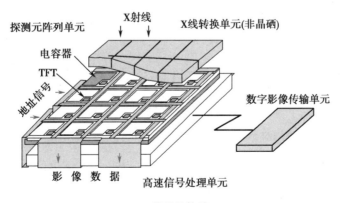

TFT. 薄膜晶体管。

图 3-13　非晶硒平板探测器的基本结构

硒层为非晶硒（a-Se）光电导体材料，能将 X 线直接转换成电子信号。集电矩阵层包含薄膜晶体管（thin film transistor，TFT）、储能电容，用薄膜晶体管技术在玻璃基层上组装几百万个探测元的阵列，每个探测元包括一个电容和一个薄膜晶体管，且对应图像的一个像素。诸多像素被安排成二维矩阵，按行设门控线，按列设图像电荷输出线，每个像素具有电荷接收电极、信号储存电容及信号传输器，通过数据网线与扫描电路连接，最后由读出电路读取数字信号。

（二）成像原理

集电矩阵由按阵元方式排列的薄膜晶体管组成，非晶体态硒涂布在集电矩阵上。当 X 线照射非晶硒层时，产生一定比例的电子 - 空穴对，在顶层电极和集电矩阵间加偏直压电，使产生的电子和空穴以电流形式沿电场移动，导致薄膜晶体管的极间电容将电荷无丢失地聚集起来，电荷量与入射光子成正比。每个像素区内有一个场效应管，在读出该像素单元电信号时起到开关作用。在读出控制信号的控制下，开关导通，把存储于电容内的像素信号逐一按顺序读出、放大，送到模 / 数（A/D）转换器，从而将对应的像素电荷转化为数字化图像信号。信号读出后，扫描电路自动清除硒层中的潜影和电容存储的电荷，为下一次的曝光和转换做好准备。

（三）非晶硒平板探测器的特性

1. 直接光电转换　非晶硒平板探测器，直接将 X 线光子转换成电信号，没有中间环节，不存在光散射，避免了电信号丢失和噪声增加。

2. 直接读出　X 线曝光过程中的电荷分布图由检测器暂时保存，曝光后检测器上的 TFT 转换电子元件将这些电荷输入放大器和模数转换器中，产生原始的数字图像，称为"直接读出"，是电子检测器的一个重要特性。

3. DQE 较高　DQE 表示了探测器的性能，是所给 X 线剂量量子与图像所得到剂量量子的百分比，是剂量和空间频率的函数。由于光导材料硒具有较好的分辨力和较高的灵敏度，加之光电直接转换，且都在一个电子板上进行，图像形成中间环节少，直接转换平板探测器的 DQE 较高。

4. 曝光宽容度大　探测器的动态范围能够显示信号强度不同的最小到最大辐射强度的范围。

探测器的转换特性在 1：10 000 范围内是线性的，非晶硒的吸收效率很高。

电子信号在很宽的 X 线曝光范围内显示出良好的线性，即使是过量曝光或曝光不足，通过全自动的影像处理就能产生高质量影像。加之应用高效的自动曝光控制，可杜绝由于曝光方法不当造成废片。

5. 后处理功能强大　处理功能包括对比度、亮度、边缘处理、增强、黑白反转、放大、缩小、测量等，通过这些功能的调节可以使图像的质量得到改善。

四、非晶硅探测器结构及其成像原理

非晶硅平板探测器，是一种以非晶硅光电二极管阵列为核心的 X 线影像探测器。它利用碘化铯（CsI）的特性，将入射后的 X 线光子转换成可见光，再由具有光电二极管作用的非晶硅阵列变为电信号，通过外围电路检出及 A/D 变换，从而获得数字化图像。由于经历了 X 线、可见光、电荷图像、数字图像的成像过程，通常被称作间接转换型平板探测器。

（一）基本结构

非晶硅平板探测器的基本结构有碘化铯闪烁体层、非晶硅光电二极管阵列、行驱动电路以及图像信号读取电路四部分(图 3-14)。与非晶硒平板探测器的主要区别在于,荧光材料层和探测元阵列层不同,其信号读出、放大、A/D 转换和输出等部分基本相同。

1. 碘化铯闪烁体层　探测器所采用的闪烁体材料由厚度为 $500\sim600\mu m$ 连续排列的针状碘化铯晶体构成(图 3-15),针柱直径约 $6\mu m$,外表面由重元素铊包裹,以形成可见光波导,防止光漫射。出于防潮需要,闪烁体层生长在薄铝板上,应用时铝板位于 X 线入射方向,同时,还起到光波导反射端面的作用。形成针状晶体的碘化铯可以像光纤一样,把散射光汇集到光电二极管,以提高空间分辨力。碘化铯 X 线吸收系数是 X 线能量的函数,随着 X 线能量的增高,材料的吸收系数逐渐降低,材料厚度增加,吸收系数升高。在诊断 X 线能量范围内,碘化铯材料具有优于其他 X 线荧光体材料的吸收性能。此外,碘化铯晶体具有良好的 X 线／电荷转换特性。

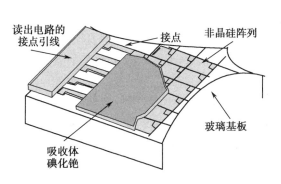

图 3-14　非晶硅平板探测器的结构

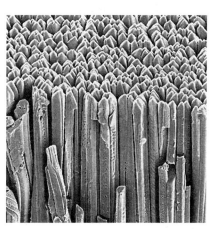

图 3-15　碘化铯闪烁体的针状结构

2. 非晶硅光电二极管阵列　非晶硅光电二极管阵列完成可见光图像向电荷图像转换的过程,同时,实现连续图像的点阵化采样。探测器的阵列结构由间距为 $139\sim200\mu m$ 的非晶硅光电二极管按行列矩阵式排列,若间距为 $143\mu m$ 的 17 英寸 ×17 英寸[①]探测器阵列,则由 3 000 行乘以 3 000 列,共 900 万个像素构成。每个像素元由具有光敏性的非晶硅光电二极管及不能感光的开关二极管、行驱动线和列读出线构成。位于同一行所有像素元的行驱动线相连,位于同一列所有像素元的列与读出线相连,以此构成探测器矩阵的总线系统。每个像素元由负极相连的一个光电二极管和一个开关二极管对构成,通常,将这种结构称作双二极管结构。也有采用光电二极管 - 晶体管对构成探测器像素元的结构形式。

（二）碘化铯的特点

使用碘化铯层和光电二极管的非晶硅平板探测器中,碘化铯层不同于其他闪烁体,其晶体直接生长在基板上,这种生长方式使闪烁体与平板能达到比较理想的结合。碘化铯柱状结构的通道,使吸收的 X 线直接到达探测器表面,比传统的闪烁体明显减少了 X 线的

———————————

① 1 英寸 =2.54 厘米。

伪影。

　　另外,碘化铯能很好地吸收 X 线,并且在数字图像产生之前瞬间产生光学图像,这种方式被称为间接转换。

　　碘化铯 / 非晶硅平板探测器的 X 线探测、图像采集和读出都是相互独立的过程,因此,探测器元素可以独立优化,而不影响整个探测器性能。例如,碘化铯层可以很厚,用来保证最大的 X 线吸收,光电二极管转换可以设计得很薄,来减少暗电流和图像持留时间。

　　(三) 成像原理

　　非晶硅平板探测器成像的基本过程为:

　　1. 位于探测器顶层的碘化铯闪烁晶体将入射的 X 线图像转换为可见光图像。

　　2. 位于碘化铯层下的非晶硅光电二极管阵列将可见光图像转换为电荷图像。每一像素电荷量的变化与入射 X 线的强弱成正比,同时,该阵列还将空间上连续的 X 线图像转换为一定数量的行和列构成的总阵式图像。点阵的密度决定了图像的空间分辨力。

　　3. 在中央时序控制器的统一控制下,居于行方向的行驱动电路与居于列方向的读取电路将电荷信号逐行取出,转换为串行脉冲序列,并量化为数字信号,获取的数字信号经通信接口电路传至图像处理器,从而形成 X 线数字图像。

　　(四) 碘化铯 / 非晶硅平板探测器的分辨力

　　各种探测器的图像质量可以用 DQE 来衡量。DQE 综合了图像分辨力、噪声和对比度的诸种因素。全数字平板乳腺成像的分辨力范围从 50~100μm,但是,全数字平板乳腺成像系统中哪一种是最适宜的像素大小,目前的意见还不一致。

　　如果像素太小,电子噪声会降低图像质量;而如果像素太大,空间分辨力的降低同样也会造成图像质量下降。这表明,乳腺成像必须要选择一个恰当的像素大小。像素大小同时还会影响到图像的存储、传输时间、图像显示和存档。

　　与屏片系统相似,荧光散射会影响图像质量,而且在空间分辨力和辐射敏感度之间有性能折中。当闪烁体制作得较厚时,光传播增加,可导致分辨力降低。由于其针状(或称柱状)结构,CsI(Tl)碘化铯不会产生太多光散射。然而,分辨力和敏感度之间的折衷依然存在。

　　间接转换数字探测器的闪烁体放置比屏片系统的问题更多。对于屏片系统而言,更多的 X 线是在靠近增感屏荧光体层的入射面被吸收,而不是在射出面被吸收。光电二极管 / 晶体管阵列不能透射 X 线,所以,该阵列需放置在闪烁体的射出表面上。与屏片系统相比,这可导致空间分辨力的下降(图 3-16)。

　　乳腺 X 线摄影探测器中 CsI(Tl) 的典型厚度范围为 100~250μm,而且这些间接转换数字探测器显示出具有和屏片系统相似的光传播性能。Fischer Imaging 的 CsI/CCD 探测器和GE 的 CsI/TFT 探测器就是这样的间接转换探测器。

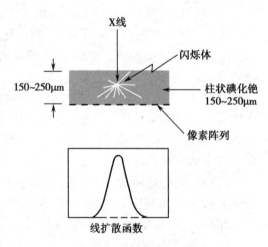

图 3-16　非晶硅平板探测器信号的形成

第四节　数字乳腺 X 线摄影体层合成技术

一、概述

数字乳腺体层合成（digital breast tomosynthesis，DBT），或称全野乳腺 X 线体层合成（full field breast tomosynthesis），是一种 3D 成像技术。通过多角度曝光，获得压迫固定的乳腺在不同角度下的图像，重建成一系列高分辨力的体层图像。重建出来的 X 线体层合成图像，消除了 2D 乳腺 X 线摄影成像中组织重叠和结构噪声的问题。

数字乳腺 X 线体层合成方式在很多方面表现出了令人兴奋的优势，如减少乳腺压迫程度，或提高诊断和筛查准确率、3D 病变定位和对比剂增强 3D 成像的可能。

二、数字乳腺体层合成的成像原理

无论常规屏片系统，还是数字乳腺 X 线摄影，都是一种二维的成像方式。当病变感兴趣区由于其上方和下方有混杂信号时，则难以辨认。这是因为屏片或数字探测器在某位置上探测到的信号，取决于该位置上所有组织的总衰减。

体层合成是一种可以消除组织重叠效应的 3D 成像方法。它是在乳腺保持固定、通过不同角度 X 线曝光来获得图像。在乳腺中不同层面高度的组织（或成像体）在不同角度摄影中显示的位置不同。如图 3-17 所示，当 X 线投射角度为 0° 时，两个目标体（五角星和椭圆）重叠在一起，当采集角度为 ±15° 时，两个目标体的阴影则分别显示在图像两侧。

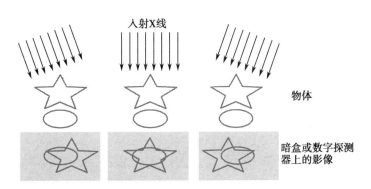

图 3-17　应用体层合成成像方式，在不同角度获得的图像可以将不同位置（高度）的结构分开。而普通乳腺 X 线摄影只能获得中间的乳腺图像

体层合成步骤的最后一步是对数据进行重建，产生可以突出显示的、位于一定高度病变目标的图像，这种增强显示方式是通过彼此相邻两次摄影间适当的角度变化来实现的。

在图 3-18 中左栏的图像通过特别的方式得到叠加、移位，最后突出了五角星病变目标并减少了椭圆形目标的对比度，使椭圆形病变变得模糊不清。右栏的例子也是同样的道理，图像产生不同的重建结果，使用不同摄影数据的移位来增强椭圆目标的显示，并使五角星状

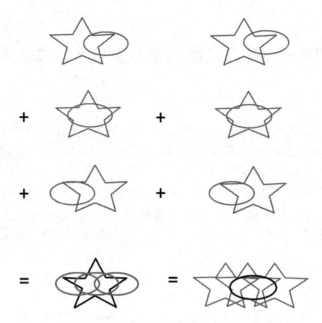

图3-18   通过移位和附加的投影采集方向,三维成像增加了目标的可视程度,使得其他高度的结构产生模糊

病变变得模糊。

在这里,不需要附加的体位进行数据采集,只需一组采集数据经过后处理就能产生一套完整的3D容积图像。

三、数据采集

体层合成的几何学原理如图3-19所示。乳腺按照标准方式进行压迫,保持乳腺固定,X线球管在设定的角度范围内进行旋转,每经过一定的度数就会进行一系列曝光,从而产生系列的数字图像。一般来说,球管旋转 ±15°,在总共10s的扫描时间内,每旋转3°就会进行1次曝光。每一幅图像都是将不同角度下透过乳腺的摄影数据而重建成体层

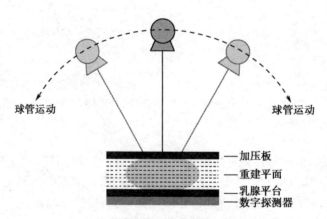

图3-19   体层合成系统采集几何原理图

显示出X线源的运动方向和重建层面的方位。

影像。

虽然体层合成系统具有可以获得任何方位图像的能力,但是,乳腺还是通常被摆放成 MLO 位或 CC 位。

体层合成系统有两种基本的设计方式,它们在采集数据期间探测器的运动方式不同。一种方式是探测器和 X 线球管的运动轨迹一致,乳腺的投影始终维持在探测器上;另一种方式是保持探测器相对乳腺平台固定。这两种方法如图 3-20 所示。

使用固定探测器系统比使用移动探测器系统具有更小的视野。因为,只有在移动探测器是在所有角度下都能保持对整体乳腺组织成像。

在体层合成系统设计里,另一个考虑因素是 X 线源在采集期间的运动方式。X 线球管可以持续或间断曝光的方式运动,如果球管以持续方式旋转,则会使用短 X 线脉冲避免图像模糊;如果使用间断曝光运动方式,机架在每个角度位置上发射 X 线之前,必须完全停止运动,否则,机架的振动就会使图像模糊。在持续运动方式下,扫描速度必须足够慢或者每次 X 线曝光时间足够短,以避免由于焦点运动引起的图像模糊。

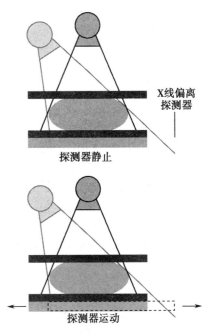

图 3-20 体层合成成像包括两种采集几何装置:固定探测器和运动探测器
固定探测器具有较小的视野。

角度范围和照射过程中的曝光次数是需要进行优化的附加变量参数。总的来说,曝光越多,重建出来的图像伪影越少,而这必须与所设定的总检查剂量相平衡,因为,更多次数的曝光意味着每次单次曝光个体的信号会更小。若单次曝光量十分小,影像接收器噪声会在图像上占优势,从而降低了重建图像的质量。对角度范围来说,较大的角度范围使重建层面的结构分离效果更好;而较小角度范围会将中心更多的结构保持在特定的层面上。分离程度增加可以将两个紧邻的结构分开,但是,这样就使得单个钙化出现在不同层面上,从而削弱了对微钙化群的正确评价。

四、图像重建与显示

体层合成重建过程就是计算平行于乳腺托盘的高分辨图像。一般情况下,这些图像以 1mm 的间隔重建,即 5cm 厚的加压乳腺经体层合成成像后,可产生 50 层重建图像。快速重建时间十分必要,特别是当体层合成作为介入研究的一部分时。因此,将整个后处理时间保持在 30s 内或更短时间是很重要的。

重建的体层合成图像可以像 CT 重建的体层图像一样显示,操作者可以一次观察一个人的图像或以电影方式进行展示。体层合成的初始投影和常规乳腺 X 线摄影是一样的,虽然整体剂量相同或较小,如果想要的话,这些初始图像也可以观察到。系统也可在相同的压迫状态下进行正常的乳腺 X 线摄影,这样体层合成图像和常规乳腺 X 线摄影图像可以完全结合起来,从而可以看到目标病变在两种不同成像方式下的相互关系。

五、临床价值

数字乳腺体层合成摄影的潜在临床利益可归纳为:降低重拍率、减少活检、提高癌症探查率、降低剂量、组织定位、更快的阅读时间、降低压迫力、对比剂增强成像等。

体层合成可以解决很多重叠组织的阅读问题,因而可以减少活检率。通过消除结构噪声,一些在乳腺 X 线摄影 X 线影像上看不到的病理情况将会被辨别出来,从而提高具有不同致密程度乳腺癌的检出率。

体层合成的图像没有组织重叠,可以避免对同一乳腺进行多次曝光,重拍率降低,附加的成像体位也因此减少。综上所述,使用体层合成时,受检者的剂量比使用常规乳腺 X 线摄影要小。

体层合成层面图像中对病变的定位确定了其在乳腺中真实的 3D 坐标。因此,利用体层合成产生的坐标,活检组织取样方法可以很容易实现。

由于体层合成图像显示减少了组织的重叠和结构噪声,故可以更清晰地观察到病变,使阅读图像速度更快,读片更加自信。

在常规乳腺 X 线摄影中,为了减少组织重叠,要对乳腺进行高强度压迫,而在体层合成成像中,则不需要这种高压迫力。只要能将乳腺组织拉离胸壁侧,并保持其不动即可。因此,应用体层合成的压迫疼痛感比常规要小。

有学者对使用静脉内注射碘对比剂的乳腺 X 线摄影进行了研究,他们使用双能量或注射对比剂前后成像,来观察得到增强的隐蔽的癌灶,并区分良恶性肿瘤。虽然,这项研究还处于初始阶段,但是,对比剂增强体层合成图像比 2D 对比剂成像能发现更多的恶性肿瘤,并有可能取代 MRI 钆乳腺成像方式。

第五节　对比增强乳腺 X 线摄影技术

Gd-DTPA 对比剂在 MR 乳腺成像中广泛使用,这一对比剂也可用在乳腺 X 线摄影检查中,来进行对比增强数字乳腺 X 线摄影(contrast enhanced digital mammography,CEDM)检查。注射对比剂后进行摄影,可以显示出乳腺内病变的血流图像,CEDM 可以时间减影模式或双能量减影模式来完成。

时间模式中,先得到蒙片图像,再注射对比剂,得到乳腺增强后的图像,随后蒙片被后面的图像减去,从而正常的解剖结构被去除,只留下含对比剂的图像(图 3-21、图 3-22)。

双能量模式下,注入对比剂后获得两幅图像,一幅高能量,一幅低能量。使用双能量减影,正常的背景结构被去除,剩下含对比剂的图像(图 3-23、图 3-24)。这些减影后的图像可作为时间函数进行评估。CEDM 能帮助乳腺癌检出和监控乳腺癌的治疗。

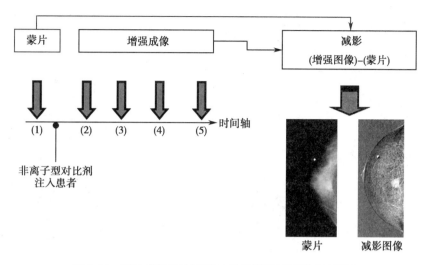

图 3-21　对比增强数字乳腺 X 线摄影的时间模式流程图

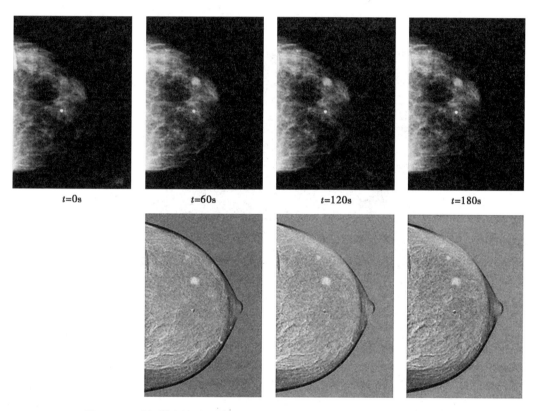

图 3-22　时间模式的对比增强数字乳腺 X 线摄影中不同时相的减影图像

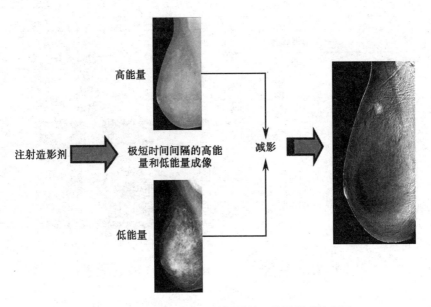

图 3-23   对比增强乳腺 X 线摄影的双能量模式流程图

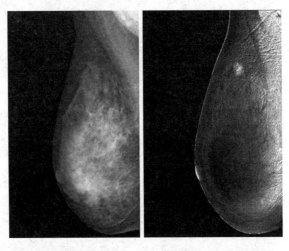

图 3-24   双能量模式的对比增强乳腺 X 线摄影中普通
低能图像和减影图像

第六节   数字乳腺 X 线摄影三维穿刺技术

通过乳腺常规摄影 CC 位和 MLO 位,简单计算出病灶的相对位置,明确穿刺类型,选择相应的穿刺针。对乳腺进行局部压迫后,对病灶部位首先进行 0°(射线束垂直于探测器)摄影,在所得图像中明确 X、Y 的位置(图 3-26)。再对该病灶进行 ±15° 摄影(图 3-25),在 ±15° 相位上确定要穿刺的同一个点的位置,测量穿刺点在两幅图像中的间距,计算出穿刺点深度(图 3-27)。根据以上结果调整 X、Y、Z 后,将穿刺针置入即可。操作结束后,对穿刺点进行适当包扎。

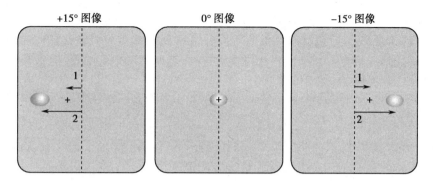

图 3-25　不同球管倾斜角度摄影时,乳房中越靠近头侧的病灶移位越明显

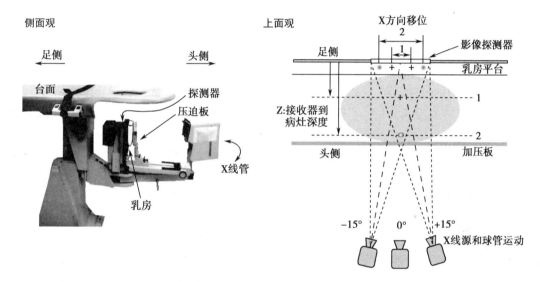

1 和 2 分别为不同深度的病灶在 X 方向上的移位。

图 3-26　三维穿刺装置侧面观和成像示意图的上面观

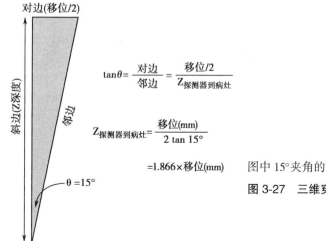

$$\tan\theta = \frac{对边}{邻边} = \frac{移位/2}{Z_{探测器到病灶}}$$

$$Z_{探测器到病灶} = \frac{移位(mm)}{2\tan 15°}$$

$$= 1.866 \times 移位(mm)$$

图中 15° 夹角的顶点为病灶的位置。

图 3-27　三维穿刺中病灶深度计算方法

在三维穿刺操作中,注意在 ±15° 相上选择的穿刺点必须为同一点。

三维穿刺的手术适应证为:临床没有明确肿块,X 线影像上可疑钙化灶或局部腺体结构扭曲、微小病灶临床触及不到高度恶性可疑等;受检者基本考虑乳腺癌,但是受检者体质不允许手术治疗,明确诊断以备化疗。

随着数字乳腺 X 线摄影技术的进展,越来越多具有穿刺功能的设备应用于临床。数字平板的乳腺穿刺操作与其他产品的区别是,明显缩短穿刺时间,减少受检者的痛苦;与 CCD 乳腺 X 线摄影设备相比,具有更大的可穿刺区域;数字穿刺的图像更加清晰,病灶选择更加容易,兼容的设备更多,使乳腺穿刺操作更加方便快捷,受检者的痛苦更小。

第七节　数字乳腺 X 线摄影新技术

一、量子计数乳腺 X 线摄影技术

量子计数技术(photon counting technology,PCT),又称光子计数,是近年应用太空射线探测技术于乳腺 X 线摄影的一项革命性技术。其核心原理在于,不同于普通 DR 探测器,量子计数探测器呈阵列排列,当 X 线光子通过探测器时,能诱发电脉冲,这些脉冲被逐一计数并以数字形式输入直接成像。换言之,探测器能够对每一个量子进行计数成像,没有信号转换过程,因而降低了信号在传输过程中的损耗,且通过计数方式检测信号,避免了电子噪声对信号的干扰,因此,可以很好地检出低剂量 X 线光子,大幅提高 X 线利用率,和普通 DR 相比,在保持相同高质量情况下,可降低 1 倍以上的 X 线辐射剂量。

(一) 探测器

1. 材料　与传统 DR 机的非晶硒平板探测器不同,量子计数技术的探测器材料为晶体硅。晶体硅具有非常好的稳定性,耐温范围大(−10℃~50℃);晶体硅的像素尺寸极小(50um),像素量达 2 500 万像素,空间分辨率达 10LP/mm,密度分辨率可达 15bit(32 768 灰阶)。

2. 结构　量子计数晶体硅探测器结构呈模块化、类 CT 的阵列式排列,与球管共轴对应,如图 3-28~ 图 3-30 所示。

3. 工作原理　当 X 线光子(量子)通过探测器晶体硅时,探测器产生电脉冲,每一个 X 线光子的电脉冲被逐一计数,并以数字信号形式输入计算系统直接转换成图像。探测器的每一条模块获得一幅图像,多条模块(通常为 21 条)获得对应数量的多幅图像,经后处理重建成最终图像,如图 3-29。

脉冲数量及其能量的采集则由专用集成电路来完成。探测器阵列所有模块中各像素点均有专用集成电路并行工作,采集脉冲并生成一个信号只需要几百纳秒的时间,因此,各阵列通道中读取脉冲计数的频率高达 2MHz,只需要几秒钟即可完成图像信息的统计采集。

同时,集成电路拥有 15bit 的动态范围,因而可以快速完成每一像素点的脉冲数及其能量的采集,并进行图像重建及预览显示等。

在每个像素点的量子脉冲数及能量值的采集过程中,没有量子能量积累的过程,因此,所需要的入射剂量更低,信号采集速度更快,也不会有电子信号残留导致的伪影存在,这是非晶硅、非晶硒平板探测器不可避免的问题。

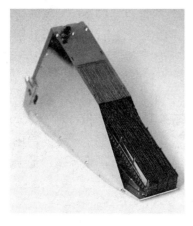

图 3-28 量子计数晶体硅探测器

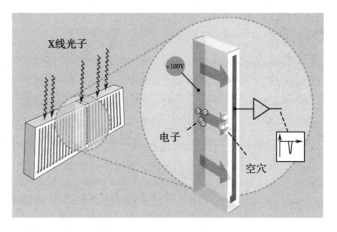

图 3-29 量子计数探测器结构图

(二) 球管

1. 阳极 钨靶阳极。传统平片乳腺 X 线摄影系统采用钼靶或铑靶,进行低千伏软射线摄影产生标识射线为主,能够获得较好的软组织对比影像。量子计数技术摄影系统阳极靶面为钨靶,管电压较高,以产生韧致射线为主,X 线能量较高,能较好地穿透组织,较多的 X 线光子到达探测器,同时,滞留在组织内的 X 线量较少,也即组织吸收剂量少。相反,钼靶和铑靶的低能量 X 线穿透力较弱,组织吸收剂量较多,低能量 X 线对组织的辐射损害是高能量X 线的 4 倍左右。

2. 焦点 量子计数技术乳腺机采用常规尺寸(0.3mm) 的单焦点,无需小焦点(0.1mm)。原因在于:一是小焦点在放大摄影时才会用到,常规摄影都使用 0.3mm 焦点;二是量子计数技术晶体硅探测器的像素小,比一般系统放大 1.8 倍的像素还小。所以,不需要进行放大摄影,而是直接显示就可以精细观察。

3. 滤过装置 传统 X 线系统采用滤过板滤除不需要的原发射线,量子计数技术系统不需要滤除

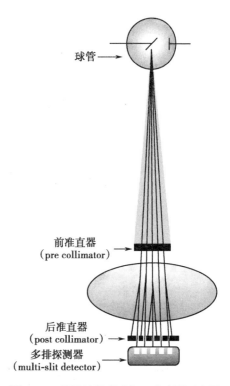

球管

前准直器
(pre collimator)

后准直器
(post collimator)
多排探测器
(multi-slit detector)

图 3-30 量子计数乳腺机双准直器示意图

原发射线,而是充分利用所有高能和低能的 X 线量子进行计数成像,实现高、低能量的量子探测,高效利用 X 线量,从而大大降低照射剂量,实现微剂量成像。

(三) 准直器

量子计数技术乳腺机具有前后双准直器,可以吸收 95% 以上的散射线。传统 DR 系统采用滤线栅吸收散射线的同时,也减少了部分有用射线。量子计数技术乳腺机不使用滤线栅,而是采用类似 CT 的准直系统来吸收散射线,而且采用双准直器(图 3-30),在摄影过程

中,准直系统与探测器、球管同步旋转,扇形射线束、前准直器、后准直器以及探测器轨迹均以连续运动的方式构成与球管焦点共轴的弧形。其中,前准直器确保只有朝向探测器、平行前准直器缝隙的有效射线通过,形成若干束等距射线入射被照体乳腺,穿出乳腺组织后,散射线与后准直器成角而被阻挡、吸收,而与后准直器缝隙平行的有用射线则通过后准直器,最后被探测器接收而完成信号采集。如此,系统能够以类似 CT 的扫描方式获取多次重复成像,有利于解决 X 射线使用效率低下、容易出现像素缺失等问题。该结构不仅有利于降低散射线辐射和噪声,同时,还使得扫描过程中 X 射线间断投射于乳腺组织,整个系统的剂量呈脉冲式发生。相较于其他乳腺 X 线摄影系统的连续剂量发生方式,实际产生辐射剂量会大幅降低。

(四)降噪系统

采用集成电路用于采集 X 线量子脉冲数及其能量,以达到降噪作用。如图 3-31 所示,通过设定阈值,可以明确区分出系统噪声与量子能量,从而使集成电路的计数器所输出的电子信号不包含系统噪声。

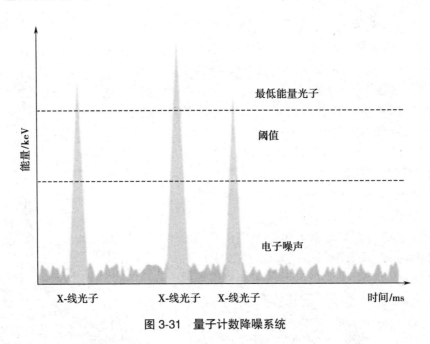

图 3-31   量子计数降噪系统

(五)成像原理

量子计数技术乳腺机采用晶体硅探测器呈类 CT 的阵列式排列,在摄影过程中,准直系统与探测器、球管同步旋转,扇形射线束、前准直器、后准直器以及探测器轨迹均以连续运动的方式构成与球管焦点共轴的弧形,由于前后准直器的作用,使 X 线光子呈脉冲式到达探测器,探测器逐一计数光子脉冲数和能量,并以数字形式输入计算系统,直接生成图像。

(六)优势

1. 利用量子计数技术,直接采集 X 线量子并以数字形式直接成像,没有信号转换环节,减少了 X 线的损耗,大大提高 X 线利用率。

2. 采用电脉冲方式采集 X 线,通过阈值对脉冲能量的高低加以区分,最终形成含有物质信息的能量图像,可提供精确的定性诊断信息。

穿透被照乳腺后的 X 射线,具有不同的能量,量子计数通过分析不同能级射线的脉冲高度实现能量区分,从而进行物质鉴别,对鉴别出脂肪、腺体、血管、乳导管、钙化等不同成分组织结构具有极高的灵敏性。通过阈值的设置,可明确区分出有效量子和噪声,从而轻易滤除系统自身噪声,提高图像质量。

3. 探测器呈类 CT 的阵列式排列,可以避免重影的发生。

4. 探测器中的多模块阵列单元均并行采集信息,一次扫描即可获得与模块数量对应幅数的影像,例如,有 21 条模块,即可获得 21 幅图像,经后处理软件重建成最终图像。多幅图像的重建可以避免个别像素点损坏(这是平板探测器常见的问题),造成的图像信息丢失的常见问题,确保最终呈现影像的每一个像素信息 100% 无损,即像素的有效性达到 100%,排除了像素坏点和图像数据丢失的可能,使坏点和微钙化可能被掩盖的现象不可能出现。

5. 探测器采用晶体硅,其材质稳定性好,寿命长,耐温范围大,在 –10℃~50℃ 的环境均可获得质量稳定的图像。晶体硅像素尺寸小、像素量大、空间分辨率和密度分辨率均较高,并且拥有高量子转换效率,有效降低 X 线使用剂量,实现微剂量摄影。晶体硅的 X 线吸收效率比非晶硅、非晶硒都高,可以使像素尺寸更小,分辨力更高,像素尺寸可达 $50\mu m$,即空间分辨力可达 10LP/mm。

6. 采用钨靶阳极,产生的 X 线以轫致射线为主,能量较高,可较好地穿透组织,因此,滞留在乳腺组织内的 X 线量较少。同时,轫致射线大大增加透过的量子数目,可以减少 X 线使用剂量,进一步减少组织吸收剂量。

二、乳腺专用 CT

锥形束乳腺 CT(cone-beam breast CT,CBBCT)是一种基于锥形束 X 线和平板 X 线探测器的乳腺专用 CT 成像技术。该技术将三维 CT 技术应用于乳腺影像领域,以更具针对性设计和三维影像显示,为乳腺疾病的诊断提供一种全新的成像方式。

(一)成像原理

CT 影像中的 X 线束外形有平行线束、扇形束、锥形束 3 种主要形态。平行线束为 1970 年第一代 CT 机所使用,在医学影像领域已基本被淘汰。扇形 X 线束见于常规单排及多排 CT 系统,现在依然广泛应用。锥形 X 线束是 21 世纪初发展起来用于器官整体三维成像的新兴 CT 成像技术,以锥形 X 线束扫描器官整体,可以实现扫描速度快、整体辐射剂量低、伪影较少等优势;同时,锥形 X 线束产生的 CT 影像在空间各个坐标方向上能够实现相同的分辨率,具有各向同性的特点。

21 世纪初期,首个牙科锥形束 CT 系统得到美国 FDA 批准上市。随后,锥形束 CT 技术在骨骼成像、心脑血管成像等多个领域得到应用并取得显著成就。乳房的结构特点使其成为锥形束 CT 技术适宜应用对象,乳房自然下垂时从胸壁自乳头形成一个独立于体外的悬垂个体,其形状可近似为半椭球体,周边空间可允许锥形 X 线束仅对乳房进行扫描而对身体的其他部位不带来辐射影响。锥形束乳腺 CT 系统是将锥形束 CT 技术专门应用于乳腺的三维成像技术,其成像几何关系示意图见图 3-32。

锥形束乳腺 CT 采用半锥形 X 线束,每次扫描时,X 线发射器的锥形束 X 射线穿透整个乳房后,形成乳房平面投影图,平面投影图被发射器对侧的平板探测器接收并保存到存储器。整个扫描过程中,发射器和探测器同步围绕乳房进行 360° 旋转,发射器以脉冲投照方式进行 300 次投照,探测器接收到 300 幅不同角度的乳房投影图序列。计算机利用 300 幅投影图序列进行三维重建处理,从而获得乳房全三维 CT 影像。

通过完善的系统设计,锥形束乳腺 CT 可以实现对乳房的快速、低剂量三维 CT 成像并且对除乳房外的其他器官不产生辐射,同时,消除其他乳腺成像方式在成像过程和影像特点中的诸多缺陷。

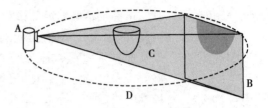

A. 锥形束 X 线发生器;B. 平板 X 射线探测器;C. 待扫描乳房;D. 射线发生器和探测器的旋转轨迹。

图 3-32　锥形束乳腺 CT 成像几何关系示意图

(二) 构件

锥形束乳腺 CT 系统由扫描系统、电源控制器和操作台三大部分组成。如图 3-33。

扫描系统包括检查床和扫描架,用于承载受检者进行影像采集。电源控制器包括变压器、电源控制电路和逻辑控制器等,用于保持系统安全稳定运行,并传递输入与输出信号。操作台包括控制器和高性能计算机,其作用是发送控制指令、接受反馈信号、控制扫描系统进行图像采集,以及对图像进行后期处理。一种商品化的锥形束乳腺 CT 的 X 线能量和球管脉冲曝光时长分别固定为 49kVp 和 8ms,球管电流大小可在 12~200mA 之间,根据扫描需求用软件进行自动调整。

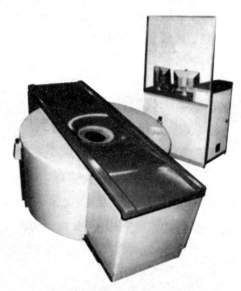

图 3-33　锥形束乳腺 CT 系统构件扫描床和操作台

1. 扫描系统　主要由检查床和扫描架组成。检查床采用人体工学设计,中部微凹并设有一个开口,使受检者可以在俯卧姿态下将待扫描侧乳房自然垂入扫描区域。俯卧扫描使对乳房的锥形束 CT 扫描成为可能,微凹的开口部分增加了对乳房后部胸壁部位的组织覆盖范围,同时,在图像采集过程中无须挤压乳房,提高受检者的舒适感。扫描架位于检查床下方,锥形束 X 射线发生器和平板 X 射线探测器围绕旋转中心对向安装在扫描架上。扫描架的旋转中心即扫描系统整体的扫描中心。扫描过程中,扫描架在水平面内围绕扫描中心旋转,X 射线发射器以脉冲方式发射锥形束 X 射线,射线覆盖整个垂入扫描区域的乳房,穿过乳房组织后,被对侧的平板探测器接收,生成投影图序列,投影图序列通过高速信号传输通道送到控制台计算机中处理(图 3-34)。整个扫描时间只需 10s,扫描结束后,控制台计算机进行三维重建处理,获得该扫描侧乳房的三维 CT 影像。

2. 电源控制器　包括变压器、逻辑控制器和控制电路,主要负责向 X 射线发生器供电,传递控制指令等。

3. 控制台　由控制器和计算机构成,主要作用是控制系统扫描曝光,收集存储数据,并进行图像处理。

4. 受检者体位　受检者俯卧在检查床上,乳房自然下垂,无须任何挤压。

（三）影像特点

1. 定位图　正式扫描前,锥形束乳腺 CT 对乳房进行 0 和 90° 两次极低剂量的定位投照,获取这两个角度的定位影像,目的是观察乳房是否位于扫描区域正中,以及是否有异物进入扫描区域,最主要的目的是,获取乳房对射线的衰减信息,对扫描电流进行优化调整。

2. 投影图序列　定位投照后,系统将按测算的最优扫描电流进行扫描,扫描时

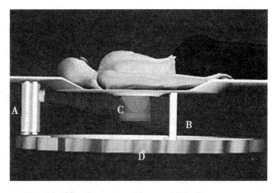

A. 锥形束 X 射线发生器;B. 平板探测器;C. 垂入扫描区域的乳房;D. 扫描架。

图 3-34　锥形束乳腺 CT 扫描系统工作示意图

球管及探测器围绕乳房进行 360° 水平旋转,采集 300 幅角度平均分布的乳房投影图像。这些投影图像是进行后续三维重建的影像基础。

3. 重建影像序列　控制台软件对投影图序列进行三维重建,重建后的影像被组织成一系列由乳头至胸壁的断层影像文件,以 DICOM 格式保存为影像序列。根据乳房大小不同,断层影像数量从 100 幅到 600 幅不等。这些断层影像在影像服务器中被叠加组合到一起形成三维影像(图 3-35)。

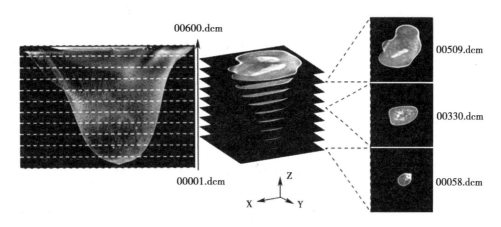

图 3-35　锥形束乳腺 CT 三维影像的组织结构

锥形束乳腺 CT 影像各向同性的特点,可以在任何角度下进行断层剖面显示,而不造成结构变形或丢失影像信息,同时,影像的三维成像也准确反映了乳房内部的空间组织分布状况(图 3-36)。

（四）影像显示

锥形束乳腺 CT 影像可以在三维影像工作站中进行多视角、多层面以及三维成像方式显示。锥形束乳腺 CT 有效消除了组织重叠,配合显示和测量工具可以更好地对病灶进行空间定位和准确测量,显示病灶的真实形态特征。

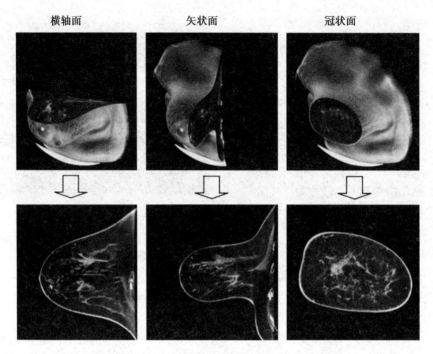

图 3-36　锥形束乳腺 CT 三维影像常用的轴、矢、冠位 3 个剖面示意图

1. 多视角显示　可以任意视角显示乳腺剖面影像,常用的显示视角包括横断面、矢状面、冠状面 3 个剖面视角以及全三维显示。在剖面视角下,可对图像进行逐层显示,并通过放大、调整显示窗宽/窗位等工具以找寻可疑区域。当在某一视角发现可疑区域时,使用定位工具点击该视角中的可疑区域,其他视角会自动定位到该区域位置,方便从其他角度观察该区域,以进一步确定特征。

2. 多层厚显示　剖面视图可以对显示层厚进行调整,以在同一视图中叠加多个层面的信息,增强直观视觉感受。在原始层厚的基础上,可任意选择显示层厚,让足够的信息叠加显示在一个视图中。随着显示层厚增加,更多来自邻近层面的信息被叠加到同一视图内。可根据诊断需求和使用习惯,选取合适的显示层厚帮助判断。

图 3-37 展示了在一个具有微钙化簇病灶的乳房中,不同显示层厚带来的视觉差异。可以看到,当使用最大强度投影模式(maximum Intensity projection,MIP)时,随着显示层厚的增加,临近层面的微钙化也被投影到同一层面,增强了对微钙化簇的观察效果。

3. 三维显示　三维显示则可观察乳房的整体形态、血管的空间分布,以及直观的确认可疑区域在三维空间中的位置。经过定位的可疑区域位置同样可在三维显示图中显示,同时,三维显示图可以拖动进行旋转、放大等操作,具有充分的自由度进行全方位观察。三维显示图不仅提供了一个全新的视角,在手术计划、病情展示、病灶空间形态和分布方面都提供了更为直观的显示方式(图 3-38)。

(五) 前景

锥形束乳腺 CT 已先后获得了欧盟 Cemark 许可、加拿大卫生部许可、美国 FDA 市场准入许可和中国国家药监局的注册许可。对锥形束乳腺 CT 的研究和规范化诊断将是未来乳腺影像领域的一个重要方向。

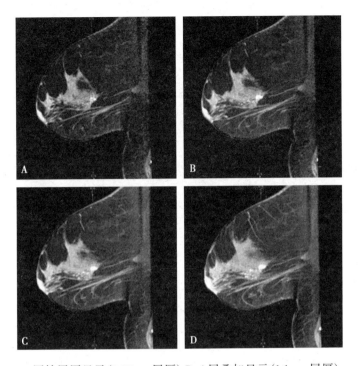

A. 原始层厚显示(0.27mm 层厚);B. 4 层叠加显示(1.1mm 层厚);
C. 10 层叠加显示(2.7mm 层厚);D. 20 层叠加显示(5.5mm 层厚)。

图 3-37 矢状位视角下,使用 MIP 不同显示层厚的视觉差异

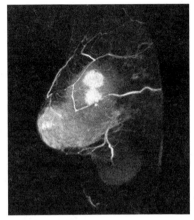

图 3-38 双病灶乳房的全三维显示
通过三维图可直观分析病灶血管分布、病灶浸润范围、空间位置等情况。

(李文美 陈 晶)

第四章　数字乳腺 X 线影像的显示

第一节　乳腺 X 线摄影影像硬拷贝的要求

一、照片的密度

（一）人眼的分辨能力

人眼中负责灵敏度（视锥细胞）的区域有一个约 $20cd/m^2$ 的阈值，在此水平上，人眼反应增高，最大灵敏度和对比分辨率在 $100~300cd/m^2$ 宽度之间。

（二）密度

当照片置于观察器上时，可以看到一幅黑白相间的影像，人们把这种黑化程度称为照片影像的密度或黑化度。照片中的黑化程度指的是光学密度。

（三）数字乳腺 X 线影像照片密度

当数字乳腺 X 线影像硬拷贝照片置于专用观片灯灯箱上时，可以看到一幅黑白相间的数字乳腺 X 线图像，其中腺体密度应不低于 1.0、参考观片灯箱亮度最高可达 1.4~2.0；皮下组织脂肪密度应不低于 1.2，参考观片灯箱亮度最高可达 1.5~2.0。照片平均密度在 1.3~1.8 之间，高密度部分可用强光灯观察。

灯箱亮度 $3\,000cd/m^2$ 时：照片平均密度 1.3，透过照片的亮度是 $150.35cd/m^2$；照片平均密度 1.8，透过照片的亮度是 $47.61cd/m^2$（需强光灯观察）。

灯箱亮度 $3\,500cd/m^2$ 时：照片平均密度 1.3，透过照片的亮度是 $175.41cd/m^2$。照片平均密度 1.8，透过照片的亮度是 $55.55cd/m^2$（需强光灯观察）。

二、照片的对比度

对比度

人眼视觉对比随着亮度数值改变而发生变化，视觉对比度曲线是指人眼对病变探测能力与光学密度的关系。人的视觉系统有一定局限，特别是在密度较高的情况下，视觉对比度的分辨力随密度的增加而降低（图 4-1）。

对比度是影像、物体或信号中的不同区域呈现出的差别。数字乳腺 X 线影像照片对比

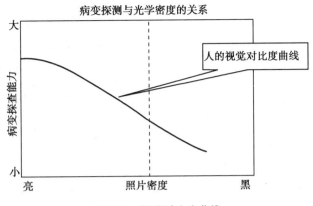

图 4-1 视觉对比度曲线

度为照片上相邻区域间光学密度的差异,体现了射线衰减差异形成的数字信号集合、数学运算后的数字图像不同区域的数字信号差、硬拷贝成像介质上数/模转换后照片图像不同区域的密度差异。

除了皮下组织和微钙化,数字图像的硬拷贝照片全部具有诊断价值的细节在照片图像上的密度应介于 0.6~2.2 之间。

三、阅读环境及要求

(一)观片灯亮度

透过乳腺照片的亮度不应低于 $100cd/m^2$,理想状态是 $300cd/m^2$。欧洲要求观片灯亮度变化在 $3\,000$~$6\,000cd/m^2$,我国的行业要求观察乳腺摄影照片的观片灯亮度大于 $3\,000cd/m^2$,国产观片灯通常亮度均匀合规,最大亮度 $3\,500cd/m^2$。

观察乳腺摄影照片较为理想的观片灯亮度大于 $3\,000cd/m^2$,且亮度可调,具有遮幅功能,另配强光灯,以观察高密度区域的影像。

(二)环境光线

观察乳腺摄影照片时,照片表面应无直射光,观片的环境照度小于 50lux。

(三)遮挡

在阅读乳腺摄影照片时,无照片区域的良好遮挡非常重要,尤其对于高亮度观片灯和高密度乳腺摄影照片,良好的遮挡有利于人眼对亮度调节能力的保护。

第二节　图像硬拷贝打印技术

一、硬拷贝打印机

数字影像信息经激光相机打印到相应的激光胶片上,经显影、定影和水洗加工或物理热显影后成像。

激光打印机(laser printer),又称激光相机,是应用广泛的数字影像输出设备。激光胶片则是与之配套的影像输出载体(图 4-2)。

激光打印机分为湿式激光打印和干式激光打印,干式激光打印方式已经取代湿式打印机。

(一) 医用打印机发展史

1. 多幅照相机时代　多幅相机主要是通过阴极显像管(CRT)对单药膜胶片曝光,再经化学处理成像,多幅相机成像属于模拟影像。

2. 湿式激光打印时代　激光成像技术直接使用数字影像设备输出的数字图像,按对应的每一幅图像的单个像素点进行控制,照射专用激光胶片,数字图像信息在胶片上形成精准潜影。激光相机像素点阵数目可等于或大于原图像的矩阵点阵数,即其成像点可等于或小于原始图像像素点。

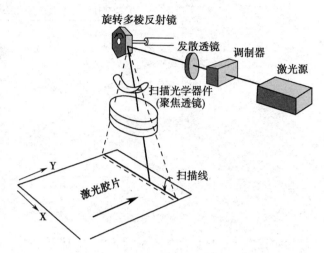

图 4-2　激光打印机的工作原理示意图

载有潜影图像信息的激光胶片,经传输通道进入冲印区化学处理后,完成数字图像的照片成像。

3. 干式相机打印时代　将数字图像信息潜影的专用胶片传输到加热区,经物理热处理后完成数字图像的照片成像。

(二) 打印机性能参数

1. 打印速度　每小时可打印 14 英寸①×17 英寸胶片的数量。

2. 首次打印时间　待机状态下,接收数字图像打印 14 英寸 ×17 英寸胶片图像指令开始,至 14 英寸 ×17 英寸胶片图像完全输出的时间。

3. 打印像素直径　打印输出图像的单像素几何尺寸,代表图像打印精度,单位用微米(μm)。打印的像素直径越小,打印的图像精度越高。

4. 打印分辨力　打印机在每英寸长度范围内能打印的点阵数,即每英寸长度范围内的像素个数,用 DPI(dots per inch) 表示,是衡量打印机打印质量的重要指标。DPI 值越大,可打印图像精度越细,打印图像质量越高。

5. 打印灰阶　指单个像素在黑白影像上色调深浅的等级,代表了输出图像像素点由最暗到最亮之间不同亮度的层次级别,单位用 bit 表示。以 8bit 为例,能表现出 2^8=256 个亮度层次,称为 256 灰阶。bit 越大,层次越多,图像越细腻。

(三) 医学干式热成像打印机的分类

医学干式热成像打印机分为激光热成像打印机和直热式热敏成像打印机两种类型。

(四) 数字乳腺 X 线摄影图像打印机要求

数字乳腺 X 线摄影图像打印机,应具备专用数字乳腺 X 线摄影图像打印功能,具有选择数字乳腺 X 线摄影图像打印的程序或功能。同时,可以设定数字乳腺 X 线摄影图像打印最高密度,可以打印专用的测试图像,图像质量达到合格水平。

---

① 1cm=0.39 英寸。

二、激光热成像

激光热成像相机主要由数据传输系统、激光光源、激光功率调制及扫描/曝光系统、胶片传输系统、加热显影系统以及整机控制系统等部件构成。

1. 数据传输系部分 是将来源数字图像设备或网络的数字图像数据传入激光热成像相机,存入内部存储器及从存储器传输调用图像数据的通道。

2. 控制部分 负责系统各部分状态的统筹控制,包括激光器的开启和关闭、激光功率调制系统和扫描光学系统中的电机或振镜调节和控制,以及胶片传送系统的运行等。

3. 激光功率调制部分 主要为激光发生器,分为直接调制和间接调制两种。直接调制是直接控制半导体激光器的光功率;间接调制是半导体激光器以一个稳定的功率输出激光,然后在激光光路上加上调制器,如声光调制器等,以此来改变激光的光功率。胶片上某一点显影后的密度值与激光照射在该点的光功率值成正比,光功率越大,密度越高;而激光的光功率值又由打印的数字图像的灰度值决定。

4. 胶片传送系统 包括送片盒、收片盒、辊轴、高精度电机、动力传输部件等。其功能是将需要曝光的胶片从供片盒取出,送至曝光位置,使胶片正确曝光。每扫描曝光一行后,胶片在传输系统的带动下精确向前移动一个像素值的距离,然后开始下一行的扫描,直到完成整个胶片的"幅式扫描曝光",最后胶片进入加热区显影,并送到收片盒。

三、直热式热敏成像

直热式热敏成像打印机主要五部分组成:开关电源系统、数据传输系统、胶片传送系统、热敏加热显影系统以及整机控制系统。

1. 开关电源系统 为数字胶片打印机各工作单元提供匹配的电源供应。

2. 数据传输系统 将来源于数字图像设备或网络的数字图像数据传入直热式热敏成像相机,存入内部存储器及从存储器传输调用图像数据的通道。

3. 胶片传送系统 包括送片盒、收片盒、辊轴、高精度电机、动力传输部件等。其功能是将需要曝光的胶片从供片盒取出,经传动装置输送到热敏头,再把已加工的胶片送到出片口。

4. 控制系统 负责系统各部件状态的统筹控制,主要包括热敏头的开启或关闭,热敏电阻的功率调制和高精度电机控制,以及胶片传送系统的运行等。

5. 热敏加热显影系统 热敏头由放热部分、控制电路部分和散热片组成,构成使胶片显影的热敏加热的物理部分。放热部分是一个由玻璃制成的半圆形锥体的凸起部分,在 11.8l/mm 的直线上配置了 3 072 个放热电阻和电极,通过放热电阻进行放热,以获得图像(图4-3)。在控制电路部分有控制数字图像数据转换成放热图像灰阶的 IC 元件。放热部分整体由一片散热片负责冷却,以防止温度过高。

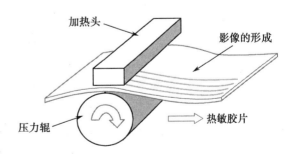

图 4-3 直热式热敏成像过程示意图

四、干式热成像胶片

(一)激光热成像胶片

1. 激光热成像胶片的构成

激光热成像技术最早发明于 1964 年,成功应用于医疗影像是在 1996 年,KODAK 公司正式推出 DryView8700 成像系统之后,激光热成像技术获得发展,成为当时医疗数字影像输出的最优选择。

激光热成像技术的成像原理可从激光热成像技术胶片的组成及激光热成像技术成像过程两方面理解。

激光热成像技术胶片(DVB 胶片)构成如图 4-4。

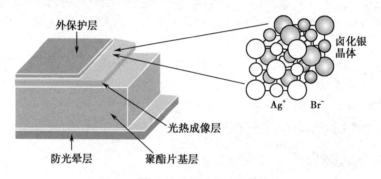

图 4-4　激光热成像技术胶片的结构

(1)基层:是 0.18mm 厚的蓝色(无色)透明聚酯片基,上面涂有"光敏热成像层",在成像层上面涂有保护层,在片基的另一面涂有防光晕层。

(2)光敏成像层:由卤化银(如溴化银)晶体、银源(如山嵛酸银)、显影剂(如对苯二酚)、稳定剂(如邻苯二甲酸,多溴化物)、调色剂(如肽嗪+邻苯二甲酸)等化学成分分散在高分子粘接剂(如聚乙二醇缩丁醛)中的涂层。

卤化银晶体曝光(810nm 激光曝光)后生成潜影;热敏性银源(山嵛酸银)在加热及潜影银的催化下,还原成金属银沉积在潜影上,还原银的多少与潜影的大小(曝光多少)成正比。稳定剂保证了影像的稳定性;调色剂使显影银影像能获得黑色的色调;粘接剂(如聚乙二醇缩丁醛)的作用是将各种化学成分均匀分散并粘结于片基表面,形成成像层。

(3)保护层:由高分子粘接剂及毛面剂组成,其作用是保护成像层,防止伪影生成。

(4)背层:背层是一个很薄的涂层,由防静电剂、防光晕剂及毛面剂分散在高分子聚合物中组成。其作用是防止静电及曝光光晕对影像的不良影响。

2. 激光热成像技术胶片成像层各组分的功能

(1)卤化银:成像层中的光敏成分与传统胶片相似,都是卤化银晶体。卤化银经激光曝光形成潜影(图 4-5)。但是,激光热成像技术胶片中的卤化银的作用及其用量与传统 X 线胶片有很大差别。

传统胶片中,卤化银既是光敏主体,又是显影时提供银离子还原成银原子的"仓库"。

激光热成像技术胶片中,卤化银只是感光主体,但不是热显影时提供银离子的"仓库"。

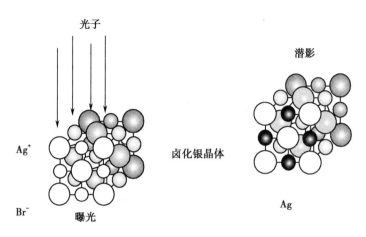

图 4-5　卤化银经激光曝光形成潜影

　　所以,激光热成像技术胶片中的卤化银(无机银)含量很少,大约只有常规胶片的10%,这里,卤化银只负责形成潜影,而显影时的"银源"来自于大量的羧酸银盐(机银)。

　　(2)银源:成像层中除了卤化银外,最重要的物质是被称为"银源"的有机羧酸银,使用最广的是无色山嵛酸银[$AgO_2C_{22}H_{43}$](一种二聚体的羧酸银),是一种热敏性物质,在热敏成像材料中起作重要作用。形成黑色影像的金属银主要来自这种化合物。

　　热敏性银源(山嵛酸银)在加热(120°C 左右,15s)及潜影银的催化条件下,还原成金属银沉积在潜影上,还原银的多少与潜影的大小(曝光多少)成正比,从而形成银影像。

　　(3)显影还原剂:激光热成像技术胶片中所使用的显影还原剂需满足下列条件:①常温下不能还原银盐的弱还原剂;②常温下为固体,熔点适合特定的显影温度;③显影时,能有效阻止由羧酸银盐分解产生的自由基,并具有良好的扩散性。

　　经过大量的试验筛选,符合上述条件最适合的显影还原剂是带有立体位阻基的双酚类化合物。例如,带有叔丁基取代基的双酚衍生物,具有较高的反应活性。

　　(4)调色剂:调色剂对激光热成像技术成像体系来说是很重要的化合物,其作用是为了得到适当的金属银结构,以获得可接受的黑色调影像。羧酸银作为银源的成像系统,生成的是金黄色或棕色的影像色调,但是,在黑白成像系统中,特别是那些有严格影像质量要求的医用 X 线胶片,只有真正黑色或蓝黑色的影像才能被接受。历来改进色调的主要途径,是在配方中加入能增强色调的化合物。

　　通过调色剂的修饰作用来改变最终的银影像色调,是控制影像颜色的主要途径。但是,还有另一种改善影像色调的途径,那就是改变羧酸银本身的纯度和结构,也是改善影像色调的重要方面。

　　在激光热成像技术胶片中最好的调色剂是酞嗪和邻苯二甲酸这一对化合物。这一对调色剂能非常有效地还原适量的金属银结构,形成对应的黑色。除此之外,调色剂在银离子迁移成像过程中扮演着重要角色。到目前为止,各类调色剂化合物与银的反应仍停留在研究范畴。尽管不十分清楚,但已有几种方式来表述调色剂 PHZ 和 H_2PA 与有机银离子有很强反应性。已发现,当调色剂肽嗪 PHZ 与另一个重要的调色剂邻苯二甲酸 H_2PA 一起应用时,则与羧酸银生成另一络合物[$Ag_2(PHZ)_2(PA)\cdot H_2O$],这种络合物很容易与温和的还原剂反应生成黑色的 Ag°。但是,要更详细地说明这些络合物在激光热成像技术系统整个热显影反应中起什么样的作用,还是当前激光热成像技术原理研究的重点之一。

(5) 防灰雾剂与稳定剂:常规卤化银感光材料在显影加工后,有定影过程,以除去多余的卤化银。而激光热成像技术胶片在干式热显影加工后,没有定影过程,感光层中的全部组分仍然存留在胶片中,其中的卤化银、有机酸银及还原剂在热显影之后仍保留一定的活性。在一定条件下,这些组分还会相互作用,生成金属银,造成非影像背景区灰雾密度的增长。为此,在激光热成像技术材料中必须加入相应的稳定剂和防灰雾剂,使激光热成像技术胶片在通常应用及贮存条件下有足够的稳定性。

激光热成像技术胶片有三类灰雾:①初始灰雾,指材料刚生产出来时的初始灰雾密度;②自身老化灰雾,指成像之前储存过程中增长的灰雾密度;③加工后的灰雾(影像的稳定性),指加工后存放过程中影像或背景区出现的灰雾密度的变化。

目前主要应用的稳定剂是三溴甲基衍生物,其被认为是显影时的关键组分。这类稳定剂的存在通过将光作用释放的 Br^- 转化为 $AgBr$(来自羧酸银),从而阻碍了显影。

近年的研究发现,多卤有机化合物,特别是多溴有机化合物,大多能与金属银作用,防止 Ag^0 灰雾中心的生成,对防止初始灰雾和自身老化灰雾非常有效。

为了提高显影后影像的稳定性,还可以加入磷酰化合物,如三苯基氧化磷、三(对叔丁基苯基)氧化磷。在热显影加工过程中,其氧化物能与显影还原剂形成氢键络合物,使残留的显影还原剂失去还原活性,从而提高显影后银影像的稳定性。

(6) 黏合剂:一种重要的黏合剂聚乙烯醇缩丁醛 PVB(分子结构如所示)被首先应用于溶剂性激光热成像技术胶片。近年,新一类亲水性黏合剂——水性涂层结构,才变得重要起来。

3. 激光热成像技术胶片的种类与成像过程

(1) 激光热成像技术胶片的种类:激光热成像技术胶片的种类不像湿式激光打印胶片那样复杂,但是,各公司都有自己专用的胶片(表 4-1)。实际上,市场常用的主要是 DVB+、DI-HL、SD-P 几种胶片。

表 4-1　激光热成像(激光热成像技术)胶片的种类

胶片种类	特点
Carestream(KODAK)DVB	2006 年以前的产品,适用于 KODAK 各种干式相机
Carestream(KODAK)DVB+	DVB 的改进产品,适用于 KODAK 各种干式相机;DVB+ 胶片拥有更好的冷蓝色影像色调,以及更好的影像视觉对比度
Carestream(KODAK)DVC	透明片基的激光热成像技术胶片
Carestream(KODAK)DVM	乳腺专用激光热成像技术胶片,与 DV8900、DV6800 相机配套,可以打印出 $39\mu m$、650ppi、3.6Dmax 的高质量乳腺影像
FUJI　DI-HL	DRYPIX4000 及 DRYPIX7000 干式相机普通专用胶片
FUJI DI-ML	DRYPIX4000 及 DRYPIX7000 干式相机乳腺专用胶片,Dmax 可达 4.0。
KONICA SD-P 和 SD-PC	柯尼卡美能达干式激光相机 DRYPRO752、DRYPRO771、DRYPRO793 专用的干式激光胶片,可以获得高锐度和高清晰度的影像。胶片有蓝色(SD-P)和透明(SD-PC)两种类型,采用明室包装。

(2) 激光热成像技术的成像过程:胶片首先经由 810nm 激光曝光,成像层的卤化银晶体

感光生成潜影后,热敏性银源(山嵛酸银)在加热(120°C左右,15s)及潜影银的催化下,分解并还原成金属银,沉积在潜影上,还原银的多少与潜影的大小(曝光多少)成正比。稳定剂保证了影像的稳定性,调色剂使显影银影像能获得黑色的色调(图4-6)。

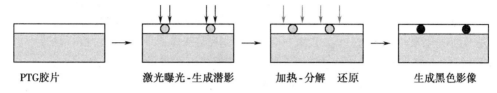

PTG胶片　　激光曝光-生成潜影　　加热-分解　还原　　生成黑色影像

PTG. 光热成像技术。

图4-6　激光热成像技术成像过程

(二) 直热式热敏成像

1. 微胶囊式直热热敏成像　热敏干式胶片结构如图4-7所示。

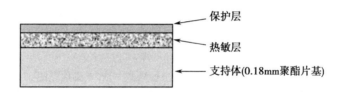

保护层
热敏层
支持体(0.18mm聚酯片基)

图4-7　热敏干式胶片结构

　　热敏层中含有许多微胶囊,胶囊壁是热敏性高分子材料,胶囊内含有无色的可发色材料(成色剂),胶囊周围含有无色的显色剂。

　　微细的加热头使胶片表面加热、微胶囊壁软化、渗透性增加,有助于胶囊外的显色剂渗到胶囊内,与成色剂结合,生成黑色染料,加热停止胶囊壁硬化,发色反应停止(图4-8)。热敏头直接接触胶片加热,其温度变化由电脑数据控制,同时,可以使用胶囊壁的软化温度(Tg)形成不同的胶囊组合,并优化各种胶囊的比例,可获得预期的灰阶特性。

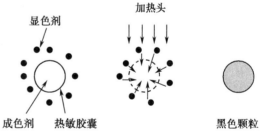

显色剂　　加热头
成色剂　热敏胶囊　　黑色颗粒

图4-8　热敏干式胶片的成像原理示意图

　　直热式热敏打印的胶片及设备主要由 AGFA 和 FUJI 公司采用(表4-2)。

表4-2　直热式热敏打印的胶片及设备

胶片	所用设备
AGFA DRYSTAR(TM)DT1	DRYSTAR 2000、DRYSTAR 3000 和 DRYSTAR4500 相机
AGFA DRYSTAR(TM)MAMMO	DRYSTAR4500 乳腺摄影成像(Dmax>3.5)
FUJI DI HT	DRY PIX 2000 相机
FUJI DI AT	DRY PIX 1000 相机;DRY PIX 3000 相机

2. 有机羧酸银式直热热敏成像　这种直热式成像(thermo graphic,TG)技术实际上与光热成像(photo thermo graphic,PTG)技术的成像原理很相似,都是基于有机羧酸银的热敏作用,直热式成像技术和光热成像技术材料的组分清单也大致相同。

构成实用性的直热式成像技术和光热成像技术的基本组分是:热敏性银源(山嵛酸银)、还原剂、稳定剂以及将所有组分涂缚于片基上的黏合剂等。不同的是,光热成像技术材料中含有光敏性卤化银,它首先是一个光敏材料(对激光感光),也是一个热敏材料(热显影成像);而 TG 材料则不含光敏性卤化银,它完全是靠有机羧酸银的热敏作用成像,也就是通过微细的加热头直接加热胶片表面,热敏性有机羧酸银分解并还原成黑色银影像(图 4-9)。

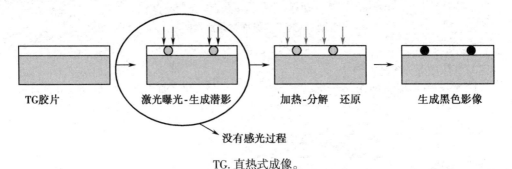

图 4-9　有机羧酸银式直热热敏成像—TG 成像原理图

这种技术的代表相机是 AGFA 公司的 DRYSTAR5300、5302、5500、5503,代表胶片是 AGFA 公司的 DRYSTAR(TM)DT2 胶片。

第三节　乳腺 X 线摄影软拷贝的要求

一、影像的亮度

亮度是指发光物体的明亮程度,是人眼对发光器件的主要感受。影像亮度是表达乳腺影像在医用显示器中亮暗的程度,是指在正常显示影像质量下,重现大面积明亮乳腺影像的能力。亮度单位是坎德拉每平方米(cd/m²)。通常,医用显示器最高背光源亮度 600~1 000cd/m²。

为克服显示器的亮度随使用时间增加而衰减的问题,通过内部传感器控制显示亮度在某一设定的恒定亮度值,这个亮度恒定值通常可以保证显示器 3 万 ~5 万小时寿命。

为克服温度对亮度值的影响,亮度传感器检测亮度值,并自动校正,使其亮度稳定。通常需要 30s 左右的预热期,可完成显示器的亮度调整。

显示器可在单位时间内一次显示 1 024 或 2 048 个灰阶的原始亮度值,并与 Dicom3.0 标准值进行误差计算,然后进行灰阶亮度差值补偿校正,并将校正值存入显示灰阶数据库,以保证所显示的图像符合 Dicom3.0 的要求。

二、影像的对比度

对比度是指表征在一定环境光照射下,物体最高亮度与最暗部分的亮度之比。显示器的影像对比度是指在同一幅图像中,显示图像最亮部分的亮度和最暗部分的亮度之比。对比度通常为 1 000∶1~1 500∶1,对比度越高,重现图像层次越丰富。

三、阅读环境与要求

乳腺摄影软拷贝影像的显示应使用 2 048×2 560 像素的高亮度竖屏(5M 屏),SMPTE 图像 5% 和 95% 才能清晰可见。

显示图像表面应无直射光,环境光线因采取措施避免直接照射图像表面,环境光照度应小于 50lux。

显示器刚接通电源 30s 内所显示的图像,不建议用于影像的阅读和诊断。

(宋俊峰)

第五章　影像质量评价与质量管理程序

第一节　影像质量的评价

一、影像质量的主观评价

影像质量指影像在反映原物的真实情况方面所呈现出来的品质属性,包含多个特征指标:层次再现、色彩再现、清晰度、噪声、伪影等。在人类视觉对图像特征的检出识别过程中,根据心理学规律进行的评价,称为心理学评价,又称主观评价或视觉评价。

目前,主观评价法主要采用 ROC(receiver operating characteristic curve)曲线,所谓 ROC 曲线,即以心理临床评价的观测者操作特性曲线的解析和数理统计处理为手段的评价法,是一种以信号检出概率方式,对成像系统在背景噪声中微小信号的检出能力进行解析与评价的方法,也就是用数量来表示对影像中微细信号的识别能力。

ROC 解析是从视觉角度出发,对某一检查系统的检出能力(如使用屏片组合系统时的低对比信号)进行定量评价,同时,利用此方法还可进行模拟、计算两个系统的成像性能。它可以用定量的方式表述主观评价,被广泛应用于医学影像中模拟、数字两种系统成像性能的评价。

二、影像质量的客观评价

在评价影像质量时,必须首先考虑以下 2 个问题:①当 X 线透过被照体时,不论正常与病变部分,究竟以多大程度把客观的信息准确传递出来;②从信息接收介质来讲,又以何种程序把信息真实地再现成可见影像。前者取决于 X 线机的特性及摄影条件的选择;后者取决于接收介质的成像能力。

所谓客观评价,就是对导致医学影像形成的密度、锐利度(模糊度)、对比度、颗粒度以及整个成像系统的信息传递功能,以物理量水平进行的评价,称为客观评价。主要是通过摄影条件(X 线三参量,即 kV、mA 和 s 的输出)、特性曲线、调制传递函数(MTF)、颗粒度的 RMS、维纳频谱(WS),以及近年导入的 DQE 和等效噪声量子数(noise-equivalent number of quanta,NEQ)等参数的测量方法,是影像客观评价的手段。

　　从临床影像诊断的角度讲，医生更关心的是影像细节的微小变化，即早期诊断的确定。这些涉及影像清晰度的评价，最初，清晰度是通过分辨率和锐利度的测定来判断的，但这些方法各有缺点，不能对影像质量做综合评价。而 MTF 的测定，可以客观地对影像质量做综合评价。

　　1962 年，国际放射界"借鉴"通讯工程学信息论的"频率调制"概念，将其以时间频率为自变量的频率响应函数换成以空间频率（LP/mm）为变量的调制传递函数。

　　所谓 MTF，即"响应函数"，简单理解，就是记录（输出）信息量与有效（输入）信息量之比。

$$MTF= 记录信息量 / 有效信息量$$

　　这一概念引自电子学，输入称为激励，输出称为响应，它们之间存在函数关系，频率响应就是对于接收介质在某一频率下响应特性的定量表示，其理论基础是傅立叶变换，广泛应用于通讯工程和光学领域。同样，这一概念也适用于 X 线成像系统的检测与评价。X 线摄影学将其频率定义为空间频率，以每毫米长度上的线对数表示（LP/mm）。调制指的是改变一个信号的幅度或强度或量；传递指的是接收介质（如屏片体系）将输入信息存储和转换输出的过程，两者之间存在函数关系。信息接收介质在某一频率下响应特性的定量表示，即为频率响应函数。我们把不同空间频率的响应函数统称为调制传递函数。

　　上述的 MTF、RMS、WS 等物理评价参数对于成像系统性能的客观评价是十分重要的，但是，它们之间是相互独立的评价，缺少综合的概念。而 DQE 和等效噪声量子数（NEQ）却能将这些参数联系起来。因此，在成像系统性能的客观评价上更具有其价值。

　　所谓 DQE 是指成像系统中输出信号（信噪比）与输入信号（信噪比）之比，可以解释为成像系统中有效量子的利用率。当然，DQE 值越高（最高值为 1，即 100% 利用），有效量子利用率高，输出信息也就越高，所谓 NEQ 是指成像系统中输出侧的信噪比的平方，可以解释为该量子数在理想的成像系统中（记录 100% 的输入信号）产生的噪声与实际输入信号在真实的成像系统中产生的噪声一样。显然，NEQ 越大，成像系统的信噪比就越大，提供的影像信息也就越多。

三、影像质量的综合评价

　　影像质量的评价方法，从视觉主观评价向物理学评价发展，更加客观和量化，但是，单纯的物理学评价在日常临床应用上难以坚持，同时，缺乏影像评价的目的性，又往往难以与主观评价相统一。因为最终的影像诊断还是要靠医生的视觉主观判断。

　　为此，人们提出了"影像质量的综合评价"的概念，即

　　以诊断学要求为依据；

　　以物理参数为客观评价手段；

　　以满足诊断要求所需的摄影技术条件为保证；

　　同时，充分考虑减少辐射剂量。

　　我们认为，综合评价将主观评价与客观评价尽可能结合，使观察者对已形成的影像能够加以客观定量的分析和评价。

第二节　影像质量的管理程序与方法

一、质量与质量管理的基本概念

质量(quality)：广义讲就是"决定产品适用性的性质"；或是"为达到产品的使用目的应具备的性质"。

对影像诊断来讲，质量就是"影像本身或该项检查固有的、决定是否能满足临床诊断目的、作为评价对象的性质的总和"。如此理解，影像质量即是对诊断的价值。

管理(management)：即制订计划以及完成计划所进行的一切活动。

质量管理(quality management)：制订质量计划，并为实现该计划所开展的一切活动的总和。包括质量保证(quality assurance，QA)和质量控制(quality control，QC)。在这里，质量管理一词是广义的，不是单纯的质量控制。

质量管理计划：国际电工委员会(IEC)定义为，实施单台设备、成套设备或整个放射科的质量管理活动的详细指导(IEC62B67)。我们理解，质量管理的第一步是制订质量管理计划，没有计划就没有实施。为了实施质量管理，管理者必须编制明确的计划步骤，并向全体员工传达，并加以贯彻。可以说，质量管理不成功的一个重要原因，往往就是管理者没有明确的实施计划。所谓质量管理计划，就是要求质量管理的展开以及为实现它所涉及的管理体系进行活动的计划步骤。

全面质量管理(total quality control，TQC)就是为了最经济地生产、销售，使用户充分满意的合乎质量标准的产品，将企业内所有部门为质量开发、质量保证、质量改进所付出的努力统一、协调起来，从而能取得效果的组织管理活动。

放射科照片全面质量管理的定义为，"为了以最低辐射剂量，获得最高图像质量，充分满足临床诊断需要的符合质量标准的照片，在放射科内进行的设备引进、质量保证、质量开发、改进所付出的统一、协调的组织管理活动"。TQC的重要意义在于T，即全面、全员、全过程和全盘采用科学方法，从而取得全面的技术经济效益的质量管理。

应该指出，质量＝用户(患者)的利益，其结果质量提高，本部门的利益也会得到提高和发展。

二、质量管理活动的开展程序

质量管理是一种活动，是一项组织行为。因此，它必须首先要建立一个QC活动小组(可以是随机的)，同时，要取得全员的管理共识，按一定的管理程序去开展QC工作。

建立质量管理程序的目的，就是使我们从QC小组的编成到措施的改善、实施、探讨掌握QC活动趋势，分清每个工作人员在QC程序中所处的位置，能有章可遵、建立规范。

质量管理活动开展的程序，由题目(问题)的决定(包括建立目标及目标建立的理由)、现状把握、要因分析、对策、对策实施、效果确认、标准化、遗留问题和今后的改善方法及前进方向等8个程序组成(图5-1)。

(一) 题目的决定及其理由

根据要解决管理问题的大体性质，或按专业组划分组成QC小组，并对成员的参加意识

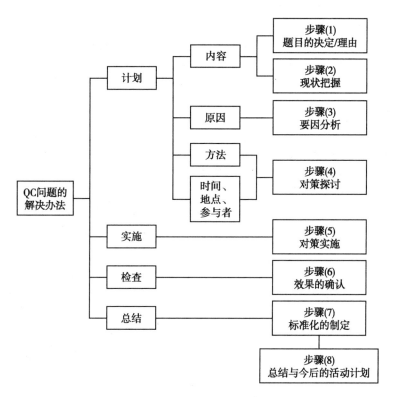

QC. 质量控制。

图 5-1　质量管理活动的开展程序

进行确认。接着召集会议,进行现场问题点或称劣化度(质量存在的问题)的勘查。所谓问题点就是应有状态(或称标准状态)与现状之间的差距。接下来就是分析问题点,并提出改进意见,作为质量管理的题目。如废片率的减少、患者等待时间的缩短等。

方法:利用集体的创造性思考(缺席者的想法也要问到)。

注意:原则上,会议需全体成员参加,严禁与缺席者产生交流上的裂痕,否则会导致管理执行上的严重后果。

质量管理问题点决定后,需要确定这一问题点的理由。一旦确定题目,中途不得变更。制订问题点的管理计划书,并保证全体员工要言出事行。一个专业组的某项 QC 题目及计划一定要征得放射科技术部门主管主任的认可。

(二) 现状把握

在进行现状把握(也称现状分析)时,不能先入为主,要从零(白纸)状态开始,进行客观的数量化分析和把握。在进行现状分析时,要注意工作中的不适应性、工作的徒劳、材料的浪费、质量与作业的不稳定。同时要注意四个 M,即 material(材料)、method(方法)、machine(设备)、man(人),避免遗漏点。

(三) 原因分析

分析质量管理问题产生的原因时,不要只看表象,而是要探索深层次原因。利用数据,从各个角度(方面)进行分析。方法:可充分利用各种特性图、管理图表等。

(四) 对策的探讨(改善方案)

从质量管理问题点的主要原因出发,依次向前推进,直到找出改进对策,从而提出改善措施——新的管理控制规则和章程。对策探讨程序不是检讨、反省。因为,即使检讨、反省再彻底,也不是改善的办法,不是目的。方法是集体智慧、创造性思考。

(五) 对策的实施

一旦上述程序完成对策建立时,则中止以前的做法,全部更换为新的方向;或一边维持以前的做法,一边试行改善后的做法。要注意观察试行的过程,当看到预计效果发挥出来时,立即转入正式实施。如果预期效果没有产生,则要重新修正对策方案,准备再试行。

(六) 效果的确认

对所提出的管理对策实施,并对其效果进行确认。在试行过程中,当有良好效果出现时,则应着手制订对策的实施计划书,由试行转入实施阶段。

实施计划书编制的目的是:①得到协作者的认可;②防止遗漏点;③得到其他部门的理解;④取得上级主管的理解和承诺。

(七) 标准化制定

为了防止质量管理改善效果的退化,还必须要通过标准化制度,进行预防性活动。

要保证无论谁做这项工作都能达到质量要求。为此,要制定相关注意点、操作要点的文件(手册),以便将工作标准化。

方法:5W1H,即 who(谁负责)、when(何时)、where(在何处)、what(做什么)、why(为什么,目的)、how(怎样做、方法)。

(八) 总结

当质量管理改善措施取得良好效果,并稳定下来时,应着手进行总结。将 QC 实施计划后所得到的成果制订成 QC 活动报告书。如果存在不满足点,要进行检讨、反省,作为会后改进的参考。

QC 改善的成果评价,应作为总结的主要方向。对于协同行动等无形的效果也要总结出来,尽量将 QC 的改善效果量化。本次改善未取得明显效果,但预计未来有可能出现明显效果时,要作为推测效果报告出来。如果管理课题尚未全部完成,也要写出阶段性进展报告。管理课题的完成,并不等于质量改善活动的结束。要形成一个惯性运行,此时要再检讨、反省,将今后存在的问题思考出来,作为下一个课题,并将其明确化,以便作为下次 QC 活动的出发点。

三、质量管理方法

(一) 集体创造性思维

质量管理的概念必须建立在全面、全员、全过程之上,即 TQC。首要的是,全员管理共识的建立,QC 需要全员的推动。需要全员集体创造性的思维归纳。将多数意见进行集中和总结,大量积累之后,做出新的总结性意见。

第一步:对出现的管理问题,制定出新对策,最好是有大进展的意见、非理论性的意见;将评价等理论活动放到后面去做。

第二步:对新提的对策(意见)是否会有良好运行效果进行评价:①是否与实际目标相适

应;②是否具有可行性。

在集体创造性思维过程中,要注意:①参加者不宜太多,这样会更集中,更容易提出新的对策意见;②对提出的每一个对策、意见都要留心,也许小意见可能是大启发。

(二) 主次因素图

主次因素图,也称排列图。是将产生质量不良的数目,以状况或原因等项目进行分类,以便使问题的重点明确。

作业顺序:①确定不良数据的分类项目;②确定区间、集中数据;③将数据集中入表;④记入累积的不良情况数目;⑤横坐标为不良项目,纵坐标为不良情况的累积数目;⑥将表的数值分组(呈棒状),排列成多个顺序;⑦将累积比率用折线表示出来。

累积比率数占 80% 以上项目,则为重要(重点)不良项目或原因(图 5-2)。

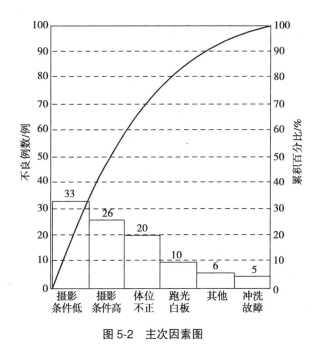

图 5-2　主次因素图

注意点:①在取数据时要进行分层,归类分成不同的项目,层别;②不是重大损失的项目要集中,向横坐标右侧排列;③对已知的重要项目,进一步分类,并做成主次因素图。

(三) 因果关系图

在推行质量管理的过程中,除上述激励理性思维外,要习惯于应用各种管理图表来表示问题存在和改善的效果。

1. 因果关系图使用目的　将不清楚的问题,通过特性要因图弄清楚;将所思考的各种对策进行系统整理,以求达到一目了然;将所思考的诸多因素间的关系搞清楚,以便查出主要的、真正的原因。

2. 因果关系图作业顺序　确定管理上出现的问题点及所期待的结果(特性);将特性以书面方式表达出来,并用粗箭头标明;大的原因(属于同类别的)用大枝表示,并将原因按 4M 分类填入长方形的图块中;在每个大枝(大类别)下,将所思考到的原因用中枝表现出来;具体原因用小枝记入;分清原因的重要程度,将符合的内容全部包容进去。

注意点:在图的空白处,填入图的作者以及 QC 小组名称、单位名称、目的及作图的年、月、日。

图 5-3 是在使用屏片系统时,采用的因果关系分析图的案例。

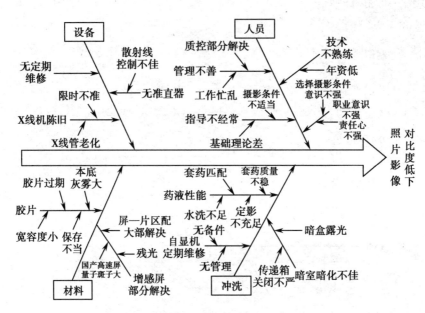

图 5-3   因果关系图

(四) 管理控制图

在放射科影像质量的实际管理中,应用最多的方法是管理控制图(图 5-4)。

控制图使用的目的是根据数值的变动,标绘管理图的数据点,以便及早发现异常情况。

在管理界限以内的数值变动是容许的。有些是偶然的,但有些却可能是判断异常情况的线索,不能忽视。

如果异常数据出现,在管理界限范围($\pm3\sigma$)外的频率次数占千分之三的话,则说明有可能出现异常情况。

管理控制图适用于自动冲洗机药液管理、X 线机输出稳定性、乳腺摄影系统模体质量控制的评估管理等。

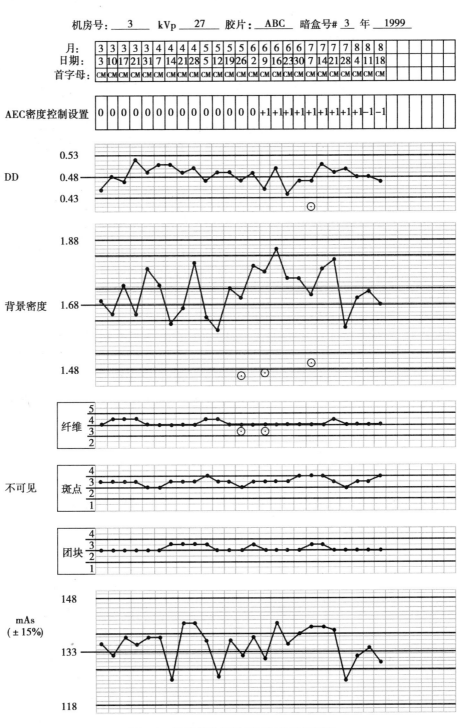

图 5-4 乳腺模体质量控制评估表（范例）

第三节　乳腺 X 线摄影的质量控制检测

质量管理就是制订质量计划,并为实现该计划所开展的一切活动的总和,包括质量保证和质量控制。质量控制是质量管理中具体的技术,设备性能检测是质量控制的重要组成部分,其根本目的是确保设备性能不降低,保持稳定状态,在对病人进行检查时能够获得最优化的影像质量。

乳腺由脂肪组织、腺体组织,乳腺导管以及结缔组织等软组织构成,组织间的 X 线吸收系数差异较小,乳腺摄影成像又是对辐射敏感器官的成像,对设备成像性能和质量控制检测的要求更加严格。

一、质量控制检测的分类

乳腺 X 射线摄影系统的检测包括验收检测、状态检测和稳定性检测。

1. 验收检测　是设备安装完成后,正式交付使用前对设备的各个系统进行的全面、系统、客观的测试。对于设备的每一步测试,执行验收检测步骤,测试中所获得的数值作为基准值,为将来测试设备是否稳定、有无改变提供参考,成为之后状态检测和稳定性检测的标准。设备大修后,为鉴定其性能指标是否符合基准值,也应进行验收检测。

2. 状态检测　是在设备交付使用后,经过一段时间的运行,设备能否保持初始良好运行状态,在这种情况下,要进行测试和评估,通过检测与基线值进行比较,或者在需要时,尤其是设备大修,或硬件、软件发生变化时,设备性能不稳定、图像质量不能保证的情况下,进行的不定期检测,对偏离验收检测时的基准值进行修正,以达到设备性能稳定的目的。乳腺 X 线摄影设备应每年进行状态检测。稳定性检测结果与基准值的偏差大于控制标准,又无法判断原因时也应进行状态检测。

3. 稳定性检测　是根据检测项目的不同,定期进行性能检测,以保证检测的各项性能指标与验收时的基准值尽可能接近或相同。每次稳定性检测应尽可能使用相同的设备并做记录。每次稳定性检测中,所选择的曝光参数及检测的几何位置应严格保持一致。稳定性检测的周期频率,包括每月、每季度、每半年和每年。

每类检测都有不同的检测项目、对检测人员有不同的要求,需要不同的检测工具以及不同的检测周期。检测报告的基本内容应包括被检单位基本信息和设备信息、检测指标和检测方法、必要的检测条件、检测结果及其相应标准要求。检测结果等于或优于本标准中所规定的指标数值为合格。对乳腺 X 射线摄影系统质量控制检测应有专用仪器,包括 kV 仪、剂量仪、模体等。

二、质量控制检测的相关标准与要求

对于乳腺 X 射线摄影系统的检测标准与要求,在乳腺 X 射线摄影系统发展的不同时期有所不同。目前,我国最新的关于乳腺摄影的国家标准均为 2017 年修订和发布的,共有《乳腺 X 射线屏片摄影系统质量控制检测规范》(WS 518—2017)、《乳腺计算机 X 射线摄影系统质量控制检测规范》(WS 530—2017)和《乳腺数字 X 射线摄影系统质量控制检测规范》(WS 522—2017)3 个标准,分别规定了传统屏片系统、CR 系统和 DR 系统的质量控制检测要求。

3 个国家标准的检测项目有不同的要求,其中通用的检测项目,也就是与放射防护相关的检测项目,如胸壁侧射野的准直、光野与照射野的一致性、管电压指示的偏离、半值层、辐射输出量的重复性、特定辐射输出量、自动曝光控制、乳腺平均剂量,在 1 个标准中均包含。

《乳腺 X 射线屏片摄影系统质量控制检测规范》中,除了通用检测项目外,还包含胸壁侧射野与台边的准直和曝光时间的指示偏离两个防护性能的检测项目。此外,还有评价成像质量的标准照片密度和高对比分辨力两个项目。

《乳腺计算机 X 射线摄影系统质量控制检测规范》中,除了通用检测项目外,还包含以下专用检测项目:IP 暗噪声、IP 响应线性、IP 响应均匀性、伪影、IP 响应一致性、IP 擦除完全性、高对比分辨力、对比度细节阈值。

《乳腺数字 X 射线摄影系统质量控制检测规范》中,除了通用检测项目外,包含以下专用检测项目:影像接收器响应、影像接收器均匀性、伪影、高对比分辨力、对比度细节阈值。

3 种成像方式中,对于普通乳腺数字 X 射线摄影(2D)的乳腺平均剂量的要求都是相同的,即在 4cm 厚的有机玻璃模体、自动曝光模式下,乳腺平均剂量小于 2mGy。

对于具有体层合成功能的乳腺 DR,要求乳腺数字体层合成摄影(3D)的乳腺平均剂量小于 2mGy。当 2D 和 3D 同时成像时,累积乳腺平均剂量小于 3.5mGy。

(张爱莲　毕正宏)

第六章 乳腺正常解剖与X线所见

第一节 乳腺正常解剖

一、乳腺解剖

(一) 位置

乳腺位于前胸壁,胸大肌和胸肌筋膜的表面,上起第2肋下至第6或7肋水平,内侧至胸骨旁线,外侧可达腋中线(图6-1),2/3位于胸大肌表面,1/3位于前锯肌表面。乳腺下面的皱褶是乳腺和胸壁的连接部分,腋尾部是围绕在胸肌周围和侧面的狭长伸向腋窝的腺体组织。大多数女性的乳腺宽度比垂直距离要大。乳腺的垂直距离显示了它的直径,一般在12~15cm之间。

胸大肌前面的深筋膜与腺体后面的包膜之间为乳腺后间隙,内有一层疏松的结缔组织,但无大血管存在,有利于隆胸术时将假体的植入,使乳腺隆起。

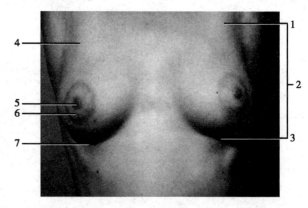

1. 第2肋;2. 乳腺的垂直间距12~15cm;3. 第6或7肋;4. 腋尾部;5. 乳头;6. 乳晕;7. 乳腺下皱褶。

图6-1 乳腺的位置

(二) 定位方法

通过定位可以将乳腺分成一些小的区域,放射工作人员一般有两种方法来描述乳腺中可疑的区域或团块。

四象限法(图6-2)。将乳腺分为四个区域:UOQ(外上四分之一)、UIQ(内上四分之一)、LOQ(外下四分之一)、LIQ(内下四分之一)。

时钟法是把乳腺表面比喻成一个时钟面(图6-3)。右侧乳腺3点钟的位置在左侧描述为9点钟。

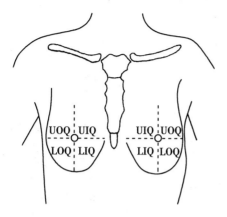 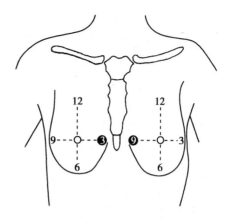

UOQ. 外上 1/4;UIQ. 内上 1/4;LOQ. 外下 1/4;LIQ. 内下 1/4。

图 6-2　乳腺四象限定位法

3. 3 点钟;6. 6 点钟;9. 9 点钟;12. 12 点钟。

图 6-3　乳腺时钟定位法

四象限法与时钟法的对应关系是:"右侧乳腺 1 点钟,相当于四象限的内上四分之一(UIQ)";"左侧乳腺 10 点钟,相当于四象限的内上四分之一(UIQ)";又如"时钟法右侧乳腺 7 点钟,相当于左侧 5 点钟"。

（三）形态

乳腺的形态随生长、发育、体形、生育、哺乳等生理变化而改变。成年未生产女性的乳腺呈半球形或圆锥形,紧张而有弹性。乳腺中央有乳头,其位置因发育程度和年龄而异,通常在第 4 肋间隙或第 5 肋与锁骨中线相交处。乳头顶端有输乳管的开口。乳头周围有皮肤色素沉着,形成乳晕,表面有许多小隆起,其深面为乳晕腺,可分泌脂性物质滑润乳头。乳头与乳晕的皮肤较薄易受损伤而感染。

妊娠和哺乳期乳腺增生,体积增大,停止哺乳后乳腺变小;老年时乳腺萎缩而下垂。

（四）解剖结构

1. 乳腺矢状面解剖　胸大肌是一块很大的肌肉,在乳腺和肋骨之间。摄影时大多要求显示胸大肌,以确保乳腺组织全部包括在照片内。乳腺后侧由纤维组织连接,位于乳腺与胸大肌之间(图 6-4)。乳腺后部的连接通常是比较松弛的,以确保乳腺在胸壁上活动自如。乳腺上端一般在第 2 肋,下端到第 6 或 7 肋水平,个别会有一些变化。

乳腺由皮肤、皮下脂肪、纤维组织、腺体和乳房内脂肪构成。皮肤覆盖于乳腺表面,除了乳头和一些部位稍厚之外,其他部分厚度基本一致。乳腺内部由纤维腺体组成,脂肪或含脂肪的组织包裹在纤维腺体周围,乳腺的大小由所含纤维腺体组织和脂肪的多少决定。需要指

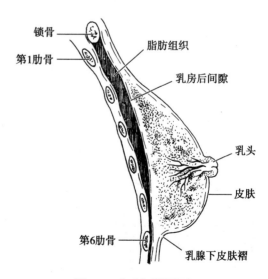

图 6-4　乳腺矢状面解剖

出的是,乳腺的大小与其功能无关(图 6-5)。

2. 乳腺解剖的前面观 纤维组织主要包绕腺体,形成不完整的囊,并嵌入腺体内,将腺体分割成 15~20 个小腺体。每一个小腺体都由独立的小叶组成,这些小叶排列于小腺体周围,最小的小叶由它周围的小突起组成,这些突起上有一些激励细胞,可以产生乳汁。这些小突起相互连接,排列成输乳管。每一个小的输乳管向乳头中心汇集,在乳晕深部近乳头基底部形成一梭状膨大(输乳窦),贮存乳汁,并通过乳头排出。小叶脂肪组织和皮下脂肪覆盖于腺体组织并散布于乳腺之间。乳腺的韧带组织是一种含有纤维的悬吊结构,对乳腺起支撑作用和固定作用,称为乳腺悬韧带或 Cooper 韧带。小叶组织和纤维组织围绕和支撑着小叶和其他腺体结构(图 6-6)。

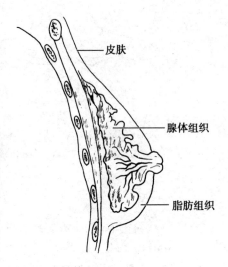

图 6-5 乳腺的组织成分

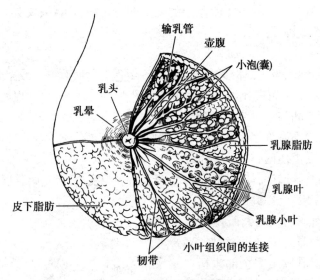

图 6-6 乳腺解剖的前面观

有些人乳腺组织外侧份向外上绕胸大肌外缘穿腋筋膜,外上部带有一突起部分伸入腋窝,称为腋突。

(五) 乳腺的组织分型

乳腺摄影遇到的最大问题是乳腺组织结构间的密度差异很小,这是由它内在的固有对比决定的。按照乳腺组织结构间的密度差异可将其分为 3 种基本类型:腺体型,纤维或结缔型,脂肪型。腺体组织位于乳腺的中央部分,纤维和脂肪遍布整个乳腺(图 6-7)。腺体和纤维组织的密度差异很小,很难用肉眼区分;脂肪或含有脂肪的组织密度最小,可以形象地显示在照片中。

乳腺根据纤维 - 腺体结构以及脂肪结构的组成比例关系大致分成 3 类:纤维 / 腺体型、

含脂肪型和脂肪型。此外,乳腺的大小也会影响到摄影技术的选择,应当有所了解。乳腺的大小容易确定,但是乳腺的组织结构分型和密度却较难确定。乳腺的密度一般受乳腺类型、荷尔蒙状况、年龄、怀孕次数等影响。

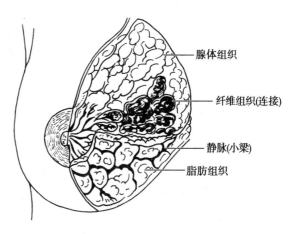

图 6-7　乳腺组织分型

1. 纤维/腺体型乳腺　纤维/腺体型乳腺比较致密,仅含有少量的脂肪组织。这种乳腺的女性年龄一般在 15~30 岁之间,超过 30 岁的无生育女性也可以是这种类型,任何年龄怀孕期或哺乳期的女性都属于这一类型。

2. 含脂肪型乳腺　含脂肪型乳腺不像腺体型那样致密,有一定的摄影密度,要求使用比较小的曝光量。与腺体型乳腺相比,有相当的脂肪分布。30~50 岁女性的乳腺大部分属于这种类型。怀孕 3 次以上的女性一般属于这种类型。

3. 脂肪型乳腺　脂肪型乳腺有非常小的摄影密度,要求使用最小的摄影条件。这类乳腺一般多见于超过 50 岁的女性。从腺体型向脂肪型的改变通常是由于绝经引起的。腺体型乳腺萎缩之后,一般由脂肪型代替。

从腺体型向脂肪型转换的过程,称为乳腺退化。

二、副乳的概念

人在胚胎时期,从两侧腋窝到腹股沟这两条线上,有 6~8 对乳腺的始基,到出生前,除仅保留胸前的一对始基外,其余都退化了。副乳就是多余的乳腺始基没有退化或退化不全的异常现象,多数患者有遗传倾向,可发生在单侧或双侧。常见的部位在腋窝,亦可见于胸壁、腹部、腹股沟等处。副乳内含有少量腺体组织,大部分为脂肪组织,部分副乳还有乳头。

副乳同正常乳腺一样,受各种性激素的影响,呈周期性变化,如月经前肿胀、疼痛;哺乳期副乳内腺体会发育,使副乳增大,有乳头者会排出少量乳汁,无乳头者则容易形成积乳囊肿。停止哺乳后,副乳缩小,但副乳比乳腺本身更容易出现腺体增生。少数有副乳的人可发生乳腺癌。

三、乳腺纤维腺体组织密度与激素水平的关系

乳腺纤维腺体组织密度受激素水平的影响,人体内雌激素、孕激素水平受垂体-卵巢轴生理调节。乳腺的生理变化受垂体前叶激素、肾上腺皮质激素和性激素的影响和制约。垂体前叶产生的乳腺促激素,直接影响乳腺,同时,又通过卵巢和肾上腺皮质间接地影响乳腺。在卵巢卵泡刺激素和促肾上腺皮质激素的作用下,卵巢和肾上腺皮质均分泌雌激素,促使乳腺发育和生长。平时,在月经周期的不同阶段,乳腺的生理状态也在各种激素的影响下,呈现周期性变化。在妊娠和哺乳期激素活动达到最高潮,此时乳腺变化最为明显。由于胎盘分泌大量的雌激素和脑垂体分泌生乳素的影响,乳腺明显增生,腺管延长,腺泡分泌乳汁。哺乳期后,乳腺复退化而处于相对静止状态。

第二节　正常乳腺 X 线影像所见

一、正常乳腺 X 线影像的表现

乳腺 X 线影像的表现存在着不同个体的差异,同一个体在不同的年龄阶段的差异。

(一) 正常乳腺 X 线影像的表现

正常乳腺除乳头、皮肤外,主要由乳腺导管、腺体及间质(包括纤维组织、脂肪、血管及淋巴管等)三部分所组成。正常乳腺在 X 线影像上表现为圆锥形,基底部位于胸壁,尖部为乳头。各种解剖结构在对比良好且有足够脂肪衬托的 X 线影像上一般均可一一见到,它们是:

乳头,位于锥形乳房的顶端和乳晕的中央。在 X 线影像上由于加压的原因可呈挺立状态、扁平形,一般双侧对称,稍有内陷可无病理意义。其大小随年龄、乳房的发育及经产情况而异。

乳晕,呈盘状,位于乳头四周,乳晕区皮肤厚度约为 1~5mm,较其他部位皮肤稍厚,其表面可见微小的突起。

皮肤,覆盖在整个乳房表面,呈厚度均匀一致的线样影,平均 0.5~1.5mm。一般双侧乳晕部及乳房下返褶处皮肤最厚。如有局限性的变薄或增厚,则应引起注意,是否为病理性改变。

皮下脂肪层,表现为皮肤与腺体之间宽度为 0.5~2.5mm 的透亮带,青年女性较薄,老年女性较厚。其中,可以见到少许纤细而密度较淡的线样影,交织成网状,为纤维间隔、血管及悬吊韧带,一般尖端指向皮肤的线影为 Cooper 韧带影。乳腺悬韧带在皮下脂肪层最易辨认,此层中还可以见到静脉影。皮下脂肪层厚度随年龄及胖瘦不同而异。

乳腺导管中较大的乳导管在 X 线影像上表现为乳头后方呈放射状向乳腺深部走行的致密影,常常被称为"乳腺小梁"。X 线影像上所见到的乳腺导管的数目、粗细等与年龄及 X 线的投照位置有关。一般可显示 3~5 条,正常时应为纤细而密度均匀的线样影或透亮带。

纤维腺体组织,表现为乳腺内团片状致密影,其边缘多模糊,实质上是由乳腺小叶及其周围纤维组织间质融合所形成的影像。乳腺腺体 X 线表现与年龄等因素密切相关。年轻女性因为腺体及纤维组织较丰富,脂肪组织较少,X 线表现为乳房整体呈致密影,缺乏层次对比。中年女性随着年龄增加,腺体组织逐渐萎缩,脂肪组织增加,X 线表现为散在片状致密影,其内可见散在的脂肪透亮区。老年期,整个乳腺大部分或几乎全部由脂肪组织、乳导管、残留的纤维组织及血管组成,X 线上较为透亮。

乳后脂肪间隙位于乳腺浅筋膜深层与胸大肌之间,X 线表现为乳腺组织与胸壁之间的透亮带,厚度 0.5~2mm。

血管表现为乳腺上部皮下脂肪层中线条状影,一般两侧等粗,多数为乳腺静脉的影像。乳腺的较大动脉可在 X 线影像中显示,乳腺的小动脉在 X 线影像上一般不显示,但在老年女性乳腺 X 线影像上有时可见到个别小动脉的轨道状或蜿蜒状血管钙化影。

淋巴结分为乳内淋巴结和腋下淋巴结。乳内淋巴结仅占 5%,一般不显影,偶尔可见圆形结节影,直径多小于 1cm。X 线显示的淋巴结多位于腋前或腋窝软组织,形态为圆形或卵圆形、蚕豆样,内侧中心为"门",呈脐状,轴位上,淋巴结中心有时为透亮的脂肪密度。平片上正常淋巴结诊断标准:淋巴结的短轴小于 1cm。

（二）乳腺 X 线影像解剖

乳腺解剖结构在 X 线影像上,由浅到深大体可分为:皮肤、皮下脂肪层(包绕乳腺组织,将乳腺与皮肤分隔)、腺体组织和固定乳腺和皮肤组织的叶间纤维间隔、乳腺后脂肪组织(分隔乳腺与胸肌筋膜)、位于深筋膜下的脂肪和胸肌层。

1. MLO 位乳腺影像解剖　图 6-8 展示了 MLO 位的 X 线所见。

2. CC 位乳腺影像解剖　图 6-9 展示了 CC 位的乳腺影像 X 线所见。

二、乳腺密度的影响因素

乳腺密度与脂肪和腺体组织的比例关系密切。影响乳腺组织密度的主要因素有:

体重:乳腺密度随体重的增加而减少。

年龄:乳腺密度随年龄的增加而减少。

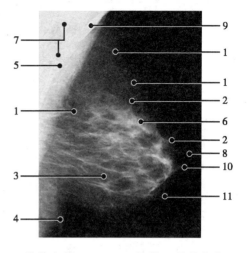

1.乳腺血管;2. Cooper's 韧带;3.脂肪组织;4.乳腺下皮褶;5.胸大肌;6.腺体组织;7.腋窝淋巴结;8.皮肤;9.前腋窝皮褶;10.乳头;11.皮下组织。

图 6-8　MLO 位的 X 线所见

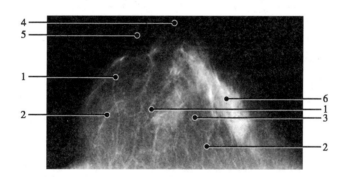

1.乳腺血管;2. Cooper's 韧带;3.脂肪组织;4.乳头;5.皮肤;6.腺体组织。

图 6-9　CC 位的 X 线所见

服用激素史:长期服用雌激素的病人,乳腺密度高。

乳腺增生性疾病史(乳腺纤维囊性改变):有乳腺增生性疾病史的病人,乳腺密度较高。

影响两侧乳腺密度不对称的主要因素有:图像的质量、腺体的重叠、先天变异、病理因素等。

第三节　乳腺影像诊断常用的检查方法

乳腺影像检查对于早期检出和早期诊断乳腺癌具有重要价值,临床常用的乳腺影像检查方法包括乳腺 X 线摄影、乳腺超声和乳腺磁共振检查等。

一、乳腺 X 线摄影检查

乳腺 X 线摄影检查,是乳腺的重要检查方法。乳腺 X 线摄影检查诊断准确度高、费用低、操作简便,同时,对微小钙化的检测具有较高敏感性和正确性,可高达 95% 以上,是乳腺影像诊断的首选方法。

(一) 乳腺 X 线摄影的适应证

适用于筛查性人群和诊断性患者的乳腺检查。

1. 有乳腺癌家族史。

2. 有乳腺疾病(尤其是乳腺癌)病史。

3. 有乳腺肿块、局部增厚、异常乳头溢液、皮肤异常、局部疼痛或肿胀症状。

4. 乳腺超声或其他相关检查发现乳腺异常。

5. 40 岁以上女性(尤其未生育及高龄生育)每 1~2 年例行体检,月经初潮年龄在 12 岁前、绝经年龄超过 55 岁及其他乳腺癌高危人群筛查起始年龄可适当提前。

(二) 乳腺 X 线摄影的禁忌证

1. 乳腺炎急性期、乳腺术后或外伤后伤口未愈。

2. 妊娠期(尤其是孕早期 3 个月)。

3. 青春期。

4. 经前期。

5. 巨大肿瘤难以压迫、恶性肿瘤皮肤破溃面积大的患者,应根据临床权衡决定。

乳腺筛查 X 线摄影是一种对无症状健康妇女进行的乳腺 X 线检查,适合人群一般为 40 岁以上、无自觉症状的妇女。对具有高风险因素的妇女而言,更早年龄开始乳腺筛查摄影是比较合理的。此项检查应由合格的放射技师在有或无医师指导的情况下进行。

诊断性乳腺 X 线摄影是一种为了给具有乳腺疾病症状或感觉的、乳腺 X 线筛查摄影发现异常的、临床医师高度怀疑异常的患者提供更多信息的摄影检查。诊断性乳腺 X 线摄影检查必须在合格的医师监督下进行,包括内外斜位(MLO)和头尾位(CC),必要时再加照其他体位。

患者的病史、症状、体征、医师体格检查结果以及原有的乳腺 X 线摄影检查结果,对疾患的诊断评估都具有非常重要的意义。

二、乳腺超声检查

超声已经广泛应用于乳腺疾病的筛查、诊断和影像引导下的穿刺等方面。乳腺超声检查的优点是,可以显示乳腺纤维腺体组织的断层解剖结构,从而发现组织局部结构和形态变化。因此,乳腺超声主要应用于乳腺占位性疾病的检出、诊断和鉴别。但超声对微小钙化灶的检出率低、准确度不高,对于早期病变、缺乏大体形态学变化的病变,可能产生漏诊。

(一) 乳腺超声检查适应证

1. 临床出现乳腺相关症状和体征:

(1) 诊断和定位乳腺肿块,包括可触及的乳腺肿块和腋窝肿块。

(2) 评估特殊症状:如扪诊有异常、局部或整个乳腺疼痛、乳头溢液(重点检查乳头、乳晕后方和乳晕周边区域),通常需要结合乳腺 X 线摄影。

(3) 30 岁以上的女性,对乳腺可触及肿块的首次评估,常规选择超声检查和乳腺 X 线摄影 2 种技术联合评估。

2. 其他影像检查发现乳腺异常或诊断困难:

(1) 乳腺 X 线摄影或其他乳腺影像检查方法(MRI、胸部 CT、PET/CT 等)发现的异常或肿块。

(2) 乳腺 X 线摄影诊断不清的致密乳腺、结构扭曲和难以显示的乳腺肿块。

3. 乳腺病变的随访

(1) 随访既往超声检查发现的乳腺病变,观察肿块稳定性和周期性变化(随访时间视病变特点而定)。

(2) 乳腺癌新辅助化疗中,随访肿瘤大小、血供、引流淋巴结等变化。

4. 乳腺外科术前、术后评估

(1) 术前评估:术前评价病变的位置、大小、肿块的数目,引流区淋巴结受累情况。根据病变的声像图特征和彩色多普勒血流显像推断肿块良、恶性,判断困难时行超声引导下穿刺活检。

(2) 术后评估:术后早期了解局部血肿、积液、水肿等情况;术后定期随访检查有无乳腺恶性肿瘤局部复发和淋巴结转移等。

5. 乳腺植入假体后的评估:假体包囊是否完整、有无变形和破裂等。

6. 超声引导下介入诊断和 / 或治疗

(1) 超声引导下穿刺组织学检查。

(2) 触诊阴性的乳腺肿块术前体表定位或术前超声引导下乳腺导丝置入定位。

(3) 为各种介入操作提供影像引导,如局限性液性病灶抽吸术(术后积液、囊肿、脓肿等),肿瘤消融术,经皮乳腺肿块微创旋切术,手术局部切除术等。

7. 常规体检

(1) 一般人群:乳腺筛查。适用于任何年龄、任何乳腺结构类型、任何生理时期的女性乳腺疾病筛查。

(2) 特殊人群:妊娠妇女、30 岁以下的年轻女性、绝经后激素替代治疗的妇女、男性乳腺疾病检查。

(3) 乳腺癌高危人群:有乳腺癌家族史、乳腺癌个人史、既往活检显示高危险陛、遗传易感人群。

8. 乳腺相关区域淋巴结的检查:乳腺相关区域淋巴结包括腋下淋巴结、锁骨下(上)淋巴结、胸骨旁淋巴结等。

(1) 临床触诊或自检发现相关区域有肿块,需要明确肿块组织来源和物理性质。

(2) 乳腺内发现病灶存在,高度怀疑为恶性和临床已经证实为恶性,需要评估淋巴结是否转移。

(3) 可疑淋巴结穿刺超声定位或需超声引导下完成。

(二) 乳腺超声检查禁忌证

无绝对禁忌证。

三、乳腺磁共振检查

乳腺MRI检查无辐射损害、组织分辨率高,可应用多序列、多参数、动态增强扫描方法等,显示病灶大小、形态、数目和位置优于其他影像检查方法,但检查费时、费用高、对钙化显示不佳,常作为乳腺X线摄影检查的重要补充手段。

（一）乳腺MRI检查适应证

1. 乳房囊性增生病变、囊肿、乳腺小腺瘤、乳腺癌、乳腺假体等。

2. 评价乳腺X线摄影或超声检查上的可疑异常表现,为鉴别诊断提供有价值的信息,发现隐性乳腺癌。

3. 乳腺癌术前分期及评估乳腺癌新辅助化疗疗效。

4. 保乳术后复发监测。

5. 高危人群乳腺癌筛查。

6. 乳房成形术后植入假体评估及随访。

7. 腋窝淋巴结转移,原发灶不明者。

8. MRI引导下的穿刺活检。

（二）乳腺MRI检查禁忌证

1. 体内有起搏器、外科金属夹子等铁磁性物质以及其他不得接近强磁场者。

2. 妊娠期妇女。

3. 幽闭恐惧症者。

4. 具有对任何钆螯合物过敏史。

5. 危重患者或需要使用生命监护设备的重症患者。

乳腺磁共振检查软组织分辨力高,有较高的敏感性,尤其适合对致密性乳腺的检测或乳腺癌术后局部复发、乳房成形术后乳腺组织内有无癌瘤等的观察。

乳腺磁共振检查无须进行乳房的压迫,对于乳房不宜加压的检查尤为适合。磁共振动态增强检查可了解病灶的血流灌注情况,有助于良恶性的鉴别。

乳腺磁共振功能成像,如扩散加权成像、磁共振波谱成像,可提高乳腺诊断的特异性。

乳腺磁共振对微小钙化的检测不敏感,对早期乳腺癌的筛查不具优势。因此,不适于作为乳腺筛查的检测手段。

（戎冬冬）

第七章 乳腺 X 线诊断基础

第一节 乳腺临床资料的采集和记录

一、乳腺疾病临床资料的采集

放射学属于临床学科,对于乳腺疾病的影像学诊断,必须结合临床表现来进行。因此,必须注意对临床资料的收集。

乳腺出现的任何异常变化,最初往往不易引起病人注意,经过短期治疗或较长时间观察后,症状可能持续存在或加重,促使病人到医院做进一步查,以明确诊断与治疗。乳腺专业医生和摄影技师针对病人的主要症状和乳腺疾病特点,对症状的发生发展过程或伴随的其他症状及过去的状态应作深入细致的调查了解。乳腺疾病三大主要症状是:肿块、疼痛和乳头溢液。

（一）现病史与症状

1. 疼痛　疼痛多见于乳腺增生性疾病,如纤维囊性改变、单纯囊肿,偶尔发生的急性乳腺炎也可有乳腺疼痛。良、恶性肿瘤一般较少出现此症状,除非恶性肿瘤晚期瘤体压迫乳腺或浸润神经。疼痛的性质有持续性胀痛、隐痛、灼痛、跳痛。疼痛可阵发性或持续性;规律性疼痛在经前加剧,经后自然缓解,剧烈的疼痛甚至会影响生活和精神状态。

（1）疼痛发作急剧加重、局部压痛明显伴剧烈跳痛多系炎症,如哺乳期急性乳腺炎。急性乳腺炎的疼痛初期是持续性胀痛,在形成脓肿的过程中,可出现持续性剧烈跳痛,直到脓肿破溃或切开引流。

（2）经前疼痛剧烈,经后减轻或完全缓解,伴乳腺局部轻中度压痛,乳腺实质有局限性增厚或结节样改变的,多系乳腺纤维囊性改变。乳腺纤维囊性改变与组织对激素敏感性高低有关,疼痛均以胀痛、隐痛为主。疼痛常限于局部,也可向肩背放射,但多数有周期性,经前加重,经后减轻。局部疼痛尚可扪及增厚的乳腺实质或条状肿块,但疼痛常在月经后随增厚组织变薄变软后消失。

（3）乳腺良性、恶变性肿瘤肿块较小时一般很少诉疼痛。

（4）部分病人自诉乳房轻度不适伴隐痛、钝痛、刺痛感,应注意是肿瘤的始发阶段,宜做进一步体检或影像学检查。

(5) 恶性肿瘤晚期,由于肿瘤的浸润性生长,浸润乳腺皮肤、胸壁软组织或肋间神经,也可出现持续性难以忍受的烧灼痛。

(6) 反复发作的乳头乳晕炎症、皲裂,由于乳头的末梢神经特别丰富,对疼痛特别敏感,无论是糜烂、脱屑或结痂,都会发生刀割样疼痛,十分剧烈。

(7) 浆细胞性乳腺炎、非炎症性感染,疼痛也可很剧烈,发生突然,从最初的隐痛快速发展到刺痛,如合并感染,与急性炎症相似,但一般疼痛程度轻,临床不发烧,炎症会自动消退,但易反复发作。

(8) 乳腺的特殊性炎症,如结核,一般疼痛不明显。

(9) 乳头溢液极少伴有疼痛,除非伴有逆行性导管内感染。

2. 肿块　乳腺疾病常出现肿块。医生根据肿块出现的时间(病程)、部位(象限)、生长速度、肿块的数目、大小、质地、表面光滑度、边界、活动性,结合年龄、病史体格检查可作初步性质判断。

(1) 乳腺纤维囊性改变是最常见的乳腺良性改变(并不一定是疾病),约80%的25~45岁的育龄女性由于激素水平的不断变化,都有不同程度的此种改变。大部分表现为肿块与疼痛共存,肿块性质类似,可同时或先后或单一发生乳腺肿块,此种肿块称为乳腺组织增厚更适合,通常较小,直径1~3cm,质地较软或柔韧或坚韧,多扁平,个别有囊性感。也可呈大小不一的结节或条片状、团块状,边界欠清,可活动但不滑动,常随乳腺实质移动。肿块可随月经周期增大或缩小。

(2) 乳腺囊肿较小或体积虽然较大,但因张力不高,质地较软,可能无法扪及乳腺肿块。扪及的张力较大的囊肿可呈圆球状肿块,质地较韧伴波动感、边界清楚、表面光滑,常伴有周期性胀痛。病程可长达数年、数月,变化较多。

(3) 纤维腺瘤也可扪及肿块,球形或分叶状,边缘清楚,活动度大。大多数病例不伴疼痛。

(4) 乳腺恶性肿块通常是在普查或无意中自检发现的无痛性肿块,快速进行性长大(以月计),质地坚硬,表面不平,与周围组织有不同程度粘连,活动差,或与乳腺实质一起整体推动,有时伴乳头血性溢液,呈鲜红、暗红或咖啡色,腋下或锁骨上可扪及肿大淋巴结、局部皮肤水肿增厚、橘皮样变或乳头凹陷、退缩等。注意,恶性肿瘤较小时,临床可能无法触及肿块,在普查或因为其他缘由行乳腺 X 线检查,或其他影像学检查时偶然发现。一般认为,乳腺癌从细胞级发展到临床能够触及肿块,大约需要两年时间。

(5) 脓肿、脂肪坏死、浆细胞性乳腺炎、硬化性腺病等良性疾病均可触及肿块,边缘欠清,活动度差,与乳腺恶性肿瘤肿块常不能区分。

3. 乳头溢液　乳头溢液在正常非哺乳期妇女中罕见,异常分泌可分为生理及病理两类:

(1) 生理性溢液:可发生于哺乳期,或摄入引起高分泌性的药物,如避孕药、镇静剂和抗精神病等,如苯丁酮类及吩噻类、降压药(如利血平及甲基多巴)、H_2 受体阻滞药(如甲氰米胍、吗丁林等)、止痛药(如吗啡制剂、如美散痛等),一般中止用药后可停止分泌。有生育史的女性在月经周期中,分泌期后半段挤压双乳可以出现少量乳头溢液,透明略黄。生理性溢液不需要作乳腺导管造影检查。

(2) 病理性溢液:常常发生在非哺乳期,非药物性诱发的自行流出的乳头分泌物分两种:乳腺外型和乳腺内型。

乳腺外型:下丘脑垂体前叶有分泌功能的肿瘤,如垂体腺瘤或增生,分泌催乳素,血检催乳素高于正常人数倍。磁共振或 CT 可显示垂体肿瘤,对垂体微腺瘤可在医生指导下使用溴隐亭治疗,较大腺瘤可作垂体检查定位后用伽马刀破坏或外科手术切除,可停止分泌。乳腺外型乳头溢液常发生于双侧乳腺,可见乳头上多根输乳管开口乳汁样溢液,通常不需要行乳腺导管检查。

乳腺内型:乳腺导管内乳头状肿瘤,可单发也可多发,乳头一侧或双侧分泌血性或黄色液体,溢液量多少不一,早期无痛无肿块。可将乳头溢液做细胞学检查,查见瘤细胞,明确良恶性。根据溢液的导管口作乳腺导管逆行造影,可有助于确定病变的部位、范围,更有利于手术中定位切除病变导管。早期良性单一导管病变,术中组织冰冻,可保留全乳。临床多发、双侧病变占 10% 以上的病人,为防止遗漏恶变或细胞增生活跃病灶,术后应继续观察。因导管内乳头状瘤属于癌前疾病,恶变与多发成正比,故应尽早切除病灶,防止恶变。

乳腺癌偶侵犯大导管,可以出现乳头溢血。导管扩张症也可出现乳头溢液,往往呈褐色。

(二) 既往史

包括月经史、婚史、妊娠史、哺乳史、乳腺创伤(外伤或手术)史、妇科病史、家族肿瘤史。

1. 月经史　乳腺是多种内分泌激素的靶器官,其生长、发育及成熟都与激素有关。直接影响乳腺的激素主要是雌激素、孕激素和催乳素三种。雌激素和孕激素都可刺激乳腺组织的发育,在两种激素的协同作用下,乳腺可得到充分发育。垂体激素主要起调节作用,垂体前叶分泌催乳素可促使乳腺在妊娠哺乳期进一步发育并分泌乳汁。来经早、停经晚、经期长、周期规律、对乳腺发育有良好促进作用,但是,行经时间长也可能使乳腺癌的发病机会增加。规律的正常月经周期也反映正常的卵巢和子宫功能。生育期女性在经前期,由于乳腺细胞外水肿,不利于体检和摄影检查。

2. 婚姻史、妊娠史、哺乳史和乳腺创伤史　适龄结婚是对女性激素的正常调节,大龄未婚的女性是乳腺癌的高危人群。

初产年龄宜在 25 岁左右,30 岁以后妊娠分娩、不孕或不哺乳女性属乳癌高危人群。

哺乳可降低雌激素分泌,从而降低乳腺癌的发病率,对乳腺有保护作用,一般哺乳期应6~10 月。

对乳腺创伤史(外伤或手术)的了解便于排除乳腺癌,诊断乳腺脂肪坏死、瘢痕等。

3. 用药史、家族史　乳房局部炎症使用过中药外敷,其中矿物质可沉积于皮肤及乳腺组织内,腋窝区域近期使用过防狐臭的药物也可在局部皮肤遗留高密度物,这些均可在 X 线图像上类似乳腺钙化。某些药物可以导致生理性溢液。性激素替代治疗、不恰当的含激素的养颜保健药品、营养品的应用,都可能改变乳腺生理状态,甚至诱发某些乳腺疾病。

流行病学研究表明,乳腺癌有一定的遗传倾向,特别是母系家族中母亲、外祖母、姨妈、表姐妹等,危险性增加 2~4 倍。

(三) 体格检查及体征

1. 视诊　注意观察双乳大小轮廓是否对称、有无下垂,局部有无隆起、凹陷等轮廓变化,皮肤有无潮红、暗红、肿胀、有无橘皮样变,双乳头有无凹陷或方向偏移,乳头乳晕有无皲裂、湿疹、糜烂、溃疡、窦道、瘘管、结痂、溢液。

2. 触诊　主要目的是发现乳房内的肿块及腋窝、锁骨上肿大淋巴结有无,并判断其性质。病人可坐位或仰卧位。为防止遗漏乳房下部的肿块,仰卧位时应在检查侧背后垫一薄枕,使乳房移到胸壁前面平铺变薄。

触诊时,将乳房分成四象限、两区域(内上象限、内下象限、外下象限、外上象限和乳晕后、中央区)(图 7-1)自内上到内下,再由外下到外上至腋部,再到乳头乳晕中央区,最后到锁骨上区。用第 2~5 指平行方向逐一触摸,手指并拢,触摸应轻柔,切忌重按,利用指端最敏感的指腹轻轻地接触,有可能扪到 1cm 左右肿块(图 7-2)。因为绝大多数乳腺癌早期无疼痛、易忽视,故应仔细扪诊才可能有机会发现早期肿瘤。病人自查时,一般采用右手触诊左乳,左手触诊右乳。乳房外上部分组织最厚、病变多发、易遗漏。由于 30 岁以后乳癌发病率上升,除了自检,还必须每年到医院由乳腺专科医师进行检查。在检查手法上,注意切忌抓捏方式,抓捏易将正常或良性乳腺病变误认为肿块,对持续生长无痛硬性肿块应及时就医。

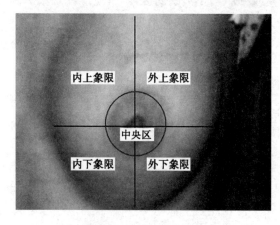

图 7-1　乳腺四象限分区

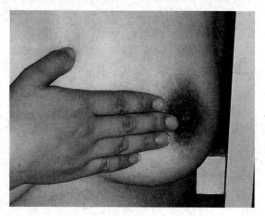

图 7-2　触诊

(四)实验室检查

1. **乳腺癌肿瘤标志物检测**　利用肿瘤组织或细胞所产生并释放入血液中的抗原或生物活性物质,可在一定程度上反映原发肿瘤的发生和发展,用于肿瘤的早期诊断和疗效评价及复发转移的检测(如 CA-125),但效果尚未达到理想。其他方法,如 CA-153、CEA、血清铁蛋白 SF、TSGF 总体特异性,敏感性尚不够高,但对乳腺癌病人术后连续检测评价是否肿瘤复发有一定参考价值。

2. **乳腺基因检测**　原癌基因的激活与抑癌基因失活一直是乳腺癌发生的重要机制。分子生物学及免疫组化法检测的癌基因,包括抑癌基因 DNA、mRNA 已应用于临床。目前,已应用于临床的原癌基因包括人表皮生长因子受体 -2(HER2,又称作 c-erbB2)、*NCL* 基因(如 *ras* 基因、*F16* 基因、*PS2* 基因、*NM3* 基因、*mdrl* 基因)对指导预后均有一定价值,尤其是血清 HER2 可作为反映肿瘤生长、复发或转移的检测指标。高血清 HER2 水平提示肿瘤的侵袭性,与临床分期、病情进展、无瘤生存期和总生存期有关,并能监测化疗效果,是重要的预后因素。

二、摄影技师对病史的补充记录

由于摄影技师在检查过程中与病人直接接触,这可能是放射诊断医师所不具备的,因此,摄影技师可获得病人的第一手资料,应将这些资料记录下来或由病人填写卡片,供放射诊断医师参考。

（一）摄影技师记录

1. 补充病史与体检　如临床医师记录不完整,摄影技师可将了解到的情况(如症状、病程、超声检查结果等)记录在乳腺摄影申请单上。

2. 补充体检　乳腺摄影申请单背面摄影技师记录栏里应有图 7-3 所示线条图。

体检发现乳腺肿块应标记如图 7-4 所示,并记录大小、质地、边界、活动度及有无触痛。

发现乳晕皮肤增厚、湿疹应标记如图 7-5 中右乳头周围区域点图。乳腺皮肤增厚红肿破溃标记如图 7-5 左乳内侧的点图。乳头内陷标记如图 7-5 左乳头处。扪及淋巴结肿大标记如图 7-5 右腋窝和锁骨上。

局部手术瘢痕记录如图 7-6 左乳,并应记录手术时间和病理诊断。一侧乳腺缺如记录如图 7-6 右乳,并应记录缺如时间和其原因。

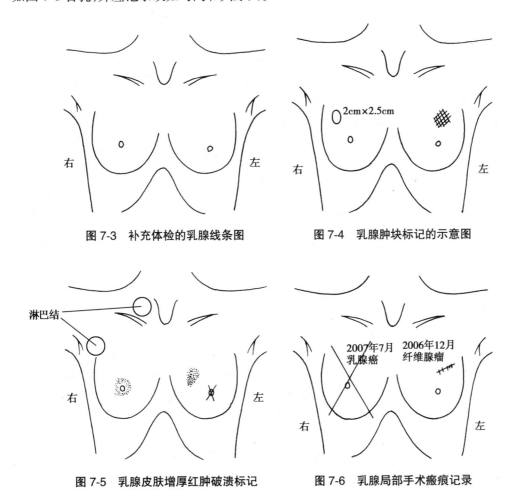

图 7-3　补充体检的乳腺线条图　　　　图 7-4　乳腺肿块标记的示意图

图 7-5　乳腺皮肤增厚红肿破溃标记　　　图 7-6　乳腺局部手术瘢痕记录

（二）病人须填写的卡片内容

一般资料:姓名、性别、出生年月、联系电话和通讯处(以备召回和随访)。

月经史:包括初潮年龄、绝经年龄、月经天数及间隔时间,末次月经时间。

生育史:生育数量、初产年龄。

激素使用史:是否使用性激素药物或含性激素的保健品、使用时间。

乳腺治疗史:是否曾行乳腺手术、原因、具体年月。乳腺是否接受过放射治疗、放疗时间。腋窝区域近期是否使用过预防体气药物。

乳腺创伤史:创伤方式及时间。

乳腺感染史:是否发生过乳腺感染及乳腺皮肤溃破、是否有乳腺外敷中药史及时间。

家族史:近亲中有无肿瘤病史,是否有人患过乳腺癌。

三、乳腺癌的临床概要

(一)乳腺癌的发病原因

我国乳腺癌发病有两个高峰,45~50 岁是第一高峰,以后逐步下降,60 岁是第二高峰。乳腺癌真正的病因至今未完全清楚,但是其发病和体内雌激素和孕激素有关(如初潮及绝经年龄、生育情况、避孕药等),有些和家族的遗传有一定关系。另外,乳腺癌的发病与生活方式也有关。

1. 乳腺癌的遗传因素　第一代亲属中(母亲、姐妹等)患有乳腺癌,就属于高危人群。研究发现,如果病人血液或肿瘤组织中含有 *BRCA1/2* 基因突变,同时,子女中也能查到 *BRCA1/2* 基因突变,那么子女就处于高危险状态。

含有 *BRCA1/2* 遗传基因突变的女性,一生中发生乳腺癌的机会大于 70%,同时发病的年龄较早,往往在 50 岁以前,并可能同时伴有卵巢癌。所以,遗传性乳腺癌一定要有 *BRCA1/2* 基因突变,一般家族中有多人发生乳腺癌的只称家族史,有家族史的人发病机会比正常人群高。但还要看她的家属发病年龄。如果第一级亲属的母亲在绝经后发生乳腺癌,那么,子女发生乳腺癌的机会比正常人群只多 20%,但如果母亲在绝经前发生乳腺癌,那么,子女发生乳腺癌机会会多 2 倍。另外,如果母亲是单侧发生乳腺癌,那么,子女发生乳腺癌的机会只是比常人多 1 倍,但如果母亲在绝经前发生,又是双侧乳腺癌,那么,子女发生乳腺癌机会比正常人群多 7~8 倍,这种情况下这些人群往往有基因突变。

在乳腺癌病人中,有家族史的一般占 20%~30%,而遗传性的乳腺癌,又占有家族史的 20%。所以,在所有病人中,约 5% 的病人有基因突变的遗传性乳腺癌,同时,伴有卵巢癌、双侧和 / 或发病年龄轻的乳腺癌。家族史不等于遗传素质。

2. 内分泌因素　内分泌情况和身体情况也有一定关系,如工作紧张、身体劳累、饮食等都会影响内分泌状态,可以使内分泌不规律。所以,很多女性都有由此所致的乳腺纤维囊性改变。如果有上皮不典型增生,称为“癌前期病变”,但这种情况非常少,跟乳腺癌的发生关系不大。

(二)发生乳腺癌的高危人群

1. 月经初潮年龄小于 12 岁或绝经年龄大于 55 岁者。乳腺癌的发生与雌激素的作用有关系。月经初潮早、绝经晚的人群,说明雌激素作用于乳腺的时间比较长。

2. 第一胎生育年龄大于 35 岁,或未生育、产后未哺乳者。哺乳可以降低乳腺癌的发生,但只有在正常生育和正常哺乳情况下,孕激素及胎盘分泌的雌激素才能起正常的保护作用。

3. 绝经后雌激素水平高或采用雌激素替代治疗。

4. 有乳腺癌家族史。

以上人群发生乳腺癌的危险性是正常人群的 1.3~3 倍。

（三）乳腺癌的临床分期

0 期：肿瘤未突破基底膜的导管内癌或称原位癌，在这个阶段治愈率高，五年生存率可达 100%。

1 期：肿瘤小于 2cm，腋窝淋巴结阴性且无远处转移。

2 期：肿瘤在 2~5cm 内，或肿瘤虽小于 2cm，但腋窝淋巴结有转移。

3 期：肿瘤大于 5cm，或区域淋巴结有多个转移，肿瘤可能浸润到胸肌或乳房的皮肤，但没有远处转移。

4 期：无论肿瘤大小和腋窝阳性淋巴结数目，只要有远处其他器官转移。

第二节　乳腺 X 线诊断基础与分析

一、乳腺组织学与激素的影响

（一）乳腺组织学

乳腺实质分布于胸壁浅筋膜浅层与深层之间，包括乳腺腺管、腺体和基质（部分纤维组织），又称作纤维腺体组织，乳腺实质周围为脂肪和结缔组织，即乳腺间质。

每个成年女性的乳腺有 15~20 个乳叶，各叶的导管向乳头集中后，形成一条输乳管开口于乳头，每个乳叶分成若干小叶。每个乳腺小叶又由 10~100 个腺泡构成。乳腺小叶外终末导管和小叶内终末导管、腺泡组成终末导管小叶单位（TDLU）。终末导管小叶单位是乳腺实质的功能单位，同时，乳腺大多数病理改变（包括乳腺癌）都起源于终末导管小叶单位。

终末导管或小叶从内向外组织学结构依次是：单层柱状或立方上皮、单层平滑肌或基底膜、上皮下结缔组织，包绕在终末导管和腺泡周围（管内型纤维腺瘤主要病理改变即是此层组织的过度增生）、终末导管周围弹力纤维和平滑肌（腺泡周围无此结构）、管周和腺泡周围结缔组织（40 岁以上未育妇女、老年妇女的乳腺及功能不活跃的乳腺常常表现为此层组织明显萎缩或缺少，而在正常乳腺活跃期此层组织明显增生。病理显示，此层组织异常增生则形成管周型纤维腺瘤，乳腺肉瘤也主要发生在此层，乳腺组织所有增生性病变均可见此层增生）；再外侧的结缔组织与身体其他部分结缔组织并无二致，通常不是乳腺病变的基础。

（二）内分泌激素对乳腺组织的影响

乳腺自青春期前期开始发育，受多种内分泌激素影响：雌激素使乳腺导管发育及脂肪纤维组织增生、孕激素主要使腺泡生长。生育期女性乳腺随月经周期增殖、分泌和随月经期而变化。妊娠后期和哺乳期乳腺腺泡和导管显著扩张，充满液体。绝经期及以后，乳腺实质逐渐退化、萎缩。

生育期女性乳腺随月经周期变化可能非常大，主要是由于调控卵巢功能的上级机构（下丘脑和脑垂体）与卵巢之间相互作用使雌激素、孕激素发生周期性分泌变化后，再作用于乳腺组织的结果。实质上，是下丘脑 - 垂体 - 卵巢轴周期性功能变化的一种外在表现。

每个月经周期中乳腺组织和子宫内膜的变化可分为 3 个阶段：

1. 月经期　历时 4~5d。由于血液中孕激素和雌激素降到最低水平，同时，子宫产生前列腺素，共同导致螺旋动脉痉挛，从而瓦解子宫内膜的血液供应，引起子宫内膜坏死脱落而出现月经血。此时,血液中雌激素从最低水平开始回升,乳腺组织肿胀逐渐消退。

2. 增殖期　增殖期(就卵巢的变化而言,又称卵泡期)历时约 10d,即月经周期第 5~14d。卵巢中的卵泡生长,分泌的雌激素愈来愈多,使血液中雌激素水平逐渐升高,直至排卵。子宫内膜修复、逐渐生长增厚、子宫腺体也随之生长,乳腺导管及脂肪纤维组织亦逐渐增生。

3. 分泌期　分泌期(就卵巢的变化而言,又称黄体期),历时 14d 左右,即月经周期第 15~28d。此期开始于卵巢排卵后,雌激素水平有所降低,成熟的卵泡排卵后生成黄体,黄体的分泌使血液中孕激素水平迅速到达高峰。孕激素能使已增厚的子宫内膜中血管增生、充血,并使子宫腺体扩张弯曲而分泌黏液。这些内膜变化有利于受精卵着床(受孕),同样,孕激素也促使乳腺腺体增生,组织增厚。如果受孕,乳腺组织会在雌激素(部分来源于胎盘)和孕激素的双重作用下持续增生,为哺乳做好准备。假如在这次月经周期中未受孕,黄体就会因得不到有关激素的支持而发生萎缩,停止分泌孕激素,结果,雌激素、孕激素降到极低水平,由于肥厚的子宫内膜失去激素的支持,发生坏死、出血和脱落,开始进入月经期。乳腺组织失去激素的支持也会发生组织水肿、导管和腺泡内液体潴留,部分人会出现乳腺胀痛、乳腺增厚变硬等不适感觉。

生育期女性的乳腺会随月经周期而出现复旧、增生、退化等往复循环的周期性变化,因此,女性乳腺 X 线摄影和自我乳腺体检最好选择在乳腺组织复旧后或再次增生初期,亦即月经来潮后 7~10d。在分泌期行乳腺 X 线检查可能因乳腺组织含水量增加而出现实质密度增高,降低自然对比,从而遗漏病变。同样,在分泌期行乳腺触诊也可能无法扪及乳腺肿块,或把退化水肿的乳腺组织误认为是肿块。因此,分泌期尽量不要安排乳腺体检或 X 线摄影。

二、乳腺组织结构与 X 线影像密度

采用不同程度的黑白影像(灰阶)反映人体组织的密度与厚度,即 X 线影像密度(density,通常简称"密度")。影像密度分为高密度(如钙化、金属异物)、中等密度(如肌肉、腺泡、导管、纤维组织、血管、皮肤及水)和低密度(如空气、脂肪)三种。密度较高又可表述为致密,呈白影;密度减低亦可称为透明或透亮,呈黑影。在乳腺 X 线摄影中,正常乳腺组织结构表现为中等密度。同时,乳腺的 X 线表现还与年龄、内分泌状态有关。

乳腺图像质量会影响放射科诊断医师发现病变的能力。在数字化图像中,通过调节窗宽窗位,可以获得观察质量极佳的图像。使用模拟成像系统时,必须掌握好图像的对比度,不应追求乳腺整体轮廓的显示,而应注意分辨乳腺实质影像的清晰度。宁可使皮肤皮下脂肪组织过黑,也不可使乳腺实质影像太亮,因为,皮肤皮下脂肪组织过黑可使用强光灯观看,但乳腺实质影像太亮,则可能使发生于其中的病变(如微小钙化点、小肿块和小范围乳腺结构紊乱等)难以发现。质量上乘的 X 线图像能够正确显示乳腺结构:

1. 乳头　突出于乳腺轮廓外的中等密度影,一般呈类圆形,乳头顶部可略有凹陷。乳头可因发育变异而稍呈扁平状,甚至出现乳头凹陷,年轻未生育者乳头常较小。

2. 乳晕　密度稍高,尤其是处于切线位置上时,乳晕皮肤厚度大于乳腺其他区域皮肤,为 1~5mm。

3. 皮肤　在切线位厚度 0.5~1.5mm,密度中等,乳腺下方邻近胸壁反褶处皮肤可略厚。

4. 皮下脂肪　呈低密度或称透亮,其内可见致密的静脉及乳房悬韧带阴影。皮下脂肪

在青春期及成年消瘦者中较薄,肥胖者较宽。老年乳腺实质萎缩为脂肪后,皮下脂肪层内脂肪与乳内脂肪组织混为一体,无法区分。

5. **乳房悬韧带** 该韧带发育较好时,可在皮下脂肪与乳腺实质交界区观察到,表现为致密的狭长三角形影,其底边融于浅筋膜浅层,尖指向乳头方向。当纤维增生、炎症及癌瘤侵犯时,乳房悬韧带可以增厚、扭曲、排列方向改变等。乳腺深层的乳房悬韧带通常与乳腺实质密度相似而不能分辨。

6. **乳腺导管** 平片通常难以准确认定,偶尔在乳晕后方可发现自乳头向乳腺深部伴随其周围结缔组织走行的大导管致密影,更深部的乳腺导管可与纤维组织形成线样阴影,在脂肪丰富实质较少的乳腺易于显示,可统称为乳腺小梁。乳腺导管碘剂造影可以显示呈树枝状的高密度导管影。乳叶导管的变异较多,视二级分支数量和开口部位将其分为单支、双支和多支等类型。有时可发现小叶外终末导管及小叶内腺泡显影。

7. **乳腺实质(纤维腺体组织)** 由乳腺小叶及其周围纤维组织融合而成的片状中等密度影,边缘模糊,但乳腺实质边缘在与浅筋膜浅层或深层毗邻处较清楚。乳腺实质内可间有低密度脂肪等间质组织,乳腺内实质与间质的比例、分布等变异较多,并随年龄、内分泌水平的变化而发生改变,总体趋向是年轻女性乳腺实质更丰富,间质相对较少,故乳腺密度较高;随着年龄增加,乳腺实质逐渐退化减少,甚至完全消失,间质组织则逐渐增多,所以,乳腺密度降低。生育期卵巢功能正常的女性在月经期后,乳腺组织复旧,密度相对较低;月经前期及月经早期乳腺内液体量增加,密度相对增高。妊娠期及哺乳期乳腺实质组织增生显著,乳腺密度增高。通常双侧乳腺实质的表现相似,具有同步性和对称性。乳腺中央区和外上象限实质较多,退化较乳腺其他区域为晚。

8. **乳后脂肪层及胸肌** 乳腺实质与胸肌之间可见透亮的脂肪层即乳后脂肪层。在实质丰富的乳腺,乳腺实质后界(即浅筋膜深层)紧贴胸肌,此时,乳后脂肪层表现为宽 0.5~2mm 的透亮线,称为乳后脂肪线。胸肌在头尾位上可显示少部分,在内外斜位上腺前胸大肌显示较多,呈中等密度。

9. **乳腺血管** 正常时主要显示乳腺静脉,位于皮下脂肪层内,呈粗细均匀的细条状致密影。其粗细、分布多寡在双乳应大致对称。

10. **腋前及乳腺内淋巴结** 腋前淋巴结和乳内淋巴结均可显示,正常影像是侧位呈肾形,轴向呈环形,中空的是淋巴结门,为脂肪充填呈低密度,其实体部分呈中等密度。乳腺内淋巴结常较小,大多出现在外上象限。腋前淋巴结有时较大,甚至直径大于 2cm,但是,只要能观察到透明中空的淋巴结门,通常应考虑为正常淋巴结。

三、乳腺实质的 X 线分型

乳腺实质的分布、形状及其多寡,与遗传、年龄、内分泌状态有关。不同女性,其乳腺实质的丰富程度有很大差异,在 X 线影像上有不同表现。正确认识这些表现,进行乳腺实质分型,有助于采用适当的曝光条件进行乳腺摄影,也有助于发现乳腺异常,正确诊断疾病。双侧乳腺实质的大体形态相似,故乳腺实质分型双乳相同。

乳腺实质分型的原则是分型必须简明易记,并且具有临床使用价值。

根据乳腺实质与脂肪成分的含量对比,乳腺实质简单的分型是两种:实质丰富型(或致密型)和实质退化型(或萎缩型)。

1976 年美国人 Wolfe 将乳腺实质分为四型(图 7-7~ 图 7-10):

1. N1 型　指乳腺结构全部或几乎全部由脂肪组织构成,在透亮的脂肪背景上可以看到"乳腺小梁"的表现。随年龄不同,其表现可略有不同。年轻女性有时可见到一些残存的致密区,30 岁以上女性,呈此型表现者约占 41.4%。

2. P1 型　指乳腺主要由脂肪组织组成,但在乳晕下区或外上象限,可见念珠状或索条状导管影,边缘较模糊,大小自 1mm 至 3~4mm,范围不超过全乳体积的 1/4。30 岁以上的女性人群中,约 26% 呈此型表现。

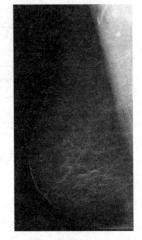

图 7-7　Wolfe 乳腺分型 - N₁ 型

3. P2 型　与 P1 型的表现大致相似,但其范围较广,超过全乳 1/4,甚至遍布全乳。念珠状阴影融合成较大的斑片,但其周围仍保持模糊的特征,30 岁以上女性人群中占 26%。未曾生育过的女性,到老年时,常呈 P1 或 P2 型表现。

4. DY 型　乳腺实质的密度普遍增加。X 线上呈现大片致密区,占乳腺大部或全部。可在致密区间夹杂大小不等的脂肪岛影,也可密度均匀。在组织学上,此型常有韧带样纤维增生、腺病及小的囊性增生。30 岁以上女性中,7% 呈此型表现。

5. QDY 型　X 线表现与 DY 型相同,但年龄在 40 岁以下。青春期女性多属此型。

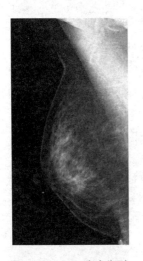

图 7-8　Wolfe 乳腺分型 - P₁ 型

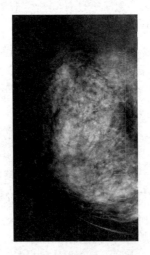

图 7-9　Wolfe 乳腺分型 - P₂ 型

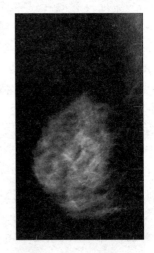

图 7-10　Wolfe 乳腺分型 - DY 型

Wolfe 根据大量的随访资料,认为 P₂ 型和 DY 型乳腺属于乳腺癌危险组。并且,他发现乳腺实质类型在妇女一生中可有改变,50 岁以后,乳腺实质类型才比较固定。

除 Wolfe 法外,徐开琰等将正常乳腺分为 7 型:致密型、分叶型、团块型、束带型、串珠型、萎缩型及消瘦型。徐光炜等(1990)提出将正常乳腺分为 4 型:致密型、透亮型、索带型及混合型。这些 X 线分型方法是针对中国女性提出的,在临床也曾被广泛使用。

在生长发育过程中,乳腺受各种因素的影响而不断发生变化,因此,各种分型也不是绝对的。随年龄增加或其他生理、病理因素变化,此型可向其他型转变。

其后,瑞典人 Tabar 提出了新的乳腺实质分型方法,并揭示乳腺实质的演变规律。其分型如下:

Ⅰ型　正常的纤维腺体组织和间杂其间的脂肪组织。

Ⅱ型　乳腺实质完全由脂肪替代。

Ⅲ型　乳晕后导管周围纤维化形成条索,其余区域为脂肪。

Ⅳ型　小结节和粗线条影(腺病)。

Ⅴ型　弥漫片状影(纤维化)。

Tabar 的Ⅱ到Ⅴ型分别相当于 Wolfe 的 N_1、P_1、P_2、DY 型。Tabar 认为:Ⅰ型经过若干年后转变为Ⅱ型或Ⅲ型;Ⅳ型和Ⅴ型经过若干年后不发生转变。

近几年,普遍使用美国放射学会(American College of Radiology,ACR)制定的乳腺报告和数据管理系统(BI-RADS),将乳腺的 X 线影像分为四型:

BI-RADS a 型(脂肪型):双乳几乎均为脂肪。

BI-RADS b 型(散在纤维腺体型):纤维腺体密度小区域性分散存在。

BI-RADS c 型(不均匀致密型):双乳不均匀性致密,可遮掩小肿块,分为弥漫和局限 2 种情况,局限致密可发生在单侧乳腺。

BI-RADS d 型(极度致密型):双乳极度致密,使乳腺 X 线摄影敏感度降低。ACR 乳腺实质分型简明扼要,实用性强,目前,应用更普遍,值得推荐。

四、乳腺病变的基本 X 线征象

(一) 肿块

肿块是指在两个摄影体位(CC 位和 MLO 位)图像上均能见到的有一定外凸轮廓的占位性病变。观察肿块要注意其形状、边缘、密度、大小和伴发征象。注意,X 线所见肿块并不一定与临床触及肿块完全吻合。X 线图像上发现的肿块,临床不一定能扪及(因病灶太小或质软);临床扪及的肿块,X 线图像上亦可能因为病人乳腺实质丰富而被掩盖,未能发现。部分病例肿块周边伴有浸润和水肿,扪诊常比 X 线影像显示的肿块范围要大。没有反映肿块血流情况的 B 超可将孤立的正常乳腺实质(腺体岛)误以为是肿块,X 线影像却未见异常征象,遇此情况可建议复查彩色多普勒超声或 MRI。

1. 肿块形状

(1) 圆形:肿块形状呈圆形或球形。

(2) 卵圆形:肿块呈蛋形或椭圆形,包括 2~3 深分叶(图 7-11)。

(3) 不规则形:病灶的形状与上述任何一种形状不符。

2. 肿块边缘

(1) 边缘清楚:境界锐利(至少 75% 的边缘清晰,其余部分可能因组织重叠而不清晰),与周围组织之间分界清楚,提示肿块周边无浸润。部分边缘清楚的肿块边缘可见低密度晕征,是由于肿块周围有厚度均匀的薄层脂肪环绕,呈低密度环线,可连续,也可间断,厚度小于 1mm,称为透明晕圈征,出现此征的肿块几乎均考虑为边界

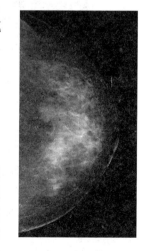

图 7-11　乳腺肿块影像

清楚(图 7-12)。

(2) 微小分叶:边缘呈多个浅分叶或波浪状。

(3) 边缘模糊 / 遮蔽:肿块的边缘因与周围正常纤维腺体组织重叠,使得其边界模糊。当肿块边界因重叠所致模糊的比例超过 25% 时,可将边缘特征归为边缘模糊或遮蔽。边缘模糊多见于恶性病变(图 7-13),影像上有时易与边界不清混淆。此时可在边缘模糊局部采用小压迫器进行点压摄片,局部加压可是局部重叠的组织分离开,使肿块与周围正常纤维腺体组织彻底分离,从而更好地显示肿块的边缘。

(4) 边缘不清:肿块向周围浸润生长,边缘与邻近组织分界不清,看不清楚肿块轮廓及其确切的边缘。部分病例肿块在局部有条片状影伸向外周,形如彗星尾,故称为彗尾征,常常代表恶性肿瘤的浸润。

(5) 毛刺:从肿块边缘向周围辐射出长短不一的线样阴影,亦可称作白星状影,见后述。

3. 肿块密度　包括高密度、等密度、低密度和含脂肪密度。评价肿块密度高低要与同侧或对侧正常乳腺纤维腺体组织相比较。高于正常纤维腺体密度即为高密度、与正常纤维腺体密度相似即为等密度、低于正常纤维腺体密度即为低密度、肿块内含有透亮的极低密度即为含脂肪密度。大多数乳腺癌密度较纤维腺体组织略高或相等,密度较其低者罕见。乳腺癌本身绝不会含脂肪(呈透亮影),因此,含透亮脂肪密度的肿块,几乎无一例外都是良性病变,如脂肪瘤、后期积乳囊肿(图 7-14)、积油囊肿、错构瘤等。

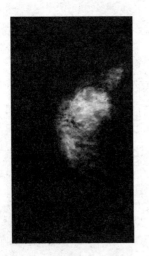 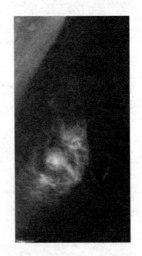 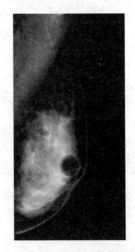

图 7-12　良性透明晕圈征　　图 7-13　恶性透明晕圈　　图 7-14　低密度阴影
　　　　　　　　　　　　　　　征,且有分叶　　　　　　(后期积乳囊肿)

(二) 钙化

钙化是乳腺 X 线影像上的常见的重要征象。大约 80% 的 45 岁以上女性可在乳腺 X 线影像上发现钙化,但仅有 20% 为恶性钙化。很多早期原位乳腺癌在影像上仅表现为钙化,因此,钙化对于乳腺癌的检出和鉴别非常重要。在所有的乳腺影像检查中,X 线摄影对钙化最敏感。钙化可以单独存在或伴随其他征象出现。

钙化需从形态和分布两方面描述。

1. 钙化形态　形态上可分为典型的良性钙化、可疑恶性钙化。

(1) 典型的良性钙化：

1) 皮肤钙化：中心呈透亮改变；切线投照位于皮肤。

2) 血管钙化：管状或轨道状钙化。

3) 粗糙或爆米花样钙化：钙化较粗大、密度较高，为纤维腺瘤钙化的特征表现。

4) 大杆状钙化：发生于大导管内的钙化，直径通常大于 1mm，可呈分支状，有的可呈中央透亮改变，常见于分泌性病变，如浆细胞性乳腺炎和导管扩张症。(图 7-15)。

5) 圆形钙化：常发生在腺泡内，多发者可大小不一。小于 0.5mm 的，可称其为"点状"钙化，点状钙化呈线样或段样分布时，不能完全除外恶性可能。

6) "环形"或者"蛋壳样钙化"：壁薄，常小于 1mm，为球形物表面沉积的钙化。见于脂肪坏死或囊肿(图 7-16)。

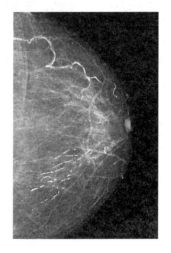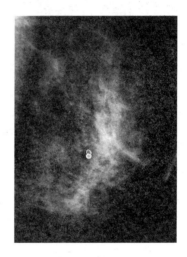

图 7-15　动脉钙化分泌性钙化　　　　图 7-16　环状钙化

7) 牛奶样钙化：腺泡或小叶内导管内的钙化。在头尾位上表现为小圆形或不定形状。在侧位上边界明确，表现为半月形、曲线形或线性等。

8) 缝线钙化：钙质沉积在缝线材料上所致，尤其是在放疗后常见。典型者为线形或管形，绳结样改变常可见到。

9) 营养不良性钙化：密度较高、体积较大。常认为是纤维化所致钙化。形态不规则，多大于 0.5mm，可呈中空状改变。

(2) 可疑钙化：

1) 不定型或模糊钙化：密度较浅淡，边缘模糊，无典型特征。弥漫性分布常为良性表现；而呈簇状、区域性、线样和段样分布需请临床活检。恶性可能性大约为 20%。

2) 粗糙不均质钙化：密度较高，钙化多大于 0.5mm，钙化形态不一致，可为短棒状、三角形或不规则形，可出现在良性的纤维化、纤维腺瘤和外伤后的乳腺中，也可见于恶性乳腺癌，需要结合其分布情况。恶性可能性约为 15%(图 7-17)。

3) 细小的多形性钙化：钙化大小形态不一，直径常小于 0.5mm，密度较浅淡。恶性可能性约为 29%(图 7-18)。

4) 线样或线样分支状钙化(铸形钙化)：表现为细小杆状，可呈分支状改变，直径小于

0.5mm,走行不一。提示钙化位于小导管内,是原位癌常见的征象。恶性可能性为 70%(图 7-19)。

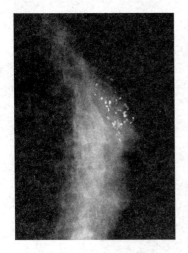 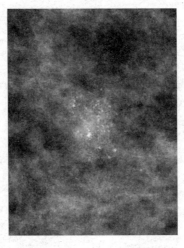 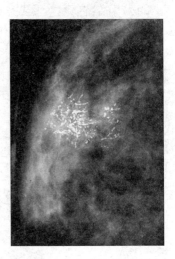

图 7-17 导管内癌钙化　　　图 7-18 多形性点状成簇钙化　　　图 7-19 分支状线状铸型钙化

2. 钙化的分布　对于提示乳腺良恶性病变有帮助。

(1) 弥漫或散在分布:多为良性病变,常为双侧性。

(2) 区域性分布:是指较大范围的分布(大于 2cm),常常不按照象限分布,不能用导管样分布来描述,这样的钙化需要结合其形态来综合分析。

(3) 成簇分布:是指 5 枚以上钙化占据在一个较小的空间内(1~2cm),良恶性病变都可以有这样的表现;

(4) 线样分布:钙化排列成线形,多提示原位癌可能。

(5) 段样分布:提示病变来源于一个导管及其分支,也可能发生在一个叶或一个段叶上的多灶性癌,尽管良性分泌性病变也会有段样分布的钙化,但是,如果钙化的形态不是典型良性特征时,首先需考虑其为恶性钙化。

总的说来,乳腺良恶性的 X 线特点是:良性常常表现为边缘清楚、密度均一、体积较大、密度较高、具特定形状;恶性钙化则边缘模糊、密度较低且不均匀、体积较小、形态不规则。

(三) 结构扭曲

结构扭曲可以单独出现,表现为从一点向周围发出的放射状细线影,中心没有明确的占位效应,周围实质结构扭曲、密度可有增高,或乳腺实质边缘收缩、变形。由于国人乳腺较为致密,结构扭曲容易被正常纤维腺体组织掩盖,此外,由于正常腺体组织间的重叠,也经常出现假结构扭曲。在 X 线误漏诊病例中,最常见的就是结构扭曲。随着 X 线断层融合技术(DBT)的广泛应用,结构扭曲征象检出及诊断的准确性越来越高了。结构扭曲也可以合并肿块、钙化或非对称性致密,成为伴随征象。如果没有局部手术或外伤史,结构扭曲应考虑为乳腺癌或放射状瘢痕,建议进一步病理活检。放射状细线影根据有无中央肿块(星核)可分为白星(肿块伴毛刺)和黑星(结构扭曲):

1. 白星即肿块伴毛刺　在放射状细线影中央区域出现肿块(星核),由于肿块致密在图像上呈白色,故称为白星状影(图 7-20)。常见于乳腺癌(尤其是浸润性导管癌中的硬癌,小叶癌也可出现此征象),提示肿瘤周围有较多结缔组织增生、浸润等。

2. 黑星即结构扭曲　在放射状细线阴影中未见到确切致密的肿块星核。毛刺可向四周放射状排列(图7-21)。多见于脂肪坏死、硬化性乳腺病、放射状瘢痕等,但是,少部分乳腺癌也可能表现为黑星状影。因此,发现黑星状影均应行病理活检。

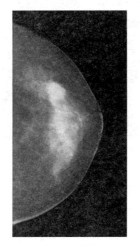 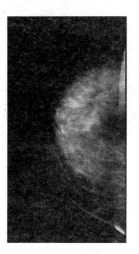

图 7-20　白星状阴影征象　　　　图 7-21　黑星状阴影征象

(四) 非对称性致密

与肿块不同,非对称致密缺乏外突的边缘,无占位效应。和对侧乳腺比较,致密影又可称为非对称性致密。常常分成四种情况:

1. 非对称性致密　仅一个投照位置可见,多为腺体间重叠所致。

2. 大范围非对称性致密　乳腺较大范围(至少一个象限)的不对称致密。通常代表正常变化或是受内分泌影响所致的改变,其中经常含有散在的脂肪组织。

3. 局灶性非对称性致密　两个投照位置均可见的局灶性不对称致密,不能完全除外恶性可能性,应建议病人随访(图7-22)。

4. 进展性不对称致密　对照既往片子,局灶性不对称致密密度较前增高或范围增大时,称为进展性不对称致密,应积极建议活检。

(五) 其他征象

1. 乳头、皮肤改变　皮肤增厚成橘皮样可为局限或弥漫,厚度大于2mm(图7-23)。乳头回缩内陷可为先天发育性原因所致,常为双侧性,自乳腺发育膨大时就出现。病理性的乳头回缩,可由炎性病变或乳腺癌所致的纤维收缩引起,可伴有其他征象。当乳晕皮肤增厚、乳头回缩与其后向深面逐渐变细的增厚浸润的导管纤维结构相连时,形如漏斗,故称为漏斗征,通常是恶性征象。

2. 腋窝淋巴结肿大　X线摄影对于评价腋窝淋巴结有无转移的准确性不高。评价淋巴结有无转移需参考淋巴结大小、形态(纵横比例)、密度。正常淋巴结称为长圆形(肾形),短径<1cm,如果淋巴结门由脂肪充填则无论淋巴结大小均考虑良性可能。淋巴结呈圆形或分叶状,短径大于1cm、密度增高、含脂肪淋巴结门消失时需考虑转移可能。

3. 小梁结构增粗　乳腺整体密度增高,可见粗网格样改变。多为引流静脉或淋巴管梗

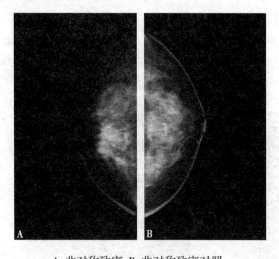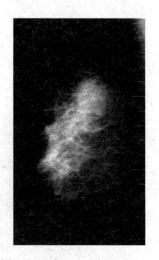

A. 非对称致密；B. 非对称致密对照。

图 7-23　血运增加

图 7-22　局灶性非对称性致密因缺乏外突的边缘
而可与肿块鉴别

阻所致,可见于乳腺癌淋巴管转移、心力衰竭病人。

4. 乳腺孤立性导管扩张　此征象较为少见,为单侧性乳头后管状或分支状结构,可能代表扩张或增粗的导管。可能是导管原位癌的一种表现。

（六）导管造影异常征象

1. 导管充盈缺损　表现为导管内占位病变,使造影剂不能充盈而出现的高密度缺失的征象（图 7-24）。最常见的原因是大导管乳突状瘤。

2. 导管中断破坏　含造影剂的导管突然变细中断,或导管一侧管壁破坏,形态不规则,提示导管被肿瘤侵蚀。

3. 导管扩张　大多出现在一二级导管,表现为导管柱状或囊状扩大（图 7-25）。柱状导管扩张应该与月经前生理性导管增粗潴液鉴别,病理性改变往往呈多节段性,导管粗细不

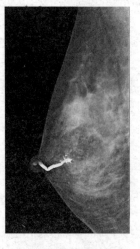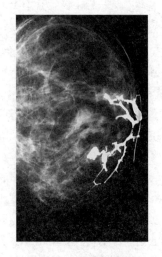

图 7-24　导管乳突状瘤　　　　图 7-25　导管扩张症

均,并在临床方面伴有乳头陈旧性出血(咖啡色溢液),生理性导管扩张导管增粗较均衡,一般不伴主动性乳头溢液。

4. 导管外造影剂聚集及淋巴管显影　最常见的原因是造影不成功,造影剂外漏入导管周围间质内,并可能出现自乳晕区伸延至腋窝的显影淋巴管。

第三节　乳腺 X 线报告书写规范

1992 年,美国放射学院(ACR)为了规范乳腺 X 线诊断报告,制定的乳腺影像报告和数据系统(Breast Imaging Reporting and Database System,BI-RADS),2013 年 X 线摄影的第 5 版 BI-RADS 问世,同时,乳腺超声与乳腺 MR 更新至第 2 版。

一、诊断描述与报告用语

乳腺 X 线报告应采用乳腺影像医师、乳腺外科医师及乳腺病理医师达成共识的术语来进行描述。应包括以下两点:

1. 描述乳房纤维腺体组成的四类　即 a(脂肪型)、b(散在纤维腺体型)、c(不均匀致密型)、d(致密型)

2. 描述乳腺内的主要征象　肿块、钙化、结构扭曲、不对称、乳腺内淋巴结、孤立性导管扩张、皮肤病灶,及伴随征象:皮肤增厚、乳头回缩、乳晕皮肤增厚、小梁结构增厚、腋窝肿大淋巴结等。

二、报告书写规范

一份完整的乳腺 X 线报告应包括以下几点:

(一) 临床适应证

即本次检查的目的:筛查或诊断? 检查者是否具有临床症状、外科体格检查是否具有阳性体征,这对于技师摄影时的摆位及投照条件的选择都很重要,对也有助于诊断医师对征象的评价。

(二) 乳房构成

2013 版 BI-RADS 将乳房构成分为四类:a 脂肪型,几乎全部由脂肪构成,X 线诊断的敏感性和特异性均较高;b 散在纤维腺体型,纤维腺体散在分布;c 不均匀纤维腺体型,纤维腺体分布不均,腺体致密的部位有可能掩盖小的病灶;d 致密型,乳房密度高,容易漏诊病灶。其中 c、d 型乳房 X 线诊断效能较低,有可能漏掉小的病灶,临床医师应适当地选择超声或 MR 进行补充检查。

(三) 征象表述

乳腺 X 线主要征象包括肿块、钙化、结构扭曲、不对称。其他征象,如乳腺内淋巴结、孤立性导管扩张、皮肤病灶。相关 / 伴随征象,皮肤回缩、乳头回缩、皮肤增厚、小梁增厚、腋窝肿大淋巴结等。乳腺 X 线影像中如发现上述征象都应进行描述。

同时,还应对病灶进行准确定位:首先,写出侧别(左乳或右乳);其次,病灶的位置及深度。病灶的位置描述:包括钟点描述和象限描述。钟点描述,即面对病人,其乳房呈钟面观(1~12 点);象限描述,即以乳头为中心将乳房其分成四个象限(外上象限、内上象限、内下象限及外下象限)和中央区及乳晕后。病灶的深度描述:平行于胸大肌前缘将乳腺按前后分为前、中、后三部分。最后应测量病灶到乳头的距离。如病灶位于右乳,外上象限10点钟,前1/3,距乳头3cm。

导管造影时,病灶的测量是以乳头基底为准向乳腺内测量,报告导管病变的准确位置。

(四) 与既往 X 线影像比较

乳腺内的异常征象不能完全除外恶性可能时(BI-RADS 3 类),需要对病灶进行随访(动态观察),如果连续观察两年以上,病灶无变化或缩小,则认为良性可能;如果病灶进展,则认为恶性可能大,应积极建议穿刺活检。所以,与既往检查进行对照非常重要。

(五) 结论及建议

乳腺影像学报告和数据系统 BI-RADS 评价分成了不定类别(0 类:category 0)和最终类别(1~6 类:ctegories 1,2,3,4,5,6):

BI-RADS:0 类(未定类,需结合其他影像学资料分析)。

BI-RADS:1 类(未发现病变)。

BI-RADS:2 类(肯定良性)。

BI-RADS:3 类(良性可能大,需通过随访证实,建议 6 个月后复查随访)。

BI-RADS:4A 类(恶性可能很小,但需要活检)。

BI-RADS:4B 类(中等疑似恶性,建议活检)。

BI-RADS:4C 类(中等稍强疑似恶性,建议活检)。

BI-RADS:5 类(高度疑似恶性)。

BI-RADS:6 类(已活检证实恶性)。

1. 0 类(category 0) 多用于乳腺筛查,即目前的影像资料无法评价病变的真伪及性质,需要更多的临床或其他影像资料进行补充,如临床病史、既往影像资料,或加摄其他 X 线摄影体位、超声或 MRI 补充检查方法(注意:并未推荐红外热图或 CT)。当临床及影像资料收集完整后,整合这些影像学检查的内容,再完成最终类别的评价,得出综合的诊断评价分类。对照旧片可以降低病人召回率。然而,对照并非总是必须,在缺乏任何阳性发现的情况下,先前的照片仅仅约 3%(35/1 093)是有帮助的。只有乳腺 X 线摄影确定有某些改变,需要旧片比较时才将其临时定为 0 类。这常常包括可能代表正常变异的局灶性非对称改变,或者 X 线影像显示边缘清楚的肿块,它们可能已经在先前的图像上存在。

如果没有旧片比较,就应该进一步检查(如加摄点压放大片、内侧扩展头尾位、外侧扩展头尾位、导管造影、超声检查及 MRI)。在我国,一些妇女乳房脂肪较少,实质丰富,乳腺组织缺乏自然对比,也需要采用其他影像学方法(如超声、MRI)进一步检查,也可将其评价为 0 类。注意,0 类适合于筛查性乳腺 X 线摄影。而对于诊断性乳腺 X 线摄影来说,则没有必要使用 0 类,应在多种影像学资料对照分析后给予最终的分类评价。

2. 1 类(category 1) 乳腺摄影显示乳腺结构清楚而没有肿块、钙化、结构扭曲等征象显示。腋前份淋巴结显示低密度的淋巴结门(侧面观)或者中央低密度(淋巴结门的轴向观)均视为正常淋巴结,属 1 类。

3. 2 类(category 2) 肯定的乳腺良性肿块(如纤维腺瘤、脂肪瘤、单纯囊肿、积乳囊肿、积油囊肿、错构瘤)、肯定的良性钙化(如血管钙化、皮肤钙化、大杆状钙化、圆形钙化、壳状环状、牛奶样钙化、营养不良性钙化、缝线样钙化等)均属此类。但是,肿块边缘清楚并不是排除恶性病变的必然条件,对于年龄超过 35 岁的妇女,应该注意扪诊,并召回旧片进行比较,或者随访观察其变化,因此,可能分别被评价为 0 类或 3 类。

4. 3 类(category 3)　3 类(可能良性,恶性可能性 <2%)所描述的发现几乎为肯定良性。必须强调的是,此类并非是不确定的类型,但是对于乳腺 X 线摄影来说,它的恶性概率小于 2%(即几乎都是良性的),影像医师希望通过随访而确定其为良性。其表现被逐渐认识:包括局灶性不对称、线样或段样排列的点状钙化、边界光滑锐利的圆形肿块。BI-RADS 3 类,一般不建议用在首次筛查中;若临床体格检查阳性(触及肿块或乳头溢液等)不建议分在此类;随访过程中新出现的征象或病变有进展时,也不建议分在 3 类,而应分在 4 类,建议积极活检。

BI-RADS 3 类病灶建议 6 个月采用单侧摄片短期随访。如果病变没有变化,建议 6 个月后双乳随访(即在最初发现后 12 个月随访)。如果第二次双乳随访未观察到其他可疑之处,则报告为 3 类,建议进行典型的 12 个月后双乳随访(即首次检查后 24 个月随访)。如果接下来的随访(第 24 个月随访)仍然没有发现改变,最后的评估可能就是 2 类(良性),当然也可能结合临床慎重考虑为 3 类(可能良性)。根据文献报道在 2~3 年稳定后,最终的诊断可能改变为 2 类(良性),但还是需要随访,必要时还进行放大摄影。如果病变在随访中出现增大,应建议归入 4 类,进行活检,而不是继续随访。

由于临床医生或病人恐惧肿瘤而不愿意随访等原因,3 类可能被立即活检,在这些病例中,最终的诊断评估分类应该基于恶性的危险性,而不是基于所提供的处理。

恰当的 3 类评定需要审核医生的实践能力。评定在这类病例的恶性率应该小于 2%。

5. 4 类(category 4)　4 类用来表示可疑恶性,应建议活检,其恶性的可能性为 2%~95%。

(1) 4A 类(恶性可能性 2%~10%):4A 类用来表述需要活检,但恶性度较低的病变。其病理报告不期待是恶性的,组织学或细胞学检查为良性结果后常规随访 6 月即可。此类包括一些可扪及的 X 线显示边缘部分清楚而超声提示可能为纤维腺瘤的实体性肿块、可扪及的复杂性囊肿或可扪及的可疑脓肿、触诊阴性的结构扭曲、或结构扭曲伴局灶性非对称。

(2) 4B 类(恶性可能性 10%~50%):4B 类包括中等疑似恶性的病变(intermediate suspicion of malignancy),放射诊断和病理结果的相关性接近一致。良性结果仍建议 6 个月后随访。包括部分边界模糊的肿块,粗糙不均质钙化,模糊钙化及细小多形性钙化。

(3) 4C 类(恶性可能性 50%~95%):4C 类病变表示中等稍强疑似恶性的病变,尚不具备像 5 类那样的典型恶性特点。此类中,包括边界不清、不规则形肿块或者细线或细线分支样钙化,此类病理结果往往是恶性的,或此类病理结果为良性,临床医师应考虑到活检取材不够或取材不准确的可能性,必要时可再次穿刺活检。

6. 5 类(category 5)　5 类用来表述几乎肯定是乳腺癌的病变,恶性可能性 95% 以上。包括带毛刺不规则形高密度的肿块、段或线样分布的细线、或细线分支状钙化,或者不规则形带毛刺的肿块伴随可疑钙化。

7. 6 类(category 6)　6 类用来描述已被活检证实乳腺癌,但为进行完整手术切除的病例,例如活检证实为乳腺癌,术前为评估肿瘤分期或新辅助治疗评价疗效时可以评定为 6 类。

如果恶性病灶已经切除,手术后的随访,其最终的评估应该是依据完整乳腺进行 0~5 类的评估。

（六）乳腺 X 线摄影质量规范

1. 人员资质　乳腺摄影技术人员应该具有全国乳腺摄影技术上岗证,并定期参加继续教育培训。

乳腺放射诊断医师应该是放射科执业医师,并进行过乳腺放射诊断培训。

2. 管理措施及质控程序　放射科乳腺摄影室应制定人员岗位职责、设备管理规章制度及诊断技术质量控制程序,并有相应记录。

一台设备的质量保证应由放射诊断医师、放射技师和医学工程师共同承担完成。

放射诊断医师负责乳腺放射诊断,应对所有参与乳腺 X 线摄影的技术人员进行严格的教育和培训,对放射技师和医学工程人员要委以责任,确保质量,保证措施能认真执行。保证所有设备达到质量控制标准,并进行适当记录。

放射技师的职责:乳腺摄影的技术操作是一项非常精细的工作,要求操作人员不仅要有高度的责任心,同时,还应该掌握熟练、正确的操作技术,并负责乳腺设备和机房的日常维护。每人次行乳腺压迫板和检查台的清洁,每日行乳腺摄影机、监视器及机房的清洁,观察机房温度、湿度,观察胶片图像层次和对比度。关机前,机架必须竖直复位,每周行平面野测试、乳腺模体图像质量测试、调制传递函数(MTF)和对比度噪声比(CNR)测量、胶片冲印设备的调试,阅片灯箱和阅片条件测试,每月行 AEC 模式(或 AOP 模式)和信噪比检查、目视检查表,每季度行重复曝光分析检查,每半年进行压迫器测试。所有质量控制的检测结果均应记录在案备查。

医学工程师的职责包括设备的容纳性试验,每年例行对设备的检查,包括机器部件评估、焦点工作情况评估、曝光参数准确性和可重复性分析、X 线质量监测、自动曝光控制系统检测、辐射剂量监测以及影像总的质量和伪影评价。辐射剂量根据《乳腺 X 射线摄影质量控制检测规范》(GBZ186—2007)的要求,使用带有滤线栅的屏片乳腺摄影,乳腺腺体平均放射剂量应 <2mGy。平板数字化乳腺摄影的射线剂量通常低于屏片乳腺摄影,还应检查胶片冲印设备,确保工作正常。

设备管理规章制度包括设备操作,包括开机、关机程序、摄影技术常规。

诊断报告格式及书写均要求规范,已如前述,应定期抽查。

第四节　计算机辅助诊断

一、计算机辅助诊断的原理

由于乳腺在 X 线影像上表现较为复杂,正常乳腺个体差异较大(纤维腺体组织含量不同、分布不同等),而且乳腺正常结构与病变之间的差异又非常细微,因此,乳腺 X 线影像的诊断非常困难。统计显示,乳腺 X 线影像的漏诊率高达 20%~30%,其原因包括客观因素和主观因素。客观因素,如病灶过小,被正常结构掩盖;病灶位置较为特殊,仅一个投照位置可以显示;病灶缺乏典型的恶性征象,仅有轻微的结构改变。主观因素,如诊断医生缺乏经验,没有识别出恶性征象,研究显示普通医生会比有经验的影像医生漏诊更多的乳腺癌;读片医生视疲劳、注意力下降也是乳腺癌漏诊的原因之一。为了减少主观因素所致的漏诊,专家们建议增加读片医师,采用两位医师双阅片方法,研究显示,一位读片医师漏诊的病例中,84% 可以被第二位读片医师检出,双阅片可使乳腺癌的诊断准确率提高10%~25%。

计算机辅助探查/诊断(computer aided detection/ diagnosis,CAD)系统,又被称为影像医生的第二只眼,可以取代第二位阅片医生,对诊断起到了监督和帮助作用。CAD 是指计算机对乳腺数字化影像进行分析,将其认为"异常"或可疑的感兴趣区(肿块、可疑钙化、结构扭曲等)用特殊符号进行标注,供阅片医生参考。计算机软件是 CAD 的核心部分,其内装载了一个正常乳腺的数据库(包括不同年龄、不同月经状态、不同体脂指数等)。CAD 能够将病人数字化乳腺影像与自身数据库中的正常资料进行比较、分析,将其认为异常的征象标记出来供阅片医师参考、分析。CAD 不受经验,视疲劳,精力下降等主观因素的影响,能够有效地降低因主观因素所致的漏诊,因此,CAD 被认为能够取代第二位阅片医生,帮助诊断医师提高诊断准确性。

二、计算机辅助诊断的发展

1. CAD　1998 年 6 月,CAD 首次经 FDA 认证为安全有效的辅助诊断方法。早期的CAD 能够标记出可疑征象(肿块、钙化、结构扭曲),为诊断医生提供感兴趣区。由于 CAD 是以正常乳腺影像数据库为标准,对图像进行比较分析,标记出"异常"发现,其假阳性率较高,而且,CAD 不具备鉴别病变良恶性的能力,因此,不能作为诊断使用,而仅仅是帮助诊断医生标记出可疑感兴趣区的工具。最终诊断还是依靠影像医生完成,因此,CAD 常被称为计算机辅助探查(detection)而非辅助诊断(diagnosis)。因其假阳性率较高,一些阅片医生并不喜欢使用 CAD,尤其是一些有经验的阅片医生。

2. 影像组学　随着成像技术的迅猛发展,医学影像为临床提供了全面视角和丰富的信息。图像表面的特征已不能满足临床需求,影像内在数据所涵盖的信息越来越受到临床重视。2012 年,荷兰学者首次提出影像组学的概念,即高通量地从放射影像中提取大量特征,采用自动或半自动分析方法将影像学数据转化为具有高分辨率的可挖掘数据空间。Kumar等将影像组学定义为高通量地从影像中提取并分析大量高级的定量影像学特征。相对于传统临床医学仅仅从视觉层面解读影像,影像组学可深入挖掘图像的生物学本质并提供临床决策支持。

影像组学通常包括五部分:①获取高质量标准化影像数据;②手动或自动进行图像(病灶)分割与重建;③高通量提取特征并筛选;④建立临床预测模型;⑤构建共享数据库。

三、计算机辅助诊断的临床应用

1. CAD　目前,CAD 已广泛应用于乳腺癌筛查及诊断中,帮助阅片医师降低漏诊。

2. 影像组学

(1) 基因、分子标记和病理分型:肿瘤的宏观影像特征与微观基因、蛋白质和分子改变息息相关。因此,影像组学通过不同模态影像中提取的高通量特征并加以数据挖掘,可用预测于肿瘤基因表达、分子标记和病理分型。

(2) 疾病诊断及鉴别:影像组学是大数据技术与医学影像辅助诊断的有机融合。传统CAD 多用于肿瘤的探查,而增加了高通量特征和数据挖掘的影像组学能够对疾病进行鉴别,从而有效提高了疾病诊断的准确率。

（3）临床决策、疗效监测、预测预后：影像组学基于数据分析，从大量医学图像中挖掘出图像特征能够反映疾病的基因表达、分子标记及病理分型，因此，能够帮助临床选择合适的治疗方案即个性化治疗方案，并在治疗过程中监测疗效，同时，预测疾病转归。

（秦乃姗）

第八章 乳腺 X 线摄影系统

第一节 概　述

一、乳腺 X 线摄影系统的诞生与发展

自伦琴发现 X 线至今,已一百多年历史,医学影像学经历了三个发展阶段:X 线的临床应用、放射学的形成和现代医学影像学的形成。1895—1972 年,在 1977 年中,基本处于传统 X 线诊断领域。自此之后,特别是进入 90 年代,医学影像领域几乎每 2~3 年就出现一项新技术。

同样,乳腺 X 线摄影技术的发展也遵循这一规律。乳腺 X 线摄影(mammography)于 1913 年由德国的 Saloman 开始研究。

1930—1960 年,采用工业用直接 X 线胶片(无增感屏)摄取乳腺影像。

1937 年,美国卡尔森·切斯特·弗洛伊德(Chester F. Carlson)发明了静电干板摄影(Xeroradiography),1960 年,这一技术开始应用于医疗,也应用于乳腺 X 线成像。但是,干板摄影的剂量效率很低,难以得到普遍推广应用。

到 1969 年,乳腺摄影都使用的是普通钨靶 X 线管,乳腺组织结构分辨力受限。

1967 年,乳腺摄影专用钼靶 X 线管及圆锥形压迫器的开发取得重大突破(CGR Senographe)(图 8-1)。这种钼靶 X 线摄影系统可使乳腺图像的对比度明显提高,细微结构更加清晰,从而使乳腺 X 线摄影筛查成为可能。

1972 年,乳腺摄影专用的增感屏 / 胶片系统诞生(DuPont Lo-dose system)。

1973 年,法国人 Gros 将旋转阳极钼靶 X 线管应用于乳腺 X 线机,同年,自动曝光控制(automatic exposure control,AEC)和压迫器在乳腺 X 线机上使用。

1976 年,乳腺摄影专用的稀土增感屏 / 胶片系统及特制暗盒诞生(Kodak Min-R system)。

1977 年,微病灶乳腺 X 线放大摄影技术(Radiological Sciences Inc.)得以开发和使用。

1978 年,乳腺摄影系统首次采用滤线栅(Philips)。

1981 年,乳腺摄影系统开始使用 0.1mm 焦点 X 线管。

1987 年,美国放射学院(ACR)建立了非官方的乳腺摄影鉴定程序(ACR MAP)。

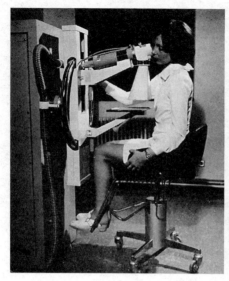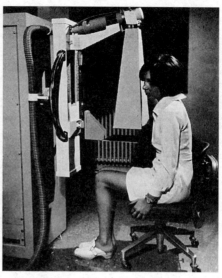

图 8-1　首次产品化的乳腺钼靶 X 线机

1967 年,由法国 CGR 公司生产,以钼靶 X 线管和一个圆锥体压迫器为特色,圆锥形长筒压迫器获得专利。

1992 年,美国放射学院出版了第一部乳腺 X 线摄影质量控制手册,1999 年更新至第 4 版。到 2018 年,已经更新为《数字乳腺 X 线摄影质量控制手册》(*The Digital Mammography Quality Control Manual*)。

1994 年,美国正式颁布了《乳腺 X 线摄影质量标准法规》(Mammography Quality Standards Act,MQSA)。

1996 年,CCD 探测器应用于数字乳腺摄影系统。

1998 年,美国 R2 Technology 公司研制的计算机辅助探测系统(computer aided detection,CAD)Image Checker M1000 正式被美国 FDA 批准。

2000 年,全视野数字乳腺摄影系统(Full-Field Digital Mammography,FFDM,GE Senographe 2000D)首次被 FDA 批准使用。

2001 年,研发出全视野数字乳腺摄影三维定位穿刺装置(GE)。

2002 年,数字乳腺摄影体层合成(breast tomosynthesis)技术首次在临床报道。

2003 年,研发出全视野数字乳腺摄影与超声融合(FFDM/US Fusion)技术。

2003 年,数字乳腺时间减影血管造影(temporal subtraction angiography)技术首次临床报道。同年,数字乳腺能量减影血管造影(energy subtraction angiography)开发和应用。

2006 年,CR 乳腺摄影装置(FCR Profectcs CS)首次被 FDA 批准。

2014 年,量子计数数字乳腺 X 线摄影机首次亮相。

2017 年,数字三合一(乳腺体层摄影技术、乳腺对比增强技术、立体定位活检技术)乳腺 X 线摄影机首次亮相。

乳腺摄影的发展可以从 Wende Logan-Young 博士发表的资料中获取一份十分珍贵的图像(图 8-2),这是一组同一个受检者在不同时期(1977 年、1984 年、1990 年和 1998 年)拍摄的乳腺 X 线影像。从图像质量的变化,可以深切地感受到乳腺 X 线影像技术发展的进程。

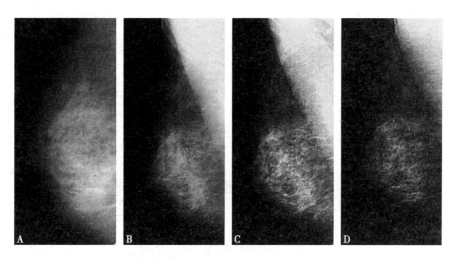

A. 1977 年;B. 1984 年;C. 1990 年;D. 1998 年。

图 8-2 同一个受检者、同一侧乳腺、同一个体位(内外斜位)在不同时期的影像效果

综上所述,可以把乳腺摄影的发展历程分为 4 步:乳腺摄影专用钼靶 X 线机的开发;数字探测系统的发展,乳腺摄影质量控制规范化的普及,以及以数字乳腺摄影为平台的高级临床应用的开发。

二、乳腺 X 线摄影系统的构成

1982 年,国际放射防护委员会(International Commission on Radiation Protection,ICRP)34 号出版物指出"乳腺 X 线摄影属于特殊摄影,应使用发生软 X 线的专用装置"。

作为乳腺 X 线摄影系统的最佳设计,必须明确以乳腺 X 线摄影筛查早期发现乳腺癌为基点。首先,要确保能产生低能的软 X 线,这对于扩大腺体、脂肪、皮肤之间以及与病灶组织之间的 X 线吸收差异十分关键,这是获取乳腺各组织结构的成像基础。

乳腺 X 线摄影系统性能的总体要求应具备高对比度、高分辨力、低剂量三大特点。

乳腺 X 线摄影系统由高压发生器、X 线管(铍窗、附加滤过)、X 线摄影机架、操作控制台、辐射防护屏等构成。现代数字化 X 线摄影设备与传统 X 线摄影设备的差别主要体现在控制部分、机械部分和成像链部分,两者的高压发生器和 X 线管基本相同。同时,由于数字探测器所采集数据的大宽容度以及强大的后处理功能,使得影像细节的显示更加充分,从而降低了对于低能量射线方面的要求。

X 线摄影机架如图 8-3 所示,它包括 C 形臂或球形臂、准直器、影像接收器、滤线器、AEC 系统、压迫器。作为乳腺 X 线数字摄影系统还应包括数字探测器和图像采集工作站等部件。

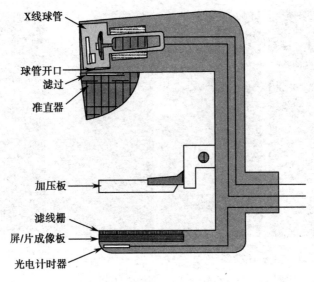

X线球管

球管开口
滤过
准直器

加压板

滤线栅
屏/片成像板
光电计时器

图 8-3　乳腺 X 线摄影机架

第二节　X 线高压发生器

一、高压发生器

乳腺 X 线摄影系统的高压发生器设计性能和常规 X 线摄影装置类似。采用逆变式高频高压发生器是现代乳腺摄影系统设计的标准。所谓逆变式高压发生器,就是先把工频电源整流滤波变成平稳直流,再由逆变器利用振荡方法把平稳直流变成几千赫兹,甚至变成上百千赫兹的交流电,再由变压器提升、整流、倍压至 X 线发生所需的直流高压。一般根据变频赫兹的多少,将其分为中频高压发生器和高频高压发生器。

逆变式高压发生器的高频状态是 50Hz 的上千倍,电感可以减小上千倍,变压器的铁芯截面积相应减小,从而使变压器的体积和重量大幅度减小。此外,逆变式高压发生器可获得平稳直流高压,高压波纹率降低,短时间曝光不受电源同步的影响,kVp 控制精度提高。一般乳腺摄影系统的逆变频率在 20~100kHz。

乳腺摄影系统的最大高压输出功率在 3~10kW,管电压范围在 22~35kVp,调节档次为 1kVp,管电流量(mAs)的调节范围在 4~600mAs。

二、X 线的输出

作为乳腺摄影系统的高压发生器,其 X 线输出要求有很好的重复性(精度)和线性。

乳腺 X 线摄影曝光参数之一的管电压要有很好的可重复性,要确保实际输出的 kVp 值在设定值的 ±1kV 以内。

在 AEC 系统下,要使用等效腺体、脂肪各 50% 的乳腺模体,(如 RMI-156 或 NA18-220 或 BR-12 模体)进行 AEC 重复性的检测,其照射量和 mAs 的偏差值控制在 5% 以内。

作为安装在移动式检查车上的 X 线摄影系统,一定要选用 X 线输出稳定性好的高频发生器。

三、X线质

X线质通过半值层(half value layer, HVL)来表示。所谓半值层,是指使入射X线强度衰减到初始值的1/2时,所需的标准吸收物质的厚度。反映了X线束的穿透能力,表征X线质的软硬程度。

对同样射线质的X线来说,不同物质的半值层不一样。但就同一物质来说,半值层值大的X线质硬,半值层值小的X线质软。

之所以要评价HVL,是因为入射到乳腺的X线质影响着影像的对比度和乳腺接受的辐射剂量。在乳腺X线摄影中,决定线质的因素是管电压、X线管的靶物质以及附加滤过等。

标准的乳腺摄影系统均具备钼靶/钼滤过(Mo/Mo),在这种组合下,最基本的是根据乳腺形态(厚度、组织密度)选择适当的管电压,以便把握好恰当的X线质,找到影像质量与辐射剂量的最佳平衡点。

在乳腺X线摄影的能量范围内,设定一个kVp值,在乳腺压迫的情况下,其HVL必须大于或等于kVp/100+0.03(mm)。

对于使用Mo/Mo、Mo/Rh或Rh/Rh组合的系统,HVL的推荐范围分别是:

$$HVL<kVp/100+C(mm)$$

其中,C的取值根据靶材料/滤过材料的不同而不同,分别为C=0.12mm Al(Mo/Mo),C=0.19mm Al(Mo/Rh),C=0.22mm Al(Rh/Rh),C=0.30mm Al(W/Rh)。

对于Mo/Mo组合,28kVp时HVL的上限为<0.40mm Al。

第三节　X线管组件

一、X线管焦点与足跟效应

(一)X线管焦点

乳腺摄影系统的X线管一般要设计两个焦点。大、小焦点的尺寸一般为0.3/0.1(图8-4),大焦点最高管电流为100mA,小焦点最高管电流为25mA。小焦点是为乳腺放大摄影而设计的,以便将高频信息(如肉眼难以识别的微小钙化灶)通过放大变成低频信息加以识别。因此,X线管焦点的设计必须保证在放大摄影状态下的几何模糊降到最小,并能维持乳腺X线摄影所必需的高空间分辨力。

X线管焦点越小,分辨力越高,信息传递功能(MTF)也越高。在放大率1.5的情况下,0.3焦点下的极限分辨力为10LP/mm,而0.1焦点下的极限分辨力为20LP/mm。在临床上极限分辨力就意味着信息已经无法识别。

应当指出,为了使胸壁侧组织成像时的缺失最小化,需要确认X线焦点位置恰好能使X线束在胸壁侧几乎成垂直投射。

(二)足跟效应

从X线管发出的X线,其强度分布如图8-5所示,阴极端的X线强度大于阳极端。这种足跟效应(heel effect)(也称阳极效应)是由于阳极靶面倾斜角与X线投射方向的关系,致使产生的 X 线被靶物质本身吸收造成的。

通常乳腺 X 线摄影距离(source image receptor distance,SID)相对较小,使得足跟效应更加显著。也正是这一特点,我们在乳腺 X 线摄影时,将 X 线管阴极侧置于受检者胸壁侧,由于胸壁附近的 X 线强度大,而乳头侧的乳腺比胸壁侧乳腺薄,这样可以得到较好的摄影效果。

二、X 线管靶物质与滤过

现代乳腺 X 线影像设备之所以能获取良好的乳腺组织对比度,除利用低能 X 线之外,X 线管靶物质及其滤过的组合也是关键因素之一。

大部分乳腺 X 线影像设备的 X 线管标准靶物质是钼,钼(Mo)与铑(Rh)或钼(Mo)与钨(W)组合而成的双靶轨道 X 线管正在被应用,特别是新近发展的装备,如乳腺体层合成技术(tomosynthesis)又采用了钨靶 X 线管。

15~25keV 是产生乳腺 X 线吸收差异的最佳能谱范围,然而,从 X 线管发射出来的是一束由连续射线与特性射线组成的混合射线。其中,光谱的高能 X 线大部穿透乳腺组织,对比减低;而光谱的低能 X 线不能充分穿透,就造成乳腺组织辐射剂量的吸收。因此,在上述的能量范围内,去除高能和低能 X 线是乳腺 X 线摄影必然要达到的目的,其中最重要的一步选择就是,靶物质/滤过的适当组合。

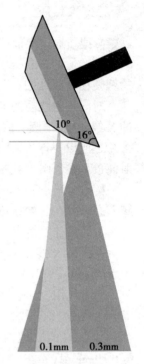

图 8-4　乳腺摄影系统 X 线管的双焦点

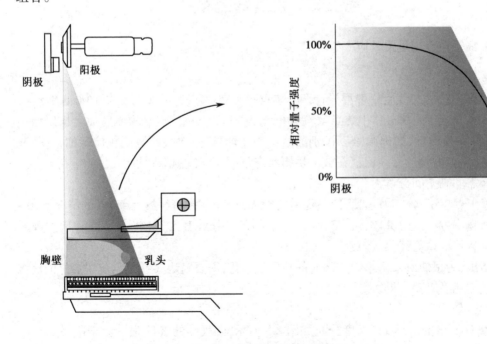

图 8-5　乳腺摄影系统的足跟效应

靶物质/滤过的组合使用,在X线能谱发生变化的同时,图像质量和乳腺受辐射剂量也发生改变。因此,必须根据乳腺密度和厚度加以合理选择。

通常,靶物质/滤过的组合,包括钼靶/钼滤过(Mo/Mo)、钼靶/铑滤过(Mo/Rh)、铑靶/铑滤过(Rh/Rh)和钨靶/铑滤过(W/Rh)。

如前所述,由于乳腺构成组织之间的X线吸收差异很小。因此,选择软射线(低管电压)摄影是无可置疑的。但是,X线能量过低时,受检者接受的辐射剂量增加,反之,当X线能量过高时,又会造成对比度下降。从图像对比度(质量)和受检者接受辐射剂量两方面综合考虑,使用钼靶能够得到一定能谱范围内较大强度的 Mo 特征X线(K_α=17.5keV,K_β=19.6keV)。另外,附加具有 20keV 吸收端的 Mo 滤过时,能够将X线能谱中的低能成分和使对比度降低的吸收端以上的高能成分同时过滤,并且选择性地保留特征X线(图8-6)。

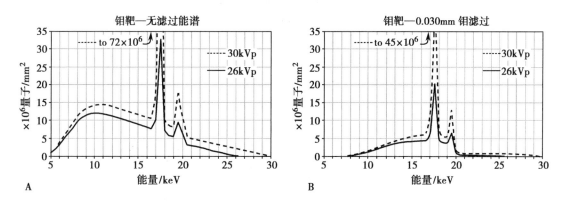

A.单纯阳极钼靶;B.钼靶/钼滤过组合。

图8-6 线能谱变化

当入射X线穿过乳腺时,越是低能侧的X线被吸收的程度就越大,使X线质硬化。随着乳腺密度、厚度增加,穿过乳腺的X线能谱中高能量成分相对增加,其结果可在某种程度上造成对比度的下降。

另外,在 Mo/Mo 组合中,为提高图像对比度,吸收端以上的高能成分被附加的 Mo 滤过。这样,为得到适当的密度,就必须增加照射量。但是,受检者接受的辐射剂量也会增加。

对这样的乳腺进行X线摄影时,为了不降低图像对比度,通常采用钼靶/铑滤过(Mo/Rh)组合。Rh 滤过的吸收端比 Mo 滤过高 3.2keV,20~23keV 之间的高能量连续X线不容易吸收,其结果是,增加了X线穿透力,实现了用更少的X线量进行摄影的可能性(图8-7)。

对于更加致密或厚度很大的乳腺,现代乳腺X线影像设备还提供了铑靶/铑滤过(Rh/Rh),甚至钨靶/铑滤过(W/Rh)的组合。

钨靶/铑滤过(W/Rh)的能谱不同于钼靶/铑滤过(Mo/Rh)能谱,它没有低能的特性X线。在低能范围内强度较低,在 20~23keV 强度增加,K边缘以上的光子经滤过后显著减少(图8-8)。

综上所述,对多数乳腺而言,钼靶/钼滤过(Mo/Mo)组合方式是用不超过辐射剂量限值的射线获得高质量图像(对比度)的最佳选择。但是,对厚度大、密度高的乳腺而言,从对比

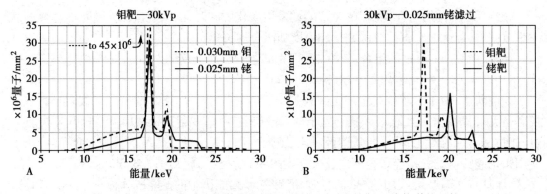

A. 钼靶与钼、铑滤过 X 线能谱的比较；B. 铑滤过与钼、铑靶 X 线能谱的比较。

图 8-7　不同靶/滤过组合 X 线能谱的比较

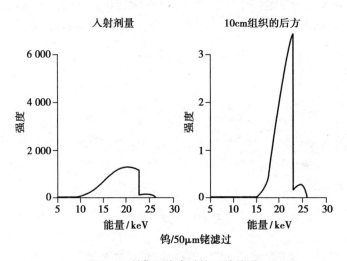

图 8-8　钨靶/铑滤过的 X 线能谱

度和受照剂量两方面考虑,这种滤过的作用有一定限度。对这样的乳腺,通常是增加管电压。但是,从 X 线能谱来看,透过被照体的 X 线中高能成分增加,由此造成的对比度下降,是我们所不希望的。在这种情况下,相对而言,Mo/Rh 或 Rh、W 靶的 X 线穿透力增强,对比度下降不明显。

按照 Mo/M$_0$ → Mo/Rh → Rh/Rh → W/Rh 顺序,X 线质依次变硬,穿透力增加。重要的是,在临床应用中必须根据乳腺密度、厚度以及要达到的技术目的加以合理选择(表 8-1)。

表 8-1　不同阳极靶物质/滤过组合下管电压的选择

乳腺厚度/cm	阳极靶物质/滤过组合	管电压/kVp
<3	Mo/M$_0$	25~26
3~5	Mo/M$_0$	26~28
5~6	Mo/Rh	28~30
>6	Mo/Rh(Rh/Rh)	>30

三、钨靶 X 线管

1969 年以前,乳腺摄影的实施都是使用普通钨靶 X 线管,大大限制了乳腺组织结构的分辨力。

1967 年,法国 CGR 公司研制了乳腺摄影专用钼靶 X 线管,从而使乳腺 X 线摄影进入了一个专用设备时代。

近年来,随着体层合成技术的应用,一些公司又再次提出使用钨靶 X 线管摄取乳腺影像。乳腺 X 线摄影系统性能的总体要求应具备高对比度、高分辨力、低剂量三大特点。在数字乳腺摄影之前的屏片乳腺摄影时代,钼是最佳的 X 线管阳极材料。随着数字乳腺摄影的出现,最佳成像方法需要重新讨论。因为数字影像接收器(尤其是非晶硒探测器)具有较高动态范围,阳极和滤过材料的选择则主要考虑受检者辐射剂量的最小化。

美国的临床试验和科学调查发现,采用数字乳腺摄影拍摄所有厚度的乳腺,钨靶 X 线管配合铑和银滤过是最佳选择,既能保持现有的数字乳腺摄影系统,保证出色的影像质量,同时,又能使辐射剂量减少 30%。

特别是数字乳腺摄影新技术开发中的数字乳腺体层成像(digital breast tomosynthesis, DBT)、对比减影乳腺摄影、双能量减影乳腺摄影等,采用钨靶 X 线管会更为出色。

(一) X 线管对系统成像性能的影响

模拟乳腺摄影,受限于屏片系统非常有限的动态范围,采用钼 X 线管的发射光谱成像最佳。钨靶阳极发出较硬的光谱,比钼靶阳极的光谱能量更高,不适合屏片系统。然而,数字探测器较宽的动态范围能较高效地利用较硬的光谱,使数字乳腺摄影采用钨靶 X 线管和最优化滤过成为可能。

1. 量子检出效率(DQE)　在 Hologic 公司的数字乳腺摄影系统 SELENIA 中,采用的模拟条件是,等同受检者的辐射剂量 1.0mGy,ACR 模体(标准乳腺),进行钨靶 X 线管与钼靶 X 线管的 DQE 比对。其结果如图 8-9 表明,钨靶 X 线管的 DQE 高于钼靶 X 线管。这就意味着,在获得相同影像质量的情况下,可以降低剂量。

2. 调制传递函数(MTF)　配备钨靶和钼靶的数字乳腺摄影系统 MTF 的比较见图 8-10。两条 MTF 曲线一样,显示 SELENIA 系统配备钨靶 X 线管具有和钼靶 X 线管同样的影像分辨力。

3. 模体成像性能　图 8-11 显示,采用相同的 ACR 推荐的模体成像第三和第四斑点群,左边采用钼靶 X 线管,右边采用钨靶 X 线管。两幅图像的 ACR 模体辐射剂量是 1.0mGy。

采用钨靶成像的第四斑点群细节显示更加清晰。在系统成像性能方面,系统配备钨靶和钼靶 X 线管,具有相同的 MTF。就 DQE 而言,钨靶比钼靶 X 线管更高。DQE 高就意味着在相同的影像质量下,可以降低剂量;同样,在剂量相同的情况下,影像质量得到提高。

(二) 靶物质 / 滤过组合对辐射剂量的影响

靶物质 / 滤过组合一直对辐射剂量影响重大。研究表明,与传统的钼靶 / 钼滤过系统相比,钨靶 / 铑滤过或银滤过表现更好。银滤过用于压迫厚度较大的乳腺,不仅能用较低的剂量,拍出更好的影像,而且能明显减少曝光时间,消除潜在受检者移动导致的影

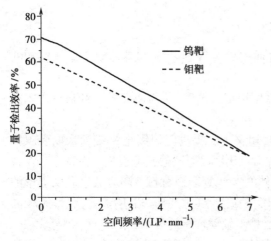

图 8-9 系统采用钨靶和钼靶球管的量子检出效率曲线

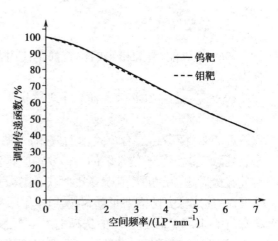

图 8-10 钨靶和钼靶 X 线系统的调制传递函数曲线

像模糊。如果数字乳腺摄影系统采用钨靶球管,不配备银滤过,对体积最大、最致密的乳腺成像的影像质量将可能大打折扣。

图 8-12 显示,对于标准的 50% 腺体 /50% 脂肪的乳腺,SELENIA 系统配备钼靶球管对比钨靶球管,测量的腺体平均剂量和乳腺厚度成函数关系。钼靶拍摄 ACR 模体剂量 1.6mGy,钨靶球管是 1.0mGy。除了剂量模式的选择,对于所有厚度的乳腺,采用钨靶球管比钼靶球管有明显的剂量降低。

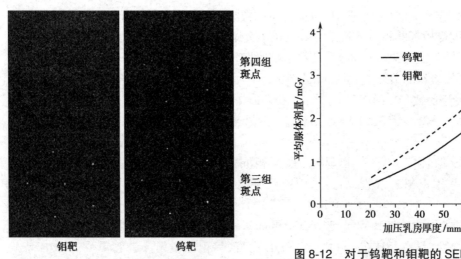

第四组斑点

第三组斑点

钼靶　　　　　　　钨靶

图 8-11 ACR 模体成像的第三、第四斑点群

图 8-12 对于钨靶和钼靶的 SELENIA 系统,典型的平均腺体剂量和乳腺厚度成函数关系

(三)双阳极靶面和单阳极靶面 X 线管

在屏片系统乳腺摄影时代,双阳极靶面 X 线管用于一些模拟乳腺摄影系统,使巨大乳腺的辐射剂量最优化。普通的双阳极靶面组合有钼 / 铑阳极和钼 / 钨阳极。铑和钨阳极靶面主要应用于较大乳腺的成像,钼阳极靶面用于成像平均厚度较薄的乳腺。

双阳极靶面球管的最大阳极热容量比单阳极靶面球管相应降低。对于最大乳腺,单阳极靶面球管可以在可接受的曝光时间内提供高曝光电流,缩短曝光时间。

同时,从数字乳腺摄影成像性能来看,通过 DQE 测量、模体研究、临床影像证实,采用钨靶/铑滤过,与钼靶/钼滤过相比,能提供等同或更好的影像质量。

(四) 临床实践

美国道德规范管理委员会批准过一个研究协议,是采用钼和钨阳极靶面系统进行筛查和诊断的数字乳腺摄影的课题。对一般的乳腺摄影而言,钨靶 X 线管采用钼靶 X 线管成像剂量的 65%,由有经验的乳腺 X 光影像诊断医生评估,认为临床影像效果相同。参加评估的放射诊断医生认为,钨靶 SELENIA 系统与传统钼靶 SELENIA 系统相比,都具有高质量的数字乳腺摄影图像,同时,降低了受检者受辐射剂量。

钼靶 X 线管的数字乳腺摄影系统已经证实比屏片乳腺摄影的辐射剂量低 30%。数字乳腺摄影引入钨靶 X 线管,能更多地减少辐射剂量,同时,保持高影像质量。这符合辐射防护的 ALARA 原则。

影像质量和辐射剂量之间一定要平衡。多数人认为,乳腺最优化的影像质量要能够分辨小到 200μm 的微小钙化。

四、自动曝光控制

(一) 自动曝光控制的作用

现代乳腺 X 线影像系统均配备有 AEC,其目的是获取稳定、适宜的影像密度。AEC 装置位于影像接收器(暗盒)的下方,标准配置由 1~3 个半导体探测器构成的传感器和放大器、电压比较器组成控制系统(图 8-13)。有些设备的传感器在乳头方向能左右移动,摄影时能根据乳腺形态进行位置调整。

AEC 装置预置了相关的技术参数,以便达到乳腺影像的适宜密度,无论是腺体致密、厚度较大的乳腺还是脂肪组织比例较大、厚度较小的乳腺。

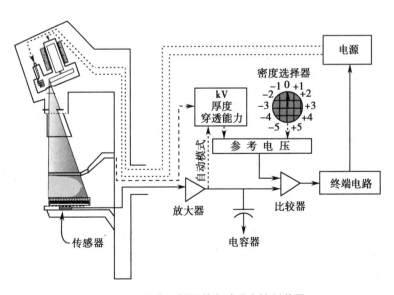

图 8-13 乳腺 X 摄影的自动曝光控制装置

　　此外,还有的自动曝光控制装置的设计是由 8 个传感器单元组成,其目的是在一个比较大的抽取样区域内改善乳腺密度的一致性,以扩大乳腺各组织的显示。

　　数字化乳腺摄影系统的 AEC 取消了辐射剂量传感器的使用,直接将平板探测器作为辐射剂量的测量装置。首先进行一次预曝光,平板探测器接收到穿过被照体的 X 线强度,根据探测器区域内不同位置的 X 线强度大小来判断被照体对射线衰减能力的大小。将此信息反馈给计算机系统,正式曝光时,系统会根据内置的参数设置规则来自动设置靶材料、管电压、滤过材料、管电流量等曝光参数,最终目的是,获得满足诊断需求的影像质量和合理的辐射剂量。

(二) 自动曝光控制的特性

　　在乳腺 X 线摄影中,应掌握 AEC 系统的响应时间特性、管电压特性以及探测野特性,以便更好地利用它。

　　1. 响应时间特性　响应时间特性表示由 AEC 系统接到的 X 线停止信号到 X 线实际停止照射的迟缓时间,也即 AEC 系统的最短响应时间。这一特性在脂肪组织比例较大、厚度较小的乳腺,又选择了较高的 kVp 时最易表现出来,会导致短时间曝光下照片密度上升的不良结果。

　　另外,当遇到腺体致密、厚度较大的乳腺 X 线摄影,选择较低的 kVp,长时间曝光(一般超过 1s 以上)时,会出现屏片系统互易律失效的状态,影像反而达不到预期密度。对此,AEC 系统应具有 mAs 调整或通过乳腺厚度的检出,来调整曝光时间的功能,一般需要增加 10~30% 的照射量(mAs)。

　　2. 管电压特性　AEC 的管电压依存性与所用屏片系统的管电压特性及传感器的特性有关。由于入射到屏片系统与入射到传感器的 X 线量有差别,以及屏片系统与探测器的管电压特性(依存性)不同,传感器置于屏片系统之前(前方采光方式),还是之后(后方采光方式),其特性有很大差别。屏片系统与传感器的入射量差别是由于传感器对 X 线吸收产生的,特别是管电压较低时,照片密度差别显著。对此,AEC 装置应具有调整曝光时间的功能。

　　3. 探测野特性　AEC 探测野的形状、位置也是决定自动曝光控制功能的重要因素。因此,使用中应根据乳腺的大小选择相应的探测野位置与数目。

　　曝光条件的选择,特别是 kVp 的选择与使用,必须要根据乳腺的致密程度、厚度、选用的成像系统(屏片、IP、DR、CCD 等)以及靶 / 滤过的不同而加以区别。

　　4. 全自动曝光控制系统　乳腺 X 线摄影的曝光控制形式有手动和 AEC。AOP(automatic optimize parameter)是 GE 公司推出的全自动曝光控制系统,其特点是,自动为受检者设定个性化 kVp、阳极靶和滤过。具有三种可选择模式:对比度优先(CNT)、剂量优先(DOSE)及标准曝光(STD)模式,满足特定影像质量 / 剂量方面的要求。一次曝光,AOP 通过最初 15ms 的预曝光,自动测量乳腺的厚度、密度,以此来自动选择靶物质、滤过、kVp、mAs 等参数,完成曝光。

　　临床工作中,乳腺假体植入越来越常见。乳腺假体的 X 线摄影需要特殊的曝光条件、摆位手法及特殊的后处理,才能得到满足诊断的假体影像。故一些设备设置了专用于假体的特殊曝光条件,后处理软件针对未被告知的有假体植入的图像进行处理,增强乳腺腺体信号,降低假体信号。

5. 智能剂量控制(smart AEC)系统　这种新型的 AEC 模式采用类 CT 扫描方式,无须预曝光。在摄影过程中,机架运动的同时,对曝光参数及摄影剂量进行实时调整,减少了预曝光时的球管的损耗及腺体吸收剂量(图 8-14)。

五、准直器

准直器(collimator)的百叶窗口通过手动或自动方式进行调整,以获取与所选用影像接收器(屏片或平板探测器)尺寸(18cm×24cm 或 24cm×30cm)一致的光野。

乳腺 X 线摄影机很重要的性能评价指标是,X 线照射野、准直器的可见光野、接收器幅面、压迫板四者匹配的一致性。

光野与照射野的误差应在焦点 - 影像接收器距离(SID)的 2% 以内。X 线照射野与胶片面幅的误差判断是,胸壁侧 X 线照射野不超过乳腺托盘胸壁侧 5mm 范围,即胸壁侧以外不超过 SID 的 2%(最好在 1% 以内)。

有的乳腺机特殊设计为双准直系统,前准直器(与传统乳腺机一样)消除无效光子,后准直器消除射线穿过腺体后的散射光子,使只有穿过腺体后无散射的 X 线光子才能到达探测器表面,可有效减少散射线,提高图像对比度。

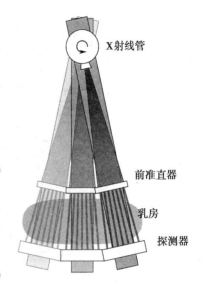

图 8-14　类 CT 旋转扫描方式

X射线管

前准直器

乳房

探测器

第四节　乳腺 X 线摄影系统的支架装置

一、机架类型与功能

乳腺摄影系统机架装置可以在受检者处于立位或坐位时,获取不同角度和放大倍数的图像。

乳腺摄影系统的机架分为 C 型臂和球形臂两种(图 8-15),一般采用 C 型臂机架的生产厂家较多,采用球形臂机架的则仅有 IMS 公司。

C 型臂由乳腺摄影系统立柱上的滑架支持,可通过手动或电动方式,实现上下移动或旋转运动。GE公司 Senographe 2000D 旋转角度在 +180°/−180°,放大倍数有 1.5 倍和 1.8 倍两种;LOARD 公司 Selenia 旋转角度在 +195°/−150°,放大倍数为 1.8 倍;Siemens 公司 Novation DR 旋转角度在 +135°/−180°,放大倍数为 1.5 倍和 1.8 倍两种。

C 型臂设计的一个特点是等中心旋转,以受检者乳腺为转动中心,无论头尾位(CC)、内外斜位(MLO)或侧位摄影,均无须改变 C 型臂的高度和受检者位置。其的另一个设计特点是镜像记忆功能,进行一侧 MLO 位摄影后,变换到另一侧摄影时,C 型臂会自动旋转到与前一次摄影相对称的位置,可确保两侧体位的对称性,且简化操作,提升效率。

由于采用了 C 型臂设计结构,从而保证了,在任何情况下,X 线中心线处于垂直状态。射线源到影像接收器(屏片或 IP 或平板探测器)的距离一般在 60cm。

球形臂设计的最大特点是受检者体位舒适、技师操作空间扩展。球形臂的设计有利于

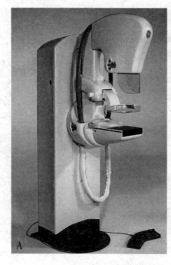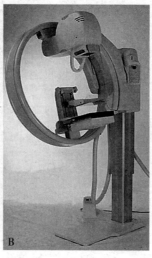

A. C型臂；B. 球形臂。

图8-15　乳腺摄影系统的机架类型

受检者身体的稳定,便于乳腺固定,且胸部肌肉放松、乳腺自然下垂,有利于更多的乳腺组织、靠近胸壁处的乳后组织及腋尾区病变进入照射野。

在球形臂设计状态下,技师可面对受检者,拥有更广阔的操作区域,方便观察、定位;正面观察,与受检者正面交流,可随时观察病人状态,对于压迫过程中对病人造成的不适可以及时发觉。双手操作,对于对乳腺的牵拉、压迫、定位更为准确、方便,使乳腺在照射野中的定位更易于控制。

球形臂的设计结构为三维移动,即垂直升降(750mm)、同心旋转(+90°~-180°,相当于C臂的左右旋转)、前后倾斜(+90°~-30°)。

二、滤线栅

图像接收器的上表面是一个可移动的活动滤线栅(Bucky),当不需要滤线栅(grid)时,可以很容易地取下。

在所有的X线摄影中,散射线可以降低影像对比度。在乳腺X线摄影中,由于组织密度几乎相同,癌变组织和正常组织的表现非常相似。因此,乳腺影像的高对比度显得尤为重要。

乳腺X线摄影通常使用25~35kVp,散射线的含有率将因乳腺厚度和乳腺范围而改变。在散射线未被消除的情况下,只有50%~70%的乳腺固有组织对比才会被显示。因此,乳腺X线摄影使用滤线栅已成常规。

目前,乳腺X线摄影中使用的滤线栅有2种,即线型滤线栅(linear grid)和高通多孔型(high transmission cellular,HTC)滤线栅,也称蜂窝型滤线栅。

(一)线型滤线栅

在普通X线摄影和乳腺X线摄影中,线性聚焦滤线栅都是普遍选择。

典型的线型聚焦滤线栅栅比为4∶1~5∶1、栅焦距65cm(或66cm)、栅密度30~50L/cm,密纹滤线栅的栅密度为80L/cm。活动滤线栅曝光倍数(Bucky factor)为2~3,即使用Bucky

进行乳腺 X 线摄影的曝光量是不使用 Bucky 的 2~3 倍,而影像对比的改善度仅为 40%。线型滤线栅栅板(散射线的吸收材料)一般为铅,蜂窝状型滤线栅栅板的材料为铜,栅板间的充填材料有木、炭纤维、铝,当前采用较多的是炭纤维和铝。蜂窝状型滤线栅栅板间的充填材料为空气。

活动滤线器的调整与使用是否得当有一个关键的评估标准,就是在乳腺影像上不能出现滤线栅的铅条伪影。

在乳腺放大摄影中,乳腺与影像接收系统有 30cm 距离,其中一部分散射线由于散射角的存在,散射线无法到达影像接收系统,可以利用空气间隙效应减少散射线。因此,乳腺放大摄影不使用滤线器。

(二) 高通多孔型滤线栅

如上所述,通过使用吸收散射线的滤线栅以达到减少散射线效应的目的。在普通 X 线摄影和乳腺 X 线摄影中,常选用线性聚焦滤线栅。然而,线性滤线栅只能减少垂直于滤线栅吸收材料(栅板)方向上的散射线,而在平行滤线栅铅条方向上,散射线仅有少量或没有减少。

由 Hologic Lorad Division 研制的高通多孔(HTC)滤线栅可产生更高的视觉对比度,由微处理器控制的运动消除了栅格伪影,产生更高质量的乳腺 X 线摄影图像(图 8-16)。

栅比(栅条高度与栅条间距的比值)通常被认为是滤线栅消除散射线,提高影像对比度的指标。栅比越高,意味着能消除更多的散射线,并提升图像对比度和图像质量(图 8-17),但也必然带来受检者剂量的增加。然而,由于 HTC 滤线栅采用交叉设计,故 HTC 滤线栅和线性滤线栅消除散射线的能力不能通过栅比来比较。

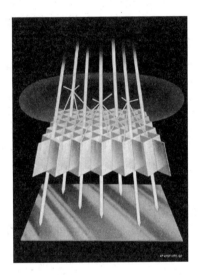

图 8-16 高通多孔滤线栅的工作原理

(三) 线型滤线栅与 HTC 滤线栅的性能比较

文献显示,与常规栅比为 5:1 的线性滤线栅相比,在相同剂量下,HTC 滤线栅可以明显减少散射线。对比度增加,可通过提高如微钙化和针状结构等小细节病变的锐利度表现出来。与常规线性滤线栅相比,HTC 滤线栅表现出更高的对比度改善因子,图像质量有很大的提高。

(四) 滤线栅的对比度改善因子与曝光因子

滤线栅的对比度改善因子随乳腺厚度的增加而增加,随管电压的增加而减少。从滤线栅的类型讲,蜂窝状滤线栅的对比度改善因子高于线型滤线栅。

滤线栅的曝光因子随乳腺厚度的增加而增大,随管电压的增加而减少。总体来看,滤线栅的曝光因子在 2~3 之间。

三、压迫装置

(一) 压迫装置使用的目的

适宜的压迫是乳腺 X 线摄影程序中非常重要的部分(图 8-18)。

压迫的主要目的是规则地减少乳腺厚度,以利于 X 线束从皮下区域到胸壁更加容易和规则地穿透。

压迫减小了乳腺到影像接收器的距离,降低了几何模糊,提高了空间分辨力。

压迫还使乳腺内的结构分离,降低病变影像模糊不清带来的假阴性,可能性,或由于正常组织的重叠而导致假阳性。

适当的压迫使得乳腺平展为更加二维性的结构,从而提高密度的一致性;易于区分如非对称常组织和囊肿等可承受较大压力的低密度良性结构和较小压力较高密度的恶性病变。

通过减小乳腺厚度,适当的压迫减小适宜曝光所需的乳腺平均腺体剂量,同时,散射线的减少可以提高对比度。

此外,适当的压迫可以固定乳腺,减少产生运动模糊的概率,同时,使乳腺结构更靠近胶片,提高几何锐利度。

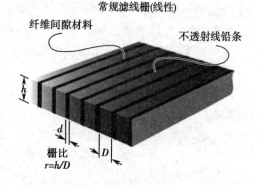

r. 栅比;h. 栅条高度;D. 栅条间距;d. 栅条厚度。

图 8-17　线性和多孔滤线栅结构材料的细节以及栅比的计算

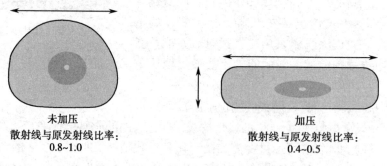

图 8-18　乳腺压迫前后的对照

当被压迫的乳腺在接触面上呈绷紧状态,表明取得了良好的压迫效果。

使用 90° 角的坚硬压迫装置(直接压迫乳腺的桨板)可获得优质图像,推荐使用后缘平直的压迫装置。在压迫过程中,压迫器应保持与影像接收器平面平行,此偏差不能超出 1cm。对于在乳腺 X 线摄影中使用较低穿透力的低能量 X 线束(25~30kVp)时尤为重要。

(二) 压迫装置的桨板种类

压迫装置的桨板分为 2 种,一种是标准常规压迫桨板(standard paddle),一种是全自动调节的倾斜桨板（fully automatic self-adjusting tilt，FAST paddle ）（图 8-19）

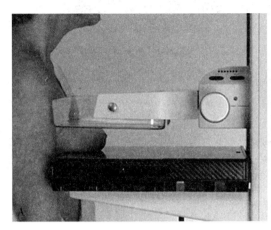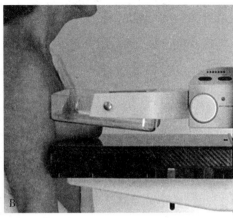

A. 标准常规压迫桨板；B. FAST 压迫桨板。

图 8-19　压迫装置的桨板形式

全自动调节倾斜桨板（FAST）的特点是，压迫透过全部乳腺均匀分布，且压力一致，在压迫的过程中，具有近胸壁侧先行压下的动作，到一定压力后再置平。此种压力全自动调节倾斜桨板（FAST）有利于使近胸壁侧的腺体进入照射野；减少胸壁上方的压迫，受检者感到舒适；减少运动伪影，提高图像质量。

（三）压迫装置的功能与安全措施

压迫装置的制动方式有手动和电动两种。电动方式由微机控制，提供连续变化的柔性压迫速率，压迫力和压迫厚度均有数字显示，根据腺体大小和弹性自动感应压力，使腺体压迫更加均匀适度，保证压迫过程的舒适、安全和可靠。

初始电动驱动压力必须在 111~200 牛顿（N）（25~45 磅）之间。压迫器的显示精度为 ±20 牛顿（N）（4.5 磅），压迫厚度的显示精度为 ±5mm。手动微调可以对压力进行微细调节。

压迫装置应具有以下安全制动措施：压迫系统应配备有一套磁力制动系统，可以在发生断电时防止压迫板坠落。如果受检者在压迫状态下发生断电，压迫板上还会保留约 5daN 的压力。向压力相反的方向施力，手动将压迫板升起。为使在解压迫模式下，把对受检者可能造成的潜在危险降到最低，压迫板向上的运动过程中，如果存在一个向下的大于 3daN 的力量，压迫板向上运动被终止。

乳腺摄影系统的压迫装置还配置有方形点压迫板、小环形点压迫板、腋下压迫板作为备用。

四、机架操作控制台

操作控制台是用户与机架间的界面。它有三个功能：接受操作者的指令、显示回应信息和 / 或机械信息、控制乳腺摄影系统所有部件的电力开 / 关。控制台可以置于一个合适的平面或安装在铅防护屏上。摄影的准备和曝光阶段可选用移动的遥控把手。

第五节　乳腺 X 线摄影系统的数字影像接收器

一、概述

　　总体来讲,现有乳腺数字影像探测器按照原理可分为三类:光激励存储荧光体(photostimulable storage phosphor,PSP)、全野有源矩阵探测器(full-field active matrix detector)和扫描系统(scanning system)。从 X 线光子转换为电荷的形式来讲,将乳腺数字影像探测器分为间接转换和直接转换两种类型。间接转换探测器有 CR 所用的光激励存储荧光体成像板、碘化铯/非结晶硅平板探测器、间接转换"狭缝扫描"系统。直接转换探测器有非结晶硒平板探测器和直接光子计数技术,直接光子计数技术也称直接转换"多狭缝"扫描系统。临床常用的数字乳腺摄影系统探测器如图 8-20 所示。

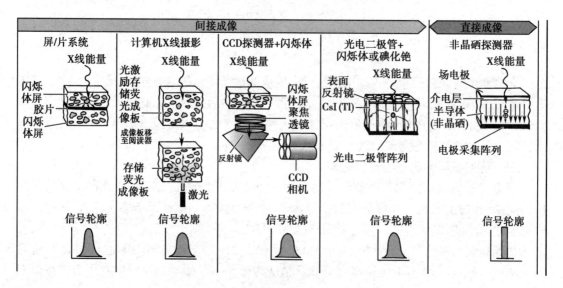

CCD.电荷耦合器件;CsI(Tl).掺铊碘化铯。

图 8-20　应用于临床的数字乳腺摄影系统的探测器

二、光激励存储荧光体

　　在 CR 系统中,图像采集使用两种装置,一是含有光激励存储荧光体的成像板,作为与 X 线信息影像作用而产生(存储)潜影的探测器;一是阅读器,即释放成像板中的潜影,并将其转换为数字图像的读取装置。

　　把成像板以暗盒方式插入到常规乳腺摄影系统的暗盒仓中,其作用与模拟乳腺 X 线摄影中增感屏的作用相似。传统的增感屏激发可以使晶格中电子的能量状态从基态跳变至激发态。激发电子的数目与屏上每个点处的辐射成正比。这些电子由激发态自发返回至基态时,会发射出与激发电子数目成正比(即与辐射量成正比)的荧光。

　　对于成像板而言,激发电子会被晶体结构捕获并在一段时间内保持稳定。曝光之后,适当波长的激光束会释放所捕获的电子,发出可见光(即光激励发光)。激光束扫描全屏,则会释放成像板上每个点的光子。然后采集光子,将其转换成电信号,并在进行数字转换之前通过光电倍增管进行放大。

传统 CR 系统是单侧读出设计的,而 Fuji 公司开发了带有透明支持体 HR-BD,允许双侧读出的新阅读器 FCR5000 应用于乳腺成像(图 8-21),2006 年得到美国 FDA 许可。新系统改进了诊断敏感性和空间分辨力,较以前 100μm×100μm 的分辨系统,可获得更高的取样频率,像素尺寸为 50μm×50μm。激光波长跟以前一样,为 660nm。但荧光体 BaF(Br,I):Eu2+ 或透明支持器令光电倍增管收集远离屏幕的发光成为现实。由于荧光体厚度增加导致的额外光和 X 线的高密度提高了成像的敏感性,尤其在低空间频率时,荧光体含有细小颗粒,可提高锐利度,降低装置噪声。图像处理过程,如滤过技术等也有利于图像质量的提高。

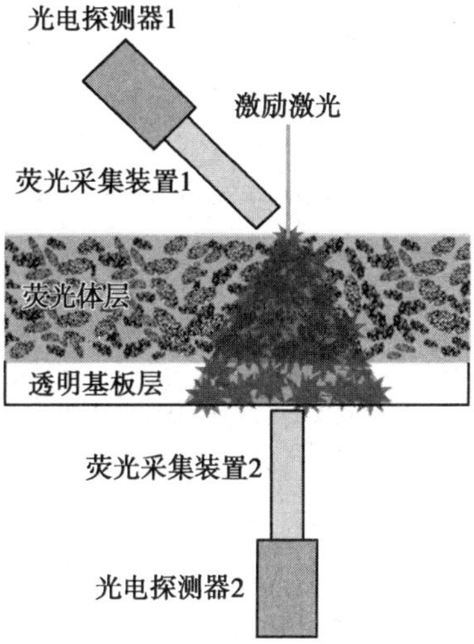

图 8-21　双面阅读成像板

三、荧光体 - 电荷耦合器件成像板

荧光体 - 电荷耦合器件(phosphor-charge-coupled device,CsI(Tl)-CCD)成像板　采用的荧光体是厚度约 100μm 的硫氧化钆(Gd_2O_2S)或厚约 100μm 铊激活的碘化铯闪烁体。其中,碘化铯闪烁体为针状结构,在光的传输中可减少光散射。

应用数字乳腺摄影系统的 CCD 探测器有小视野探测器、镶嵌式探测器、间接转换“狭缝扫描”系统。

1. 小视野 CCD 探测器　由于 CCD 对 X 线敏感,易遭受辐射损伤,且需要冷却,以减少噪声,故一般多采用小视野检测器。在典型的 5cm×5cm 小视野探测器中,来自 X 线吸收荧光体或碘化铯闪烁体的光,必须以大约为 2 的缩小因子传递,这种传递靠光学透镜和镜面,或光纤束来完成。这两者中,光收集效率随缩微因素的增加而降低,光纤维的收集效率最高。当光以缩小的方式传输时,空间分辨力会变差。

现有能力来生产大视野 CCD,不需缩小所收集的光线。在 Siemens Optima 探测器有 100μm 厚的碘化铯闪烁体和 4.9cm×8.5cm 激活区。由于 CCD 对 X 线敏感,平行排列的光学纤维可改善收集效率。探测器的内在像素尺寸为 12μm×12μm,在高分辨力模式下,像素大小为 24μm×24μm,而在正常模式下为 48μm×48μm。

2. 镶嵌式 CCD 探测器　1998 年 Trex 公司(当时 Lorad 和 Bennet 是其子公司)研发了一个有效区域为 19cm×25cm 和像素为 40μm×40μm 的镶嵌式探测器,这是由 3×4 个配对的碘化铯 -CCD 探测器构成,两者均有光纤束和大约为 2 的缩微因子(缩小倍数),其面积足以用于全视野数字乳腺 X 线摄影(full-field digital mammography,FFDM)。

3. 间接转换 CCD“狭缝扫描”系统　狭缝式 CCD 扫描系统是用被准直成窄束的 X 线和对应的探测器扫描乳腺,由于不需要用滤线器就能有效减少散射线。因此,在可能降低剂量的同时,提高图像质量,至少对厚度大和密度高的乳腺是这样的。

该系统使用大小为 10mm×221mm 的探测器,探测器的闪烁晶体通过光纤连接,并按照线性排列最终连接 4 个电荷耦合器件,这是一种直接且无损的光学耦合。整个系统由多组 25μm 像素所对应的 5μm 光纤组成。

一排 4 个 CCD 探测器在时间延迟积分模式(time delay integration,TDI)下,每个 CCD 借平行的光学纤维配对一个碘化铯闪烁体。像素尺寸为 27μm×27μm,在限定的区域可行高分辨模式。在正常模式下,像素尺寸为 54μm×54μm,视野为 22cm×30cm。

扫描方式的缺点是采集时间长,需要 5s,而非结晶硒或碘化铯/非结晶硅的 FFDM 系统小于 1s,这就会导致 X 线球管过热,需采用大热容量的 X 线球管,而且被检者的乳房压迫时间延长。

四、碘化铯/非晶硅平板探测器

此类平板探测器应用碘化铯闪烁体,其具有类似针状结构,可将发射的光传输至光敏元件,减少可见光散射。碘化铯闪烁体吸收 X 线光子,并转换成可见光,由光电二极管阵列吸收可见光后,转换成电荷。每一光电二极管对应一个像素构成图像元素,每个像素的电荷被电子元件以数字形式读出,并储存在每个探测器单元的储存电容里。每个探测器单元代表一个像素,每个探测器单元里的薄膜晶体管和其他电子设备都占据这个单元的一部分。也就是说,这个部分占据的越多,像素的有效部分就会越少,即填充因子越低。因此,填充因子取决于像素尺寸和像素的有效部分比例(图 8-22)。填充因子越大,探测器效率越高。

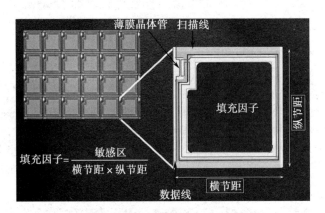

图 8-22　数字平板探测器的填充因子

由 GE 公司研发的数字乳腺 X 线成像系统 Senographe 2000D 在 2000 年 1 月获得美国 FDA 认证,该系统的像素为 100μm×100μm,有效区域为 19cm×23cm。

五、非晶硒平板探测器

直接转换探测器使用了光电导材料,能将所吸收的光子转换成电荷,典型的光电导材料为非晶硒(a-Se)。X 线光子与非晶硒的互相作用能产生电子空穴对,在外加电场的作用下,可直接到达光电导体的表面,并通过偏移电压产生电流。由于强大的电场,以及采用了减少电荷运动的措施,几乎没有信号丢失。数字读出设备与碘化铯/非晶硅系统相似,只是用电极取代了光电二极管。由于电场线可以弯曲,其填充因子的效果远高于几何学填充因子(像素的电极部分),甚至接近 100%。像素尺寸可达 100μm×100μm 以下,而没有减少有效填充因子的麻烦。非晶硒对温度敏感,对环境的要求较高。

2002 年上半年,Lorad 公司将尺寸为 25cm×30cm,像素尺寸为 70μm×70μm,非结晶硒板厚度为 250μm 的探测器投入市场。2004 年,西门子公司推出专用乳腺 X 线摄影的非晶硒平板探测器。2001 年 9 月,芬兰也进行了非结晶硒 FFDM 系统的临床试验,这种探测器具有薄达 200μm 的非晶硒,像素尺寸为 $85\mu m \times 85\mu m$,其有效区域可达 $17.4cm \times 23.9cm$。

六、晶体硅探测器

量子计数探测器的材料是晶体硅,最小像素尺寸为 50 微米,最多可达 2 500 万像素,最高密度分辨力为 15 比特(32 768 灰阶)。其原理在于,在扫描过程中,球管与探测器一起旋转,扇形射线束、前准直器、后准直器以及探测器轨迹均以连续运动的方式构成与球管焦点共轴的弧形。

量子计数的探测器不同于常规 X 线成像,即 X 线光子通过阵列探测器时,会诱发电子空穴对,形成电脉冲,这些脉冲会被计数器逐一计数记录,并直接转换为数字信号输入。换言之,探测器可以测量每一个量子进行计数,没有信号转换过程,降低了信号在传输过程中的损耗,且通过计数方式检测信号,避免了电子噪声对信号的干扰,滤除了绝大部分的散射线,因此,可以很好地检出低能量 X 线光子,提供高量子检测效率(DQE)。晶体硅性能稳定,对环境因素的要求不高。

第六节　图像工作站

一、图像采集工作站的功能

图像采集工作站为数字乳腺 X 线摄影的构件(图 8-23),由专用的计算机和图像数据库构成,其功能为:从数字探测器进行图像采集;图像显示及处理;管理受检者信息和检查数据库;根据 DICOM 标准,将图像向其他工作站传送;图像照片的打印;图像存档,如图像光盘(CD-R)的刻录。

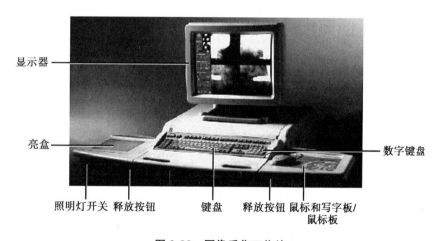

显示器

亮盒

照明灯开关　释放按钮　　键盘　　释放按钮　鼠标和写字板/
鼠标板

数字键盘

图 8-23　图像采集工作站

图像采集工作站的基本功能有:①输入或从 PACS 系统调取病人登记信息,选取摄影程序和摄影体位;②初始化病人曝光准备;③获取并处理病人摄影图像;④预览图像;⑤整合摄影图像与摄影信息形成 DICOM 影像;⑥具有与机器相关的质量控制程序;⑦管理受检者信息和检查数据库,能预览以前摄影图像;⑧输出图像到输出设备,如存储设备和打印机等。

早期的数字乳腺 X 线摄影缺少合适的显示器阅读,或被称为软拷贝阅读的工作站。在数字化影像中,信息量的大量增加给医学影像专家提出了严峻挑战,大容量的筛查越来越多,使显示器阅读取代笨重的胶片处理是必然的。尤其是功能全面的图像采集工作站,具有简洁、人性化的工作界面及高效的检查流程,有效提高病人流通量。图像可在数秒内调阅,可进行快速的图像处理和综合的图像分析。

二、阅读专用工作站的特点

乳腺 X 线摄影影像的阅读专用工作站必须解决以下三大要素:适合的乳腺 X 线摄影筛查、功能全面的专用工作流程、足够的灰阶分辨力和空间分辨力。

(一) 建立适合乳腺 X 线摄影筛查的专用工作流程

大容量图像采集工作站每小时可处理至少 100 个(每个 4 幅图)妇女的乳腺影像,以及调出以前检查的图像一起显示。保守计算,每幅图像像素大小 100μm,容量 8MB,每个病人 64MB,如果一个小时阅读 150 个病人就要几乎 10GB。假如 50μm 的像素大小,要处理 4 倍的容量,则有相当大的难度。一个快速的工作站至少需要 5~10GB 的内存,同时,也需要 PACS 和 RIS 系统的快速传输。

(二) 具有足够的灰阶分辨力

在单一的显示模式下,显示器没有足够的灰阶范围来容纳数字化乳腺影像中提供的信息。当然,放射医师可以用不同的显示设置来解决这个问题,但对繁忙的日常工作是耗时和不切实际的。不同的工作站有不同的处理能力,如 8 比特 256 个灰度级,10 比特 1 024 个灰度级,而肉眼可以分辨约 150 灰度级。工作站不仅提供灰度等级的分辨,更重要的是显示成像的信息量。假如一幅 14 比特的数字化图像,压缩成 10 比特的图像,在拥有完整灰阶分辨力的压缩图像中,仅全灰阶的 1/16 可以被看到,相应地,对于 8 比特的压缩图像,仅有全灰阶的 1/64 可以显示,因此,有必要认真提取所要的信息。迄今为止,对于阅读工作站而言,这个问题的解决办法是应用几种不同窗位,而这些窗位键可以在一种特制的键盘上迅速找到。

(三) 具有足够的空间分辨力

目前,用于普通放射图像的工作站用的是 1k×1k 显示器(大约 1 000×1 200 像素),这种显示器不能以 100% 放大率显示 100μm 像素的数字乳腺影像。如果要想显示高分辨力的数字化乳腺影像,对于像素小于 100μm 的系统而言,仍然是不可能的。但是,可以通过放大和移动来克服这个问题,但是需要花费额外的时间。

总之,工作站要求速度快,灰度级分辨力和空间分辨力高。此外,根据不同的个人偏好,图像的"悬挂(hanging)"要自动化和客户化,即要有适用于乳腺摄影的挂片协议。

随着软件的不断升级,工作站性能也一直在不断改进。有些工作站包括两台分辨力达 2k×2.5k 的显示器和一个有全部重要功能的特殊键盘,可以显示 8 幅图像。但是,这些图像不是高分辨力显示,需要时可改用高分辨显示,例如,操作者可以用高分辨显示任何单幅图像,也可以在当前和先前的检查图像之间快速切换。

专门乳腺 X 线摄影的工作站已于 2002 年 5 月推出,此后,业界逐渐采用医用 5M 乳腺专用高分辨力显示器,高速的工作流和计算机辅助诊断(CAD)以及体层合成等新技术。在不同的筛查人群中,均能敏锐和准确地探测到肿块、结构扭曲和微钙化,同时,专用乳腺诊断工作站还兼具强大的数据信息管理、存储和传输功能,协助用户方便、有效地工作。

目前,数字乳腺 X 线摄影技术从信息化到 AI 智能化,产品不断研发,其海量临床环境的大数据、大量专业标注与强大的统计算法自动提取所有特征(提供深度学习功能)。综合多维信息可分为五大功能特征:结构化报告(一键生成结构化报告,为医生提供一站式解决方案)、智能 BI-RADS 分类(对每一个病灶进行评估和分级)、征象识别(可进行肿块、不对称、钙化、结构扭曲的全征象识别)、可疑病灶检出(多投照位交叉分析,进行可疑病灶的框出标识)、腺体分型。

三、显示器的质量控制

2002 年,美国医学物理师协会第 18 工作组(AAPM TG18)联合政府机构(如 FDA)、医学物理师、放射医师、高校研究机构、医疗设备厂商、医用显示器厂商,针对医用显示设备推荐了一系列标准测试图,来评价显示设备的性能,包括反射、几何失真、亮度、分辨力、噪声、闪烁、色度、伪影等,提供了定量测试和视觉测试两种方法,用户可直接在 TG18 网站下载使用。

(一) 室内光线

显示器的大多数质量检测对室内光线高度敏感,因此,所有测试应在临床条件下进行。

室内光线的测量选择显示器的中心位置进行,可见光探测器面向外而显示器的电源开关处于关闭状态。主要显示设备所在的室内光线应小于 10 勒克斯。

(二) 几何畸变(CRT 显示)

显示器的质量控制可通过 TG18-QC 测试图形进行,视觉检查 TG18-QC 影像的显示是否存在几何畸变(图 8-24),重点检查测试图形的边缘,边线应完全可视,线条应笔直,有效显示区应置于屏幕中心。

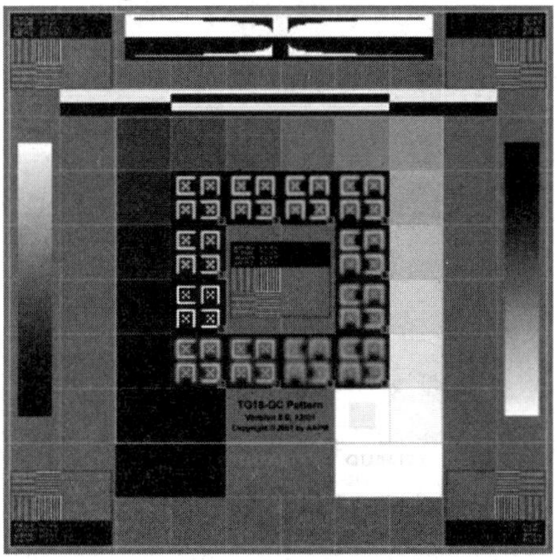

(三) 显示伪影

在 TG18-QC 测试模型中,有一些能用于识别显示伪影的单元。应仔细观察影像中是否有坏像素、黑 - 白和白 - 黑斜条(表示位深不足)、伪影接近黑 - 白和白 - 黑过渡(显卡)。同时,也要注意时间性不稳定(闪动)和空间性不稳定(跳动)。影像中无紊乱伪影可见。

图 8-24 TG18-QC 综合测试图形

(四) 分辨力

显示器的分辨力包括空间分辨力和灰阶分辨力。

空间分辨力是指单位面积显示像素的数量,如 800×600、$1\,024 \times 768$ 等。显示器的分辨力选择与图像本身的分辨力有很密切的关系。

根据不同的分辨力和需要,医用专业显示器分为:①5MP 2 048×2 560,简称"2K",用于显示数字乳腺影像、DR 及 CR 影像,DR 和 CR 影像一般专门给审核报告的高年资专家使用;②3MP 1 536×2 048,简称"1.5K",用于显示 DR 和 CR 影像的诊断及报告审核;③2MP 1 200×1 600,简称"1K",用于显示数字胃肠点片、DSA、CT、MRI 影像的诊断及报告审核;④1MP 1 024×1 280,用于显示 DSA、CT 与 MRI 数字图像。

与空间分辨力相关的几个概念:

显示器尺寸:指显像管或者液晶面板的对角线尺寸,以英寸为单位。医用显示器尺寸常和胶片尺寸相关。

像素间距(pixel space):液晶显示器像素间距相邻两个像素点之间的距离。屏幕尺寸为 399mm×319mm,矩阵(原始分辨力)2 569×2 048,对应的像素间距(pixel space)为 399mm/2 569,即 0.156mm,一般 5M 显示器比 3M 显示器的像素间距要小。

测试方法:AAPM 第 18 任务组提供了 6 种在不同背景亮度下的水平线状模型(图 8-23)。所有高对比线都应可分辨。

灰阶分辨力及密度分辨力,与显示器的亮度和显卡有关。好的显示器显示位深应该在 10bit 以上。人眼对灰阶的分辨能力随着亮度的不同,有着一个非线性关系:亮度越高,相邻灰阶之间的亮度差也越大,人眼能分辨的灰阶越多,反之越少。

（五）显示器的亮度测试

1. 亮度范围和亮度比　测定显示设备的最大和最小亮度。使用测试图形 TG18-LN12-01 和 TG18-LN12-18(图 8-25)。

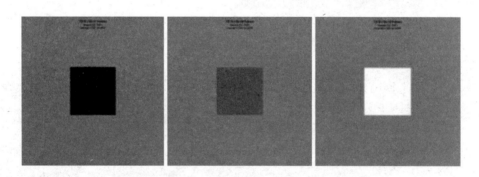

图 8-25　用于亮度范围测量的 TG18-LN 测试图案

根据 ACR 和 AAPM 要求,临床诊断用显示器最大亮度:$L_{max} \geq 170cd/cm^2$,亮度比:$L_{max}/L_{min} \geq 250$。临床浏览显示器应该有至少 $100cd/cm^2$ 最大亮度,亮度比要大于 100。最大亮度偏差 $100\% \times (L_{max}-L_{max})/L_{max} \leq 10\%$。乳腺图像主显示设备的亮度比推荐在 250~650 之间。理想情况下,最大亮度应该在 $450cd/m^2$ 以上。室内光线存在时,可影响显示器的亮度对比响应能力。用亮度计测定两个亮度值,包含室内光线值,所以,降低室内光线可以增加亮度比。

2. 亮度灰阶响应——灰度显示函数测试　在医学影像中,所有的数字图像都要保持视觉一致性。在 DICOM 标准中,规定了如何把像素值和被显示的亮度值关联起来,即灰阶标准显示函数(grayscale standard display function),要求每一个影像载体:显示器、胶片、照片都符合这个标准,这样医生在不同的时间、不同地点和不同载体上都看到一致的影像。对医用显示器来说,需要使用亮度计和软件对亮度测量并进行校准,以符合 DICOM GSDF 的要求。校准方式常有手动法和自动校准法。手动方式耗时多且误差比较大,好的显示器应该自带 QA 软件,与 DICOM 标准值进行自动误差检验校正,保证显示器的显示符合灰阶标准显示函数。亮度一致性测量(luminance uniformity metric,LUM)为每个灰阶点与标准函数曲线的离散程度,用标准差表示,它是评估医用显示器的一个重要指标。

在 TG18-QC 测试图上,5% 和 95% 低对比方块应清楚可见。

3. 亮度均匀性 当在显示器中心测试完 DICOM 一致性时,并不能表明显示器每个位置的对比能见度都是最佳的。可以在显示器的几个位置测试显示的均匀性。度均匀性测试由显示器表面不同位置的亮度来检测,常使用 TG-18-UNL10 和 TG18-UNL80 测试图(图 8-26)测量显示屏中心和显示器四角五个小方块区域亮度值。均匀性测试结果用显示器中亮度相差最大的两亮度值之差与它们的平均值的比值表示,即最大亮度偏差,计算公式为:$(L_{max}-L_{max})/[(L_{max}+L_{max})/2]\times100\%$,单个显示器最大偏差不能超过 30%。

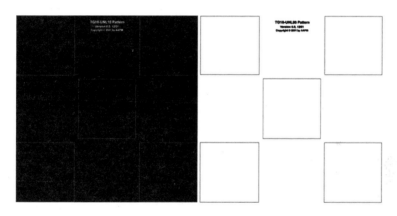

图 8-26 亮度均匀性测试图

第七节 数字乳腺 X 线摄影系统的附件与选件

一、系统的附件

数字乳腺摄影系统的附件会根据各公司设备的配置和型号不同而异。一般配有一套乳腺压迫板,包括一套腋窝板、一套放大平台(magnification platform)、乳腺支持器、带刻度的活检压迫板(为进行二维定位用),并带有光学定位器(optical localizer)、外置 X 线防护板、X 线遥控手动开关、液压座椅、四功能足踏板(可以进行上 / 下控制和压力控制)、用于自动输入受检者信息的条码扫描仪。

二、系统的选件

数字乳腺摄影系统的选件可包括以下部件:

1. 回顾查看工作站。

2. 海量存储系统　当这一配件被安装并同乳腺 X 线数字摄影系统连接后,采集的图像可以被发送至海量存储系统进行永久保存,该过程可以自动或按用户要求进行。一个曾经在该系统进行检查的所有受检者的列表,将被保留在海量存储设备中,以备将来快速便捷地进行检索、随访之用。

3. 激光打印机　可以生成图像的"硬拷贝",要求系统可以同高分辨力 DICOM MG 兼容激光打印机相连接,并进行照片打印。

4. 网络操作　作为乳腺 X 线数字摄影系统,应与 DICOM 兼容设备,这使其可以通过网络同其他兼容设备相连接并交换图像。

5. CD-R 信息交换交换介质配件　一套 CD-R(可写光盘)单元可以被安装到系统上,这样可以选择一套图像保存在 CD-ROM 上作信息交换用(如为医师提供参考、培训、个人图像库等)。

(梁瑞冰　迟　彬)

第九章　乳腺癌 X 线摄影筛查的有效性分析

第一节　乳腺癌的发病率与死亡率

乳腺癌流行病学分析涉及发病率与死亡率这两个概念,这两个概念的定义是:

发病率(incidence rate):表示在一定期间内,一定人群中某病新发生病例出现的频率。发病率 = 某一时期内某人群某病新病例人数 / 同时期内暴露人口数。

乳腺癌的发病率,就是指一年内,某地区所有女性乳腺癌新发的病例数除以这个地区女性的人口数。由于 1/3 的乳腺癌患者是可治愈的,因而多以发病率作为乳腺癌研究的侧重点。

死亡率(mortality rate):指某地区在一定时期内(通常为一年),死亡个体数与同期平均种群数量的比值。死亡率 = 单位时间死亡个体数 / 单位时间平均种群数量。

乳腺癌的死亡率可通过该地区 1 年内死于乳腺癌的例数除以女性人口数获得。

乳腺癌流行病学的分析开始于乳腺癌死亡登记,发达国家在 20 世纪早期已经开始了不同癌种的死亡登记工作。对乳腺癌发病率的统计工作,全球 28 个国家于 20 世纪 70 年代首次公布。

美国癌症学会官方期刊发表了《2018 年全球癌症统计数据》报告,评估了 185 个国家中 36 种癌症发病率和死亡率。全球数据显示,在女性中,乳腺癌占据榜首。乳腺癌的发病率(24.2%)和死亡率(15%)最高,其次为结肠直肠癌(9.4%)、肺癌(8.4%)、宫颈癌(6.6%)、甲状腺癌(5.1%),死亡率其次分别是肺癌(13.8%)、结肠直肠癌(9.5%)、宫颈癌(7.5%)、胃癌(6.5%)。由此可见,乳腺癌是"女性的头号杀手"。

第二节　乳腺癌的危险因素

乳腺癌的病因学目前尚未完全清楚,但从目前的研究现状来看,乳腺癌是机体内多种危险因素共同作用的结果。女性乳腺癌的易感因素包括年龄、家族史、某些分子生物学、既往乳腺病史、影响内源性及外源性的雌激素变化因素、生活环境以及生活方式等。

乳腺癌的危险因素病因学研究表明,乳腺癌与年龄、遗传因素、月经婚育史、膳食结构、过度诊断、环境因素等密切相关。

1. 年龄、性别和婚育史　年龄增长是乳腺癌发生的主要危险因素,Jemal等在2008年的癌症统计中报告,12.28%的乳腺癌患病是由于年龄大造成的,绝经前妇女的发病率仅为4%。年龄不同,乳腺癌的发病率不同,月经初潮早于12岁、停经迟于55岁者的发病率较高。女性患乳腺癌的危险性是男性的100倍。临床上,第一胎足月生产、年龄迟于35岁者发病率明显高于初产在较低年龄者;未婚未育者的发病率高于已婚、已育者。

2. 激素　雌激素是重要的致瘤激素,在乳腺癌形成过程中,刺激癌细胞不可控性生长和恶性增殖。乳腺癌发病率降低的主要原因是绝经后雌激素治疗应用的显著减少。一个最常见的乳腺癌病因学因素是外源性激素暴露,包括口服避孕药(OCS尤其是在绝经前)和激素替代治疗(HRT尤其是绝经后)。

3. 遗传因素　突变基因的携带者每年发生乳腺癌的风险是1.4%~4%,最典型的为*BRCA1*基因和*BRCA2*基因的突变。携带突变*BRCA1*基因和*BRCA2*基因妇女,其终生的乳腺癌发生风险分别为36%~87%和45%~84%。

4. 肥胖与饮食　有研究表明,高脂饮食和肥胖、酒精摄入等,也是潜在的乳腺癌危险因素。

5. 环境　国际放射防护委员会2007年建议书(国际放射防护委员会103号出版物)提出了新的辐射危害值和组织权重因数(Wt),与第60号出版物相比最明显的变化是乳腺、性腺和对其余组织的处理。乳腺的Wt由0.05变为0.12,成为射线最敏感的组织之一。

第三节　不同国家乳腺癌的流行病学特点分析

一、美国妇女乳腺癌发病率与死亡率

美国国立癌症研究所(National Cancer Institute,NCI)的评估结果显示,约八分之一的美国妇女在一生中会罹患乳腺癌(约13.3%),此结果是NCI基于1997—1999年乳腺癌流行病学监测结果得出的。同时,还评估了在10、20和30年间隔期内乳腺癌对患者的危害程度。

如果此发病率保持恒定,上述的概念就是:新出生的女性有八分之一的概率在其一生中某一时间会被诊断为乳腺癌,如表9-1所示。

表9-1　美国乳腺癌发病率(1997—1999年)

年龄	比例	年龄	比例
从30~40岁	1/252	从60~70岁	1/27
从40~50岁	1/68	任何时候	1/8
从50~60岁	1/35		

2003年,新确诊的浸润性乳腺癌211 300例(癌变已扩展到周围组织、腋下淋巴结或其他部位)和非浸润性乳腺癌55 700例(仅在乳腺小管内层发现异常细胞,没有扩散到小管)。仅2003年,仅乳腺癌就占所有新增癌症病例的32%,估计有39 800妇女死于乳腺癌。继肺

癌之后,乳腺癌是第二种妇女致死性癌症,同时,也是 20~59 岁之间癌症致死的首要因素,平均每 13min 有一名妇女死于乳腺癌。尽管男性的乳腺癌发病率很低,但在 2003 年仍有 1 300 位男性病例被确诊,400 名男性死于乳腺癌。

乳腺癌发病率随年龄的增长而增加,40 岁以后激增。大约 77% 的浸润性乳腺癌发生在 50 岁以后,确诊的平均年龄为 62 岁。由于生活习惯、环境、遗传背景的不同,欧美乳腺癌的发病率显著高于我国。WHO 的癌症分析结果显示,北美、欧洲、大洋洲女性的乳腺癌发病率显著高于我国。

二、我国乳腺癌的流行病学分析

(一) 乳腺癌的发病率与死亡率

2012 年版《中国肿瘤登记年报》数据显示,我国肿瘤登记地区女性乳腺癌的发病率为 42.55/10 万,人口标化率为 23.16/10 万,世界人口标化率为 28.99/10 万,占女性全部恶性肿瘤发病率的 16.81%。同期女性乳腺癌的死亡率为 10.24/10 万,中国人口标化率为 4.94/10 万,世界人口标化率为 6.56/10 万,占女性全部恶性肿瘤发病率的 7.54%。

在我国,乳腺癌的发病率及死亡率存在着明显的地域差异。城市地区女性乳腺癌发病率显著高于农村,城市地区发病率为 51.91/10 万,是农村地区(23.12/10 万)的 2.25 倍,年龄标化后达 2.00 倍。城市地区女性乳腺癌死亡率为 11.94/10 万,比农村地区(6.71/10 万)高 77.94%,年龄标化后高 42.37%。

在全国女性恶性肿瘤排位中,乳腺癌发病率居首位,死亡率排名第五位(图 9-1)。全国主要城市横向比较研究结果显示,发病率与死亡率与地区排名保持一致,上海乳腺癌发病率居首位;农村女性恶性肿瘤排名中,乳腺癌发病率排名第四位,死亡率排名第六位。

半个世纪以前,我国属于乳腺癌低发国家,1978 年以后逐渐上升为女性恶性肿瘤之首,现在乳腺癌发病率不仅提高了 2~3 倍,而且每年以 3% 的速度在上升。乳腺癌也是死亡率上升速度最快的恶性肿瘤,是威胁我国女性健康最主要的恶性肿瘤之一。世界卫生组织国际癌

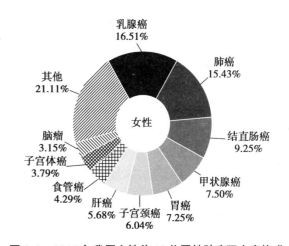

图 9-1　2014 年我国女性前 10 位恶性肿瘤死亡率构成

症研究机构对全球 185 个国家和地区的癌症报告显示,中国女性乳腺癌的发病率和死亡率在全球处于较低水平,但是发病人数占全球的 11.19%,仅次于美国,且近 20 年来发病率与死亡率增长迅速,防控形势严峻。

随着我国女性生活习惯、饮食习惯、环境压力的改变,近 30~40 年,我国乳腺癌发病率的增加幅度是巨大的,乳腺癌的疾病负担也越来越重。根据陈万青教授在《2014 年中国女性乳腺癌发病与死亡分析》中的报道,当前我国每年新发乳腺癌 27.89 万例、死亡 6.6 万例,城市和农村发病率分别为 49.94/10 万、31.72/10 万,城市和农村死亡率分别为 7.04/10 万、5.79/10

万,乳腺癌正严重威胁着我国女性的生命健康。

国家癌症中心、中国医学科学院北京协和医学院肿瘤医院、全国肿瘤防治研究办公室发布的研究报告了我国最新的乳腺癌流行病学统计数据,分析了 2017 年全国肿瘤登记中心收集的 2014 年各肿瘤登记地区乳腺癌数据(由于收集和统计工作,一般数据会滞后 3 年),估计了 2014 年中国女性乳腺癌的发病与死亡情况,为我国乳腺癌防治策略与措施的制订提供了基础信息。

2014 年,339 个登记处共覆盖全国人口 288 243 347 人,其中城市人口 144 061 915 人,农村人口 144 181 432 人。根据国家癌症中心公布的数据,2014 年全国女性乳腺癌新发病例约 27.89 万例,占女性恶性肿瘤发病的 16.51%,位居女性恶性肿瘤发病率首位。其中,城市地区女性乳腺癌新发病例约 18.46 万,农村地区女性乳腺癌新发病例约 9.43 万。

(二) 乳腺癌的年龄分布特点

2011 年 3 月,中国癌症基金会发布了中国首个大规模乳腺癌流行病学调研项目研究结果。结果显示,中国乳腺癌发病中位年龄为 49 岁,比西方国家提早近 10 年。乳腺癌的发病率随年龄增长呈上升趋势,但在高、中、低发地区,各年龄组别的发病率存在差异。我国妇女乳腺癌的流行病学特点与西方国家有所不同:一是发病较年轻,高峰年龄为 45~49 岁,不同于西方国家高发于 60 岁以后的绝经期妇女,提前了 10~15 年;二是中国妇女乳腺较致密,不同于西方国家妇女乳腺中脂肪较多,尤其在绝经后乳腺萎缩的妇女更甚。

2017 年,中国癌症基金会发布的最新数据显示(滞后 3 年):55 岁是女性乳腺癌发病高峰,中国女性乳腺癌发病率在 20 岁前处于较低的水平,此后发病率随年龄增长迅速上升,并于 55 岁年龄组达到高峰,而后随年龄增长而下降。城乡地区年龄别发病率曲线与全国女性乳腺癌发病情况类似,但城市地区女性乳腺癌发病水平高于农村,城市地区发病率最高出现在 60 岁年龄组。30~60 岁年龄组城市地区女性乳腺癌发病率约为农村地区的 1.5 倍,65 岁年龄组后达 2 倍以上。

一方面,这可能与城市居民生活条件较好、脂肪等摄入过多、肥胖增加以及人口老龄化程度高有关;另一方面,由于城市女性受教育程度较高,初产年龄较晚,未产、母乳喂养的时间减少等导致乳腺癌发病的风险更高。2014 年,全国女性乳腺癌死亡病例约 6.60 万例,占女性恶性肿瘤死亡的 7.82%,位居女性恶性肿瘤死亡第 5 位。根据国家癌症中心公布的 2014 年中国恶性肿瘤发病和死亡分析,女性恶性肿瘤死亡第 1 位为肺癌,每年死亡病例约 19.8 万,其次为胃癌、肝癌、结直肠癌和乳腺癌,同时,中国女性乳腺癌 25 岁后死亡率随年龄增长迅速上升,并于 60 岁年龄组达到高峰后略有下降,70 岁年龄组后再次上升,并于 85 岁以上年龄组达到死亡高峰。城乡地区年龄别死亡率变化趋势与全国相似。

目前,乳腺癌仍是威胁中国女性健康最常见的恶性肿瘤之一。乳腺癌的发病率和死亡率在城乡间存在较大差异,且在 55~60 岁出现发病高峰,应针对不同地区、不同年龄组的人群,制订相应的乳腺癌防治策略。

(三) 我国乳腺癌流行趋势预测

国家卫生健康委公布的资料显示,近 20 年,我国各种癌症死亡率的增减也以乳腺癌为甚。在城市中,其死亡率增长了 38.7%,成为死亡率增长最快的癌症,即使在发病率较低的农村,其增长率也达到 39.4%。尤其随着人们生活习惯、饮食、婚姻、生育等生活方式的不断西化,此增长趋势有增无减,且有年轻化倾向,其危害更大。相对于西方发达国家,我国并非乳腺癌高发区,且各地发病率的高低有较大差异。但近二三十年来,增长甚快则是事实。以发病率最高的上海为例,2004 年乳腺癌的发病率已达 70/10 万(西方国家为 120/10 万左右),30 年来的增长幅度达 240%。全国各地各大城市也紧随其后,均达 40/10 万 ~50/10 万,平均以 3% 的年增长率快速递增。我国 85% 以上的乳腺癌见于 35~70 岁的妇女,该年龄段占妇女总人口的 40% 左右,该年龄段发病率将为总发病率的 1.5~2.0 倍,年发病率(粗率)在 30/10 万以上的中等城市的该年龄段乳腺癌年发病率将为 1.0‰ ~1.4‰。中国是乳腺癌发病率增长速度最快的国家之一,并且以每年 2% 的速度递增,癌症负担不断增加。在全球范围内,中国占据新诊断乳腺癌病例的 12.2%,占据乳腺癌死亡的 9.6%。因此,根据乳腺癌流行病调查显示的这一趋势,积极开展该病的预防性研究具有非常重要的意义。

第四节　乳腺癌预防医学特点

一、乳腺癌预防医学特点

世界卫生组织(WHO)指出:1/3 的癌症可以预防,1/3 可以通过"三早"得到治愈,另外 1/3 经过综合治疗可以延续生命。攻克癌症必须做到"三早":早发现、早诊断、早治疗。1986 年,欧洲会议总结认定,乳腺癌和宫颈癌是可以通过"三早"提高治愈率和生存率效果最佳的两种恶性肿瘤。

二、乳腺癌的三级预防

通常将乳腺癌预防分为三级:一级预防为病因预防;二级预防是以提高患者生存率、降低死亡率为主要目的的,在无症状、无主诉的健康女性中检出微小乳腺癌或早期癌;三级预防则是对患者进行临床诊疗工作,即乳腺癌确诊后,由医护人员对其实施救治的过程。

乳腺癌发病原因不明,是由多种因素共同作用导致。乳腺癌的一级预防主要是针对这些危险因素开展乳腺防癌健康教育和行为干预加以控制,就目前的研究现状而言,在一定程度上起到预防作用。

乳腺癌二级预防内容包括乳房保健自我检查(BSE)和乳腺肿瘤的筛查。乳腺癌死亡率的下降很大程度上取决于乳腺癌的早期发现、早期诊断、早期治疗。临床研究证明,乳腺癌二级预防中的"三早"是提高患者生存率、降低死亡率,挽救患者生命唯一可靠的方法。

自检加筛查的意义:①提高早诊率(Ⅰ期乳腺癌由 20% 可提高到 80%);②提高生存率(Ⅰ期 95%、Ⅱ期 65%、Ⅲ期 25%);③提高生存质量,保乳治疗;④降低医疗费用(早晚期之比为 1 : 25~30 倍)。

乳腺癌是一种发展相对缓慢的恶性肿瘤,从单一细胞的形成,到发展成临床可触及的 0.1cm 肿块,需经 30 次分裂倍增,长到 1cm 需 5~8 年时间。从乳腺癌生物学特点来看,我们有足够的时间来进行乳腺癌的早期筛查。因此,加强二级预防,发现早期乳腺癌是乳腺癌防治的有效手段。

三级预防是指乳腺癌确诊后,通过医护人员的努力,患者和家属的配合,尽力减少患者的患病痛苦,改善患者的生活质量,延长生命。随着二级预防的大力开展,现阶段的三级预防也涉及乳腺癌患者的早诊早治工作。

第五节　乳腺癌筛查的有效性分析

一、乳腺癌筛查的主要方法及其功效

(一) 乳腺癌筛查的定义

乳腺癌筛查是指通过特定的检测方法,定期对健康人群进行检查,将表面健康的可能患病者和处于亚临床症状的人初步鉴别出来。筛查结果阳性或可能阳性者再进一步确诊,以期能早期发现患者,经早期治疗达到治愈之目的。其最终目的是要降低乳腺癌患者的死亡率。

(二) 乳腺癌筛查的主要方法及效能

乳腺癌是少数可以通过筛查而降低死亡率的恶性肿瘤之一。国内外在乳腺癌筛查中应用的方法众多,如乳房自我检查(breast self-examination,BSE)、临床乳房检查(clinical breast examination,CBE)、乳腺 X 线摄影、乳腺高频超声、乳腺 MRI、乳腺断层成像、乳腺血氧功能影像检测法等,但各权威组织意见并不完全一致。乳腺癌筛查要求检查方法对乳腺癌的敏感度高,尽可能发现早期可疑病例,但假阳性率不能过高。由于筛查对象大部分是健康人群,所以检查方法应简便易行,安全无损伤,且经济成本较为合理。

目前,国内外相关研究机构推荐的乳腺癌筛查主要方法为:临床乳房检查、乳腺 X 线摄影、乳腺高频超声、乳腺 MRI。

(1) 乳房自查(BSE):乳房自查是以被检查者为中心的、自主开展的无创检查过程,目前认为单独应用价值不大。乳房自查虽然可提高乳房肿块检出的准确性,但同时也增加了因假阳性结果导致的乳房肿块活检数目。

2003 年,美国癌症协会不再要求定期做乳房自查,但强调了乳房自查的优点、局限性和及时向健康专家报告任何新的乳腺状况的重要性。中国抗癌协会 2007 版《中国抗癌协会乳腺癌诊治指南与规范》也指出,乳房自查单独作为乳腺癌筛查措施的效果不佳,不能提高乳腺癌早期诊断率和降低死亡率。

(2) 临床乳房检查(CBE):由医护人员实施的临床乳房检查,在不同发展程度的国家实施者可能是医生、护士或助产士。临床乳房检查简便易行、可重复性高,但受主观因素影响较大。曾有文献报道,大约 5% 的乳腺癌由临床乳房检查单独发现,估计其敏感度为 54%,特异度为 94%,乳腺 X 线摄影遗漏但为临床乳房检查发现的乳腺癌的比例为 5.5%~29.0%。为了避免出现因检查者经验不足造成假阳性或假阴性结果,临床乳房检查通常与乳腺 X 线摄影联合应用以提高其准确性。

(3) 乳腺 X 线摄影(mammography,MAM):乳腺 X 线摄影是目前诊断乳腺癌首选的影像学检查方法,通过软 X 射线照射适度挤压后的乳房成像。乳腺 X 线摄影的最大优势在于能够清晰地显示微钙化。而微钙化是除肿物、结构扭曲之外诊断乳腺癌的另一重要征象,有时甚至是早期乳腺癌的唯一征象。30%~50% 乳腺癌早期 X 线影像可见细颗粒钙化集簇表现,钙化集簇与癌灶关系密切,但乳腺 X 线摄影的敏感度在致密型乳腺略低。研究报道,乳腺 X 线摄影在致密型乳腺内敏感度为 62.9%,特异度为 89.1%;脂肪型乳腺敏感度 87.0%,特异度 96.9%。也有研究显示,乳腺 X 线摄影使 40 岁以上乳腺癌死亡率降低约 20%,使 50~69 岁

女性乳腺癌死亡率降低 20%~35%。

(4) 乳腺超声检查(breast ultrasonography，BUS)：能较好地显示乳腺肿块的特征，可鉴别在 X 线影像上看不到，但可触及的肿物，也可用于不能行乳腺 X 线摄影检查的女性(如年轻女性和孕妇等)，同时，也适用于致密型乳腺。中国女性约 30% 的乳腺为致密型乳腺，一些病灶密度与致密型乳腺组织相近，乳腺 X 线摄影检查很难发现，乳腺 X 线摄影结合乳腺超声检查可以早期发现乳腺肿物并鉴别其良恶性，乳腺超声检查能更加全面地观察乳腺组织。乳腺超声检查操作简便、安全、无辐射、多切面、可重复性强，动态观察及测量肿块及血流信息，对囊性肿物显示较乳腺 X 线摄影更准确，价格相对较低，理论上讲，更适合临床推广应用。西方国家乳腺癌筛查结果表明，乳腺超声检查对微钙化、导管原位癌及微小浸润性癌的敏感性差，对乳腺 X 线摄影明确诊断的微钙化检出率仅为 0~62%。超声检查很大程度上依赖操作医生经验，诊断准确性受主观影响较大。高频彩超要求 >12Hz，一般的黑白超声不能满足筛查要求。

(5) 乳腺磁共振成像(MR)：MR 成像技术具有极好的软组织分辨力和无辐射等特点，对乳腺检查具有独到优势，特别是专用乳腺线圈及快速成像序列的开发应用，使乳腺 MR 影像质量及诊断水平有了大幅提高，国外将乳腺 MR 检查作为乳腺癌高危人群的筛查方法。在欧美国家应用乳腺 MR 对乳腺癌高危人群的筛查研究发现，乳腺 MR 检查可使导管内原位癌的检出率大大提高。亦有研究报道，术前乳腺 MR 检查能发现 6%~34% 除原病灶之外的额外病灶，且多数为早期病灶，这些病灶在乳腺 X 线摄影或临床乳腺检查时均为阴性。MR 对乳腺癌检出的敏感度为 86%~99%，阳性预测率为 69%。美国癌症协会在 2007 年发布乳腺癌筛查指南，建议乳腺癌高危人群从 30 岁开始每年一次乳腺 X 线摄影和 MR 检查，并咨询医生提前开始筛查，并决定自己的筛查频率。但也有研究显示，乳腺 MR 所导致的不必要活检为乳腺 X 线摄影的 3 倍，其消耗不必要的经济成本为 X 线筛查的 2 倍。所以，乳腺 MR 不适宜作为一般人群的常规筛查手段。

多项研究表明，乳腺 X 线摄影与乳腺超声检查联合能大大提高敏感度，乳腺超声检查使不可触及的浸润性乳腺癌的诊断率提高 42%。不同种联合方式的比较中，乳腺 X 线摄影与乳腺超声检查联用优于乳腺 X 线摄影和临床乳房检查联用。乳腺 X 线摄影、乳腺超声检查和临床乳房检查三种方法联用所获得的敏感度最高，但特异度降低。

二、我国现行的乳腺癌筛查方案

结合我国女性乳腺癌发病特点及基本国情，中国抗癌协会(Chinese Anti-Cancer Association，CACA)在 2007 年版 CACA 指南中推荐了适合中国国情的女性乳腺癌筛查方法。

1. 一般女性　40 岁以下一般女性，每 1~3 年一次临床乳房检查；40~60 岁女性，每年一次乳腺 X 线摄影和临床乳房检查；60~69 岁女性，每 1~2 年一次乳腺 X 线摄影和临床乳房检查。鼓励向女性传授每月一次乳房自查方法，推荐乳腺 X 线摄影和乳腺超声检查联合使用。

2. 高危女性　有明显的乳腺癌遗传倾向者、BRCA1/2 基因突变携带者以及曾有组织学诊断的乳腺不典型增生和小叶原位癌患者，不论年龄大小，都建议在专业医师指导下，接受每 6~12 个月一次临床乳房检查和每年一次的乳腺 X 线摄影及乳腺超声检查，必要时，可缩短乳腺 X 线摄影的间隔时间，并增加乳腺 MR 检查。建议向高危女性传授每月一次乳房自查方法。

三、X 线摄影在乳腺癌筛查中的应用价值

通过对乳腺癌高发国家的乳腺癌筛查 Meta 分析,乳腺 X 线摄影的真阳性率为 83%~95%,假阴性率为 0.9%~6.5%,灵敏度随年龄的增大而提高。2009 年对澳大利亚、加拿大、丹麦、瑞士等 10 个国家乳腺癌筛查数据进行 Meta 分析发现,采用乳腺 X 线摄影进行乳腺癌筛查,可以发现早期乳腺癌,使乳腺癌死亡率下降 24%~48%。因此,利用乳腺 X 线摄影作为乳腺癌普查手段降低乳腺癌死亡率,这一事实已得到了大多数学者的广泛认可。

有研究表明,乳腺 X 线摄影很大程度上提高了未触及乳腺癌的检出率。在 300 例经乳腺 X 线摄影发现的临床“阴性”乳腺癌病例中,28% 为原位癌,7% 肿瘤直径 <5mm,2% 的肿瘤直径 >20mm,30%~50% 乳腺癌早期 X 线结果仅表现为沿导管分布的细颗粒钙化集簇。而乳腺癌筛查应用高清晰度的乳腺高频摄影机能穿透较致密的腺体,清晰显示 <0.2mm 的细微钙化灶。

乳腺 X 线摄影筛查的敏感度在不同人群中有所不同,主要原因是乳腺 X 线摄影检出乳腺癌的敏感度受乳腺腺体密度的影响,表现在不同人种、不同年龄、不同生理周期上。

据亚洲多个国家乳腺癌筛查研究的 Meta 分析结果显示,乳腺 X 线摄影诊断乳腺癌的合并敏感度为 0.845(95%CI 为 0.821—0.870),特异度为 0.930(95%CI 为 0.929—0.931);而 Howard 等 19 项以高加索人种为筛查对象的同类研究结果显示,合并敏感度为 0.95(95%CI 为 0.93—0.96),特异度为 0.62(95%CI 为 0.54—0.70)。相比,乳腺 X 线摄影筛查技术在亚洲人群中敏感度相对偏低。原因可能是:亚洲女性乳腺组织致密程度较西方女性高,且乳腺组织致密度高者所占的比重也较西方女性多。另一方面,西方国家保险体系下的专业乳腺随诊保健服务健全,漏诊率较低,且不同年龄组别,乳腺 X 线摄影敏感度也存在差异,高年龄组女性乳腺 X 线摄影敏感度明显高于低年龄组。高、低年龄组的合并敏感度分别为 0.878 和 0.759,合并特异度分别为 0.922 和 0.912。这可能是由于乳腺 X 线摄影对腺体已部分退化的中老年女性乳腺组织的对比良好,显示清晰,而腺体丰富的年轻女性,其乳腺 X 线影像清晰度降低,影响微小病灶的检出。同时,该研究提示,乳腺 X 线摄影筛查在≥50 岁亚洲女性人群中的诊断价值高于在 <50 岁女性人群中的诊断价值,与西方国家的研究结果一致。

女性乳腺是受卵巢影响的动态器官,随月经周期变化发生着不同的组织学改变。月经前期和月经期乳导管上皮增生,管腔扩张,管周基质增生水肿,乳腺充血胀满,此时,正常腺体的增生会掩盖微小病灶,造成漏、误诊,故不提倡此阶段进行乳腺 X 线摄影检查。有研究结果表明,月经后期、月经前期、月经期 3 阶段的乳腺 X 线诊断正确率分别为 95.24%、65.79% 和 66.70%。故此乳腺 X 线摄影筛查时,也应该注意把握月经周期规律,尽量在月经后期进行乳腺 X 线摄影检查。

四、不同国家乳腺癌 X 线摄影的筛查

2002 年 3 月 19 日,在巴塞罗那召开的第三届欧洲乳腺癌大会开幕前,国际癌症研究机构(Intenational Agency for Research on Cancer,IARC)布鲁斯·阿姆斯特朗教授领导一个由 24 位来自 11 个国家的专家组成的小组对乳腺癌 X 线筛查效果的调查研究进行了分析,结果表明:“50~69 岁妇女,如果定期做乳腺摄影检查,可以使死于乳腺癌的危险减少 35%。”这就表明,乳腺摄影检查对 50~69 岁的妇女效果最明显,对 40 岁以下和 69 岁以上的妇女效果不够

理想。

英国、荷兰、瑞典、芬兰、卢森堡、爱尔兰、比利时和挪威有完整的国家标准检测计划,法国、德国、西班牙、希腊和葡萄牙也在实行试验性计划。

在美国,建议妇女们从40岁开始,每年做一次乳腺摄影检查。在英国和其他国家,妇女们开始做检测的年龄要大一些,检测的次数也没有那么多。牛津大学教授IARC专家小组成员瓦莱丽·贝拉尔表示,调查报告是独立专家们的共同意见。每1 000名50~69岁的健康妇女中约有10~20人会在十余年后患上癌症,而其中的4~6人将死于这种疾病,贝拉尔教授表示,乳腺摄影检查可以减少2/1 000的死亡人数。

(一) 瑞典乳腺癌X线摄影筛查前后20年随访调查

由多国医学专家组成的专案小组,在瑞典两个乡镇展开了《早期胸部肿瘤X线普查规划和乳腺癌病人的死亡率:筛查投入使用前后二十年随访调查》。

他们进行了两个比较:第一,乳腺癌X线摄影筛查被引入之前(1958~1977年)被确诊的乳腺癌死亡病例与被引入之后二十年间(1978~1997年)被确诊的乳腺癌死亡病例的比较。纳入210 000位20~69岁妇女;第二,对比了乳腺摄影筛查引入前后20年间,被确诊患者的任意癌死亡数及任意病因死亡数。在分析时,按照妇女被通知接受乳腺摄影筛查(40~69岁)和未被通知接受乳腺摄影筛查(20~39岁)的情况,也根据她们最终是否接受检查的事实,将数据分成不同的年龄级别。此外,还对40~49岁年龄段妇女的死亡率进行了单独研究。

在40~69岁年龄段妇女中,有筛查的第二周期与无筛查的第一周期相比,乳腺癌死亡风险率明显下降。

图9-2表明瑞典40~69岁被确诊患乳腺癌妇女20年来的累积死亡率,而图9-3则表明确诊时40~69岁乳腺癌患者的累积存活率。

(二) 美国乳腺癌X线摄影筛查对乳腺癌患者死亡率的影响

美国按年龄评定的乳腺癌发病率和死亡率如表9-2所示,结果表明,美国乳腺癌随着时间的推移在逐年增加,而死亡率却逐年下降,这正说明了乳腺癌X线摄影筛查的有效性。

美国从1975年以来,乳腺癌X线摄影筛查的运用持续增加。全国健康统计中心的调查发现,在过去两年内接受过一次乳腺摄影,且年龄≥40岁的妇女的比例为:1987年28.8%,1992年55.8%,1998年66.9%。

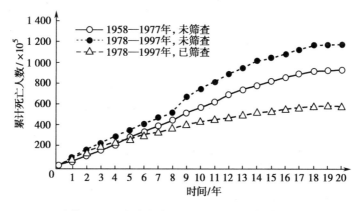

图9-2　瑞典40~69岁被确诊患乳腺癌妇女20年来的累积死亡率

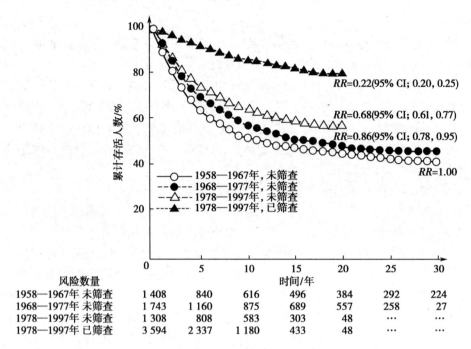

图 9-3　确诊时 40~69 岁乳腺癌患者的累积存活率

风险数量

1958—1967年 未筛查	1 408	840	616	496	384	292	224
1968—1977年 未筛查	1 743	1 160	875	689	557	258	27
1978—1997年 未筛查	1 308	808	583	303	48	…	…
1978—1997年 已筛查	3 594	2 337	1 180	433	48	…	…

表 9-2　美国按年份评定的乳腺癌发病率和死亡率

指标	1980 年	1985 年	1990 年	1999 年
发病率	101.6%	121.6%	133.0%	139.0%
死亡率	31.7%	32.9%	33.1%	27.5%

注:表中的比率基于每 100 000 人;发病率只是针对浸润性乳腺癌。

　　通过乳腺摄影检查,使乳腺癌死亡率降低,已由随机临床试验所证实,同样被有组织的服务性检查所印证。虽然两种调查都有局限性,调查结果低估了乳腺摄影筛查对每个受检妇女的益处,但早期乳腺摄影筛查调查,总的益处通常比随机临床试验的益处多。

　　在美国,对乳腺癌发病率和死亡率的分析表明,自 1980 年至今,浸润性乳腺癌普通患者的乳腺癌死亡率已经降低了约 39%。这可以归因于乳房健康觉悟的提高以及乳腺摄影检查应用的增加,更好的治疗方法不是确切的决定因素。由于更多的妇女遵循了美国癌症协会乳腺摄影检查方针,预期会有更大的效益。

　　(三) 荷兰城镇妇女乳腺癌 X 线摄影筛查及其对乳腺癌死亡率的影响

　　十多年前,荷兰开始对 50~69 岁妇女实施乳腺癌 X 线摄影筛查计划。课题目的是评估这个计划对乳腺癌患者死亡率的影响。对 1980—1999 年死于乳腺癌的 27 948 名 55~74 岁妇女的数据(到 2001 年有 30 560 例),按照她们生活的地区分成 93 组,并利用国家人口统计资料进行分析:乳腺癌患者死亡率的时间变化趋势,并根据早期乳腺癌 X 线摄影计划在城市的逐步实施作以调整,以某一城市开始施行乳腺癌 X 线摄影的月份和年份为零点,使用普瓦松回归模型来推算趋势开始转变的时间,间接分析按照施行摄影的时间划分的不同组的转折点是否与乳腺癌检查或辅助性的系统治疗有关。

　　正如预期的那样,与1986~1988年的数据相比,55~74岁妇女乳腺癌死亡率在1997年及之后的几年里有了明显下降,2001年的下降幅度达到19.9%。施行乳腺癌X线摄影筛查前,乳腺癌患者死亡率每年增长0.3%,其后,研究者注意到55~74岁妇女的乳腺癌死亡率每年下降1.7%,45~54岁妇女的乳腺癌死亡率每年下降1.2%。辅助性系统治疗不太可能导致这种转变,因为在一些城市实施辅助性系统治疗一年后,死亡率仍继续上升,这些城市在1995年后开始施行乳腺摄影。这一课题的研究结论是,早期乳腺癌X线摄影筛查可以降低55~74岁妇女的乳腺癌死亡率。

(王　倩)

第十章　乳腺摄影技术与影像评价标准

第一节　概　　述

一、乳腺摄影体位的命名

(一) 接待受检者的理念

在日本放射技术学会编写的乳腺摄影精度管理手册中,日本医学界提出一个很有意义的理念:"医患沟通是继药剂、处置、手术之后的第 4 种医疗技术"。

接受乳腺摄影的受检者几乎 100% 都是女性。由于对检查过程缺乏了解、检查部位为敏感的乳腺、检查过程中技师的手要直接接触乳腺,并且还要受到压迫等理由,在心理上不可避免地会受到很大的压力,因此,乳腺技师作为医务工作者,不仅要学习乳腺摄影专门知识和技术,也要学习沟通方法与技巧,这在检查中具有更加重要的作用,也就是我们在乳腺摄影中提出的"善待受检者"理念。

另外,在本书的描述中尽量不使用"患者",而是采用"受检者"一词,其理由是接受乳腺摄影检查的不仅仅是患有乳腺疾病的"受检者",而且从人数上说更多的是接受乳腺摄影筛查的健康人。

1. 检查前(候诊时)由于接受乳腺摄影检查的受检者常会因各种原因而感到不安。比如病变性质、检查过程、技师的接待与操作、害羞心理等。其中,除了病变性质导致的不安外,其他原因引起的不安都可以通过沟通或环境设施得到减缓。对检查过程可能导致的不安,可以预先向受检者介绍有关检查方面的信息,使其有心理准备,消除紧张心理。对这些受检者,可以利用候诊时间,让其阅读乳腺摄影方面知识手册或宣传品,包括乳腺摄影检查内容、检查的有效性、电离辐射、压迫乳腺的必要性等,信息量要适度,图文并茂,可用彩色,注重易懂性,宣传册上未涉及的事项可做口头补充说明。

2. 检查中

(1) 从接触受检者到检查之前:从呼叫受检者到摄影之前的"最初 10s",发自内心的笑容和宽容的态度会给受检者留下很好印象,这一技巧非常重要。

在医疗活动中,增加人与人之间的信任,可以增进互信、有益协作,营造和谐氛围。这种信赖关系在乳腺X线检查中作为一种软性条件,具有很大作用。

口头交代检查事项时与受检者并排而坐,容易建立友好关系。并排而坐时要注意视线,近距离虽然能产生亲近感,但距离过近有引起受检者不快的可能,对此应引起注意。很多场合,受检者希望医务人员能使用通俗易懂的语言,其讲话方式不应带有自身的优越感,这样才能增进信赖,有益于人际关系发展。

近年备受瞩目的是"肢体语言"方式,我们将其称为"接待礼仪",由讲话方法、身体动作、手势、表情、态度、姿势、反应速度等形成。这种非语言沟通方式在所有沟通中都具有重要作用,约70%的信息可以通过这种"肢体语言"方式传递,在与受检者交流中是一种不可或缺的方法。眼神在非语言交流中具有核心作用,与人交流时,眼神传意可以说非常重要,但也要避免过多使用,以免产生误解,但过少使用时又难以使对方感觉到关心。

总之,我们采用"最初10s"、口头交代、"非语言沟通"这三项技巧的目的是在受检者与我们之间建立一种信赖。

(2)关于摄影室:乳腺摄影检查常常需要受检者裸露上半身,作为女性,为此会产生很大精神压力,即使时间非常短暂,这种压力也不会减轻。精神紧张会增加身体方面的紧张,会不自觉地握拳、身体僵硬。

为了消除来自心理的不安和身体的紧张感,摄影室的色调、布置要温馨、舒适(图10-1),摄影技师操作位置在防护允许的情况下尽量贴近受检者。也可以添置乳腺摄影用检查衣,前提是不影响检查。衣服的颜色以暖色调为好,可以让人感到温暖。例如:中国香港"养和医院"乳腺摄影检查室,不仅有乳腺摄影用检查衣,还有一个专门放置检查衣的保温箱(图10-2),充分体现了对受检者的人文关怀。

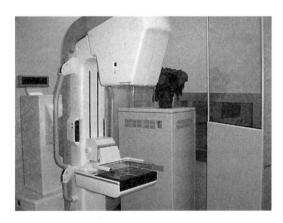 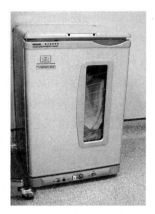

图10-1　温馨的摄影环境以及乳腺技师与受检者贴近带来的安心　　图10-2　乳腺摄影检查衣的恒温箱

当受检者站立在乳腺摄影设备前时,尽可能让其亲眼见到的是清洁的摄影台。在进行压迫操作时,能得到受检者的认可。

按照医师开具的申请单或受检者本人主诉来确认异常部位,此时,因需要用手直接接触乳腺,所以,务必是清洁的手和干净的指甲,特别是在寒冷的季节,注意手的温度也很重要。

在乳腺摄影的过程中,要保持与受检者的交流,告知检查的注意事项和技术员每个动作的必要,解释压迫乳腺的意义,让受检者理解压迫的必要性,争取受检者合作,向其讲解压迫乳腺的意义是为了得到清晰的图像。

与"用力压迫一下乳腺"相比,使用"稍微用力拉伸一下乳腺,这样做得到的图像好,乳腺有没有问题才能显示清楚",这样的语言更容易取得受检者信任与合作。

在与受检者沟通时,影响对方感情的因素中,面部表情占55%,声音占38%,语言占7%。摄影前感觉到受检者非常紧张时,为了缓和紧张的精神状态,常可采用深呼吸或扩胸运动等机械动作,效果会很好。

摆位或压迫时,应随时注意受检者表情变化,同时,不断用语言给予鼓励,调节压力直至受检者能够接受的压力水平。

事实上,受检者的隐私保护意识超过我们的想象,因此,应有防止检查中其他人员无意闯入检查室的措施,隐私保护和必要的环境设置对赢得受检者信赖非常重要,隐私保护的环境对促进医患沟通也很有帮助。

总之,我们之所以设计温馨的摄影室、说明乳腺压迫的原因、注意受检者隐私保护权保护,其目的都是使受检者安心。

3. 检查结束时 即使从接诊开始就非常注意,并用心去做沟通工作。但在检查结束时如果掉以轻心,仍会使受检者感到不愉快,有时,这也能成为医患纠纷的原因。

在人类的记忆中,印象存留最强的是"最初和最后时刻",特别是最后一刻的印象非常强烈,并影响着整体印象,因此,最后印象的形成几乎与"最初 10s"同等重要。给对方的最后印象好,还可以消除检查过程中产生的种种不愉快。

总之,与其他 X 线检查一样,对受检者在检查过程中的配合表示感谢,是医务工作者在检查结束时应尽的道义责任。

在受检者离开时要嘱咐相关的注意事项,同时,提示下次复查时间。受检者要是能记住上次检查技师的名字,这说明您的工作得到了受检者的认可。

由于乳腺摄影检查的特殊性,与受检者的沟通工作非常重要。必须清楚的是,受检者既是医疗信息的提供者,又非常期待能以自身的态度换取对检查结果的清晰了解。换位思考就会发现,学会沟通、"接待礼仪"确实是医务工作者必须提供的医疗技术。

(二)乳腺摄影体位的命名

在常规摄影体位(内外斜位和头尾位)的基础上,人们又进一步解决了乳腺摄影体位设计来适应受检者的特殊习惯和乳腺问题。今天,诊断经验丰富的放射医师和放射技师,可以凭借体位设计的变换来提高乳腺癌的检出率,以及对病变的评估提供帮助。

乳腺摄影体位根据不同的检查目的而设计,如筛检性乳腺摄影(screening mammography)用于乳腺病变确切定位的照片,也可用于对病变进一步定性的照片,同时,也包括在特殊情况下进行乳腺摄影的方法。

国际上有一个完整的以标准乳腺摄影术语来执行的乳腺摄影体位命名(见表 10-1),很值得推荐。

统一规定乳腺摄影体位的标准命名和缩写,有利于在使用中消除疑惑,实现诊疗互通。具有一台以上乳腺摄影设备的单位,应设置设备编号,通常用罗马数字,以及从事检查的技师用唯一的首字母作为标记。单位应保留每位技师的标识日志。

表 10-1　乳腺摄影体位标准命名

项目	标识编码	目的
方位性		
右	R	
左	L	
摄影体位		
内外斜位	MLO	常规标准位
头尾位	CC	常规标准位
90°侧位		
内外侧位	ML	定位、定性
外内侧位	LM	定位、定性
定点压迫位	S	定性
放大位	M	定性
夸大外侧头尾位	XCCL	定位
乳沟位	CV	定位
腋尾位	AT	定位、定性
切线位	TAN	定位、定性
旋转位	RL（向外侧旋转）	定位、定性
	RM（向内侧旋转）	定位、定性
	RS（向上旋转）	定位、定性
	RI（向下旋转）	定位、定性
尾头位	FB（从下向上）	定性
外内斜位	LMO	定性
外上 - 内下斜位	SIO	定性
植入物置换	ID	定性

二、乳腺摄影照片的标记

乳腺摄影照片是重要的医学资料。乳腺摄影照片的标准标记对于确保照片避免丢失或错误解释十分重要。除了体位名称和方位性之外,所有标记都应尽量远离乳腺(图 10-3)。乳腺摄影照片的标记可分为三类:①必须标记;②极力推荐标记;③推荐标记。

作为永久的必须标记,应包括以下信息:单位名称、受检者姓名、唯一的受检者标识号和检查日期、方位性指示(R/L)和摄影位置的标识。唯一的受检者标识号,如病历号或社会保险号、出生日期等。

当前,国内乳腺摄影的普及则首先要把"必须标记"落实、做好。

三、乳腺压迫技术

(一)乳腺压迫的目的

正确实施压迫是乳腺摄影中影像质量的一个最易忽视和最重要的因素。压迫的主要目的是,规则地减少乳腺厚度,以利于 X 线束从皮下区域到胸壁更加容易和规则地穿透。

压迫减小了物体-影像接收器的距离,提高分辨力。

压迫使乳腺内的结构分离,降低病变影像模糊不清导致的假阴性,或由于正常组织的重叠而导致的假阳性。

适当的压迫使乳腺平展,从而提高密度的一致性,易于区分如非对称正常组织和囊肿等,及可承受较大压力的低密度良性结构和较小压力、较高密度的恶性病变。

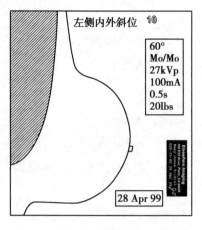

图 10-3　乳腺摄影照片的正确标记

适当的压迫减小乳腺厚度,减小曝光所需要的乳腺剂量,同时,减少散射线,从而,提高对比度。

此外,适当的压迫固定乳腺,减少产生运动模糊的概率,同时,使乳腺结构更靠近摄影台,提高几何锐利度。

(二)乳腺压迫的程度

适当的压迫应位于乳房组织紧张和不致受检者疼痛的范围之间。乳腺压迫后组织是紧张的,轻轻叩击受检者皮肤不会出现凹陷,同时,其压力应不会引起受检者疼痛。

一般来说,适当压迫的标准是:压迫乳腺至组织扩展呈绷紧状态;针对每个受检者,使用"能承受的最大压迫力,又不会感到过大痛苦的压迫为宜"。根据中国女性乳腺形态和致密度定标,一般最大压迫力为 115N(26 磅或 12kg)。

在检查开始前,乳腺摄影操作技师与受检者间建立融洽的医患关系是十分必要的。受检者应被告之压迫是怎么回事、将持续多久以及必要性,通常能提高受检者对压力的耐受性。如果受检者已经准备好做此项检查,且检查中缓慢压迫,并用"如果压疼了请告诉我,我会马上停止的。但是,也请您尽量坚持"等语言给受检者以鼓励和安慰是获得适当压迫的要领。自动压迫装置会在设定的压力时停止,此时可能需要操作技师使用手动加压方式,缓慢增加压力,以达到最佳压迫效果。

对于有些女性,处于月经前期或月经期,其乳腺组织变得十分敏感。对于这些女性,乳腺摄影应在她们的乳腺最不敏感期进行。

严格地讲,加压装置和摄影台应在每一受检者检查完毕后进行清洁,通常可以使用低活性皂和水清洗。为了避免损伤压迫板,应遵循生产商品推荐方法进行清洁。

第二节　摄影体位选择

预先了解受检者体格特点、乳腺解剖、生理特征对体位设计非常必要,特别是要充分理解可移动组织和固定组织的相对关系。可移动组织位于乳腺外侧和下部,而内侧和上部为固定组织(图 10-4)。因此,体位设计时,最好使可移动组织向被固定组织方向移动。用压迫板压迫被固定组织时,首先,让可移动组织向被固定组织方向充分移动,而被固定组织在压迫板下的移动量最小,这点非常重要。

此外,必须清楚的是,体位设计时,由于胸壁弯曲,摄影时在影像上可能存在显示盲区。标准的摄影就是要努力减少盲区,必要时加摄其他体位。

为得到理想的体位设计,需要向受检者说明必须予以配合的内容,消除受检者的不安和紧张情绪,力争能在其放松状态下接受检查。技师具有专业技术能力的自信程度对受检者放松状态的影响也不容忽视。

在乳腺摄影体位的选择中,内外斜位(mediolateral oblique,MLO)和头尾位(craniocaudal,CC)是所有乳腺摄影常规采用的体位,包括乳腺诊断摄影和乳腺筛查摄影。由于它们可能是唯一采用的两种体位,因此,必须严格按操作最优化来执行。

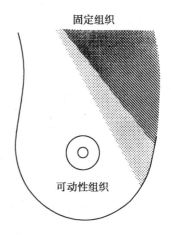

图 10-4 可动组织与固定组织

尽管人们希望在常规体位中显示乳头轮廓,但乳腺体位设计的首要目标是尽可能多地显示乳腺组织。因此,不应仅为了显示乳头轮廓,而漏掉乳腺组织。当乳头轮廓在任何一个体位均不能显示时,可额外附加一个体位来显示乳头轮廓。

一、内外斜位

正确的内外斜位(MLO)是在单一体位中最大可能使所有乳腺组织成像的体位。受检者常规采取立位,如不能站立,则可取坐位。可用铅颈围和铅围裙进行防护。

1. 嘱受检者面对乳腺机自然站立,两足与肩同宽。旋转球管与水平面呈30°~60°,使摄影台平面与受检者胸大肌平行。角度必须调整到与受检者体型相适应,便于最大量的乳腺组织成像。双侧乳腺的体位角度通常相同(图 10-5)(图 10-6)。

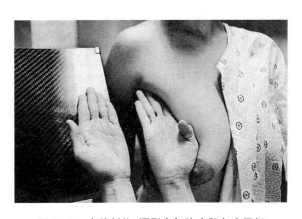

图 10-5 内外斜位,摄影台与胸大肌角度平行

2. 受检者成像侧的手放在手柄上,肘部弯曲以松弛胸大肌。移动受检者的肩部,使其尽可能靠近摄影台中心。

3. 运用可移动组织向固定组织运动原理,提升乳腺,向前、向内移动乳腺组织和胸大肌、乳腺下方组织(图 10-7)。

4. 胸大肌后的腋窝凹陷处置于摄影台的上角,但要在背部肌肉的前方(图 10-8)。

5. 向摄影台方向旋转受检者,使摄影台替代技师的手向前承托乳腺组织和胸大肌(图 10-9)。

6. 向上向外牵拉乳腺,离开胸壁,以避免组织相互重叠;翻手将乳腺压在摄影台上开始压迫,压迫板经过胸骨后,连续旋转受检者至乳腺呈切线位(图 10-10)。

7. 压迫过程中,技师的手边加压边撤离。将手从外上方向抽出并继续承托乳腺,直至

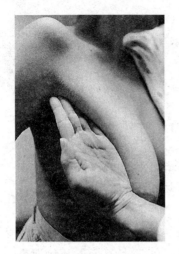

图 10-6　内外斜位,确定胸大肌的角度

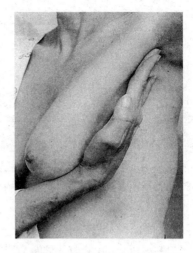

图 10-7　内外斜位,向前、向内移动乳腺组织和胸大肌

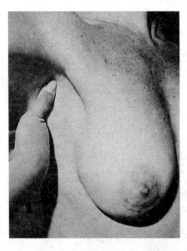

图 10-8　内外斜位,摄影台上角处定位在腋窝的后缘

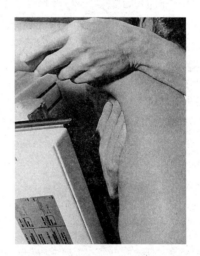

图 10-9　内外斜位,用摄影台边缘替代技师的手,将移动后的乳腺和胸大肌固定在这个位置

有足够压力保持乳腺不致下垂(图 10-11)。

8. 向下牵拉乳腺下方组织,展平乳腺下皮肤皱褶(图 10-12)。整个乳腺,从腋窝到乳腺下皱褶,都应位于摄影台的照射野内(图 10-13)。

9. 对侧乳腺进入照射野时,嘱受检者用手将对侧乳腺向外侧推压,同时保持身体不动,屏气曝光。

二、头尾位

头尾位(CC)作为一种常规摄影体位,应确保在 MLO 体位中可能漏掉的组织在 CC 位中显示出来。如果 MLO 体位有组织漏掉的话,最有可能的是内侧组织。因此,在 CC 摄影体位上,显示所有内侧组织是十分必要的。同时,应尽可能多的包含外侧组织。按照下面方法,

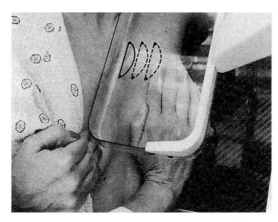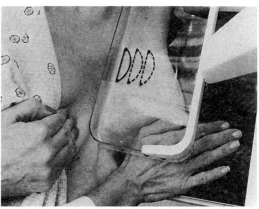

图 10-10 内外斜位,向上、向外牵拉乳腺的操作手法

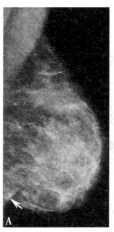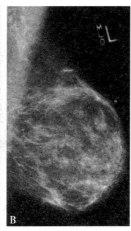

A. 不充分显示,呈"骆驼鼻"状;
B. "向上向外"操作最大化地分离了乳腺内各组织结构。

图 10-11 内外斜位,同一受检者的两幅乳腺摄影照片,显示出"向上向外"操作手法的重要性

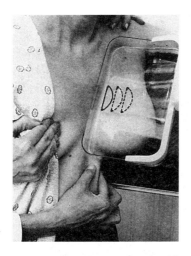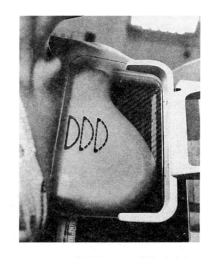

图 10-12 内外斜位,打开乳腺下皱褶   图 10-13 内外斜位,正确的乳腺定位

在摄取 CC 位时,内侧或外侧面就不会有过分地夸张。

　　受检者常规采取立位,如不能站立,则可取坐位。可用铅颈围和铅围裙进行防护。

　　1. 嘱受检者面对乳腺机自然站立,两足与肩同宽,技师应站在受检者被检乳腺的对侧,受检者的身体向前,使乳腺置于摄影台上。

　　2. 提升乳腺可动性组织向固定组织移动,升起摄影台与提升的乳腺下缘接触(图 10-14)。

　　3. 技师的手将乳腺组织牵拉远离胸壁,放在摄影台上,最大限度使乳腺组织呈现出来(图 10-15),并将乳腺固定在摄影台中心位置(图 10-16)。

　　4. 受检者胸骨紧靠摄影台的胸壁缘,将对侧乳腺放在摄影台的内角上(图 10-17),将被检侧乳腺后外侧缘提升到摄影台上,这应在受检者无旋转下完成(图 10-18),此步操作将会提高后外侧组织的可显示性。

　　5. 松弛受检者肩部,同时,轻推受检者后背,防止从压迫板中脱离。用手指牵拉乳腺上方的皮肤,以缓解在最后加压过程中受检者皮肤的牵拉感(图 10-19)。

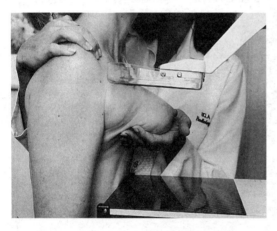

图 10-14　头尾位,提升可运动的乳腺下皱褶定位

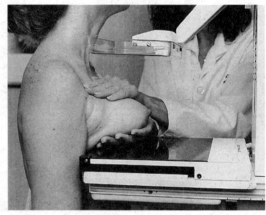

图 10-15　头尾位,用双手牵拉乳腺将其放在摄影台上

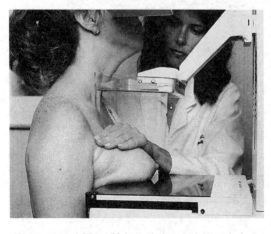

图 10-16　头尾位,技师将乳腺固定在摄影台中心

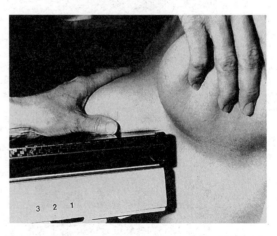

图 10-17　头尾位,提升对侧乳腺,转动受检者,直至胸骨紧贴摄影台

6. 压迫时,技师固定乳腺的手向乳头方向移动,并使腺体组织伸展,从前方抽出。

7. 嘱受检者对侧手臂向前抓住手柄,成像侧的手臂下垂,肱骨外旋(图 10-20)。

8. 用手指在压迫板外侧缘滑动,展平皮肤皱褶(图 10-21)。

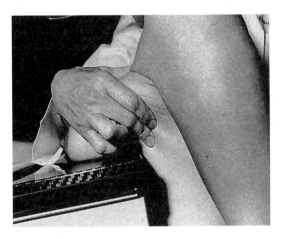

图 10-18　头尾位,将乳腺后外侧缘用手提升到摄影台上

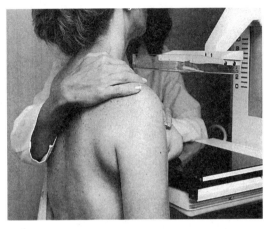

图 10-19　头尾位,技师手臂放在受检者背后,手放在被检侧的肩上

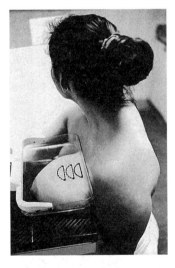

图 10-20　头尾位,受检者被检侧的手臂下垂,肱骨外旋,压迫后乳腺的正确体位

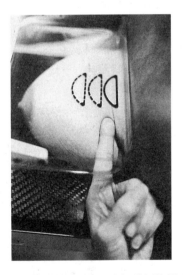

图 10-21　头尾位,手指在压迫板外侧缘滑动,展平外侧的皮肤皱褶

9. 嘱受检者保持身体不动,曝光。

不正确的 CC 位摆位会导致影像中组织的严重遗漏。

三、附加体位

1. 90°侧位　90°侧位(也称直侧位,真侧位)是最常用的附加体位。90°侧位与标准体位结合成三角形,对乳腺病变进行精确定位,90°侧位也可用来证实重力依赖性钙化(如含钙奶块、奶粒)。

当在一个常规体位中发现异常,而在另一体位上没有发现时,应首先确定异常是否真实存在,是否为重叠组织、胶片或皮肤上的伪影。有些时候,稍微改变角度,重复一次斜位或拍摄90°侧位即可鉴别。

在斜位或90°侧位上,病变相对于乳头距离定位的改变,可用来确定病变是位于乳腺的内侧、中间,还是外侧。例如,如果在90°侧位上病变,相对于乳头有所升高或比MLO上的位置较高,那么,病变就位于乳腺内侧;如果在90°侧位照片上病变相对于乳头有所下降,或比MLO上的位置较低,则病变位于乳腺的外侧缘;如果病变在MLO和90°侧位中无明显改变,则位于乳腺的中间。

当一个病变已经确定位于乳腺外侧,与外内侧位相比较,最为适宜的侧位是内外侧位,它能提供最小的物-片距,以减小几何模糊。90°侧位包括内外侧位(mediolateral,ML)和外内侧位(lateromedial,LM)。

(1) 内外侧位:对于内外侧位(图10-22)来讲,球管臂旋转90°,被检侧手臂外展90°跨越摄影台顶部放置,同样,使用相对固定组织的运动原理,向前向内牵拉乳腺组织和胸大肌;向上向外提升乳腺,且轻轻牵拉使其离开胸壁,使受检者身体向摄影台方向旋转并开始压迫。当压迫板经过胸骨后,旋转受检者直至乳腺成完全侧位,继续进行压迫,直至乳腺组织紧张为止,然后,轻轻向下牵拉腹部组织展平乳腺下皱褶。

(2) 外内侧位:对于外内侧位(图10-23)来讲,球管臂旋转90°,摄影台的顶部在胸骨上切迹水平,受检者胸骨紧贴摄影台边缘。颈部前伸下颌放在摄影台顶部,被检侧手臂高举超过摄影台,肘部弯曲以松弛胸肌。向上向前牵拉可运动外侧和下部组织,向摄影台方向旋转受检者并压迫,继续旋转受检者,直至乳腺呈完全侧位、组织紧张为止,牵拉乳腺下方组织,以展平乳腺下皱褶。

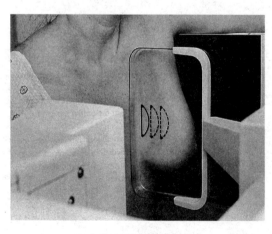

图10-22　90°内外侧位

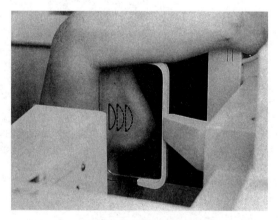

图10-23　90°外内侧位

2. 定点压迫位　定点或锥形压迫是应用较多的简单技术,特别有助于致密组织区域的模糊或不明确的发现物。与整体乳腺压迫相比,定点压迫能允许感兴趣区厚度有更大幅度减小,提高乳腺组织的分离(图10-24)。

定点压迫位(spot compression,S)用来对感兴趣区域内组织结构正常与异常的校准,此校准结合减小的乳腺厚度,可产生更高的对比和对发现物的更精确评估。

各种尺寸的定点压迫板,尤其是较小的压迫板,均可进行较为有效的定点压迫。根据最初的乳腺摄影照片,放射技师通过确定病变的具体位置来确定小压迫板的置换。

为了确定病变的具体位置,需要测量从乳头垂直向后画线的深度;在上下或内外方向上这条线到病变的距离;从病变到皮肤表面的距离。用手模拟加压,将三种测量值转换成标记来确定病变的具体位置(图 10-25、图 10-26、图 10-27)。然后将定点压迫板放在病变上方。

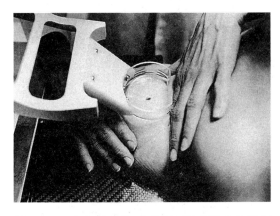

图 10-24 定点压迫位,此技术可获得较大的局部压力,使感兴趣区的组织更大的分离

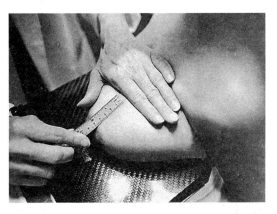

图 10-25 定点压迫位,病变的定位取决于原始照片中从乳头到它的距离

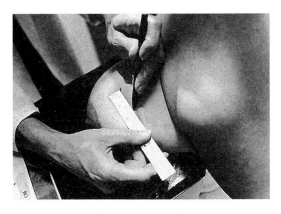

图 10-26 定点压迫位,在内、外方向上,病变到乳头正后方画线的距离

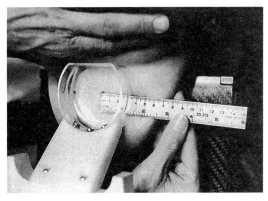

图 10-27 定点压迫位,在实施压迫前测量病变到皮肤的距离

定点压迫位通常结合小焦点放大摄影来提高乳腺细节的分辨力。

3. 放大位 有或没有定点压迫的放大位(magnification,M),均有助于通过对病灶密度或团块的边缘和其他结构特征更加精确地评估,有利于对良恶性病变进行区分。放大位还对钙化点的数目、分布和形态具有更好的显示。此技术还可以扩展在常规体位中不明显的意外发现物。

所用 X 线管焦点的测量尺寸一般采用 0.1mm,以消除物 - 片距离增加导致几何模糊的影响,同时,还需要一个放大平台来分离被压乳腺和摄影台,其放大率为 1.5~2 倍(放大率越大,所需焦点越小)。

　　放大乳腺摄影因采用空气间隙和微焦点技术,导致对受检者的曝光时间延长,从而增加辐射剂量。

　　4. 夸大外侧头尾位　夸大外侧头尾位(exaggerated craniocaudal lateral,XCCL)能显示包括大部分腋尾的乳腺外侧部分的深部病变。受检者的起始体位同常规的CC位。在提升完乳腺下部皱褶后,转动受检者,直至乳腺的外侧置于摄影台上。如果肩部稍微挡住了压迫板,可将球管向外侧旋转5°,以保证压迫板越过肱骨头,不要向下牵拉肩部,而使双肩位于同一水平上(图10-28)。

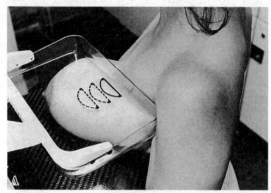
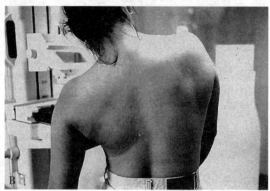
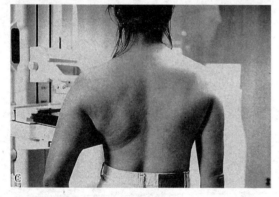

A. 受检者转动身体,使外侧的深部组织放在摄影台上;B. 受检者肩部下推会使乳腺的外侧缘扭曲显示;C. 受检者双肩应在相同高度上。

图10-28　夸大外侧头尾位

　　5. 乳沟位　乳沟位(cleavage,CV)(双乳腺压迫位)是用于增加乳腺内侧深部病变显示的体位。受检者的头转向对侧。此种体位,技师可以站在受检者背后,弯曲双臂环绕受检者,双手触及受检者双侧乳腺(图10-29A),也可以站在受检者被检乳腺内侧的前方。确保提升乳腺下皱褶,且将双侧乳腺放在摄影台上。向前牵拉双侧乳腺的所有内侧组织,以便于乳沟成像。如果探测器位于乳沟开放位置的下面,必须使用手动曝光技术。如果能将被检侧乳腺放置在探测器上方,且乳沟轻微偏离中心,则可以使用自动曝光技术(图10-29B)。

　　6. 腋尾位　腋尾位(axillary tail,AT)是用于显示乳腺外侧和腋窝的摄影体位。为更好地显示腋前下区域情况(副乳或腋前组淋巴结),使用专用压迫板拍摄腋尾位,调节摄影台的角度直到与腋尾平行,调节摄影台的高度以及受检者的位置使腋尾进入照射野。让受检者的肘部稍弯曲放到摄影台侧面,手扶把手。最后,将乳腺腋尾从胸壁拉出、进行压迫。

　　7. 切线位　部分乳腺皮肤或皮下组织的钙化、肿块等如投影于乳腺内,会造成误诊,可

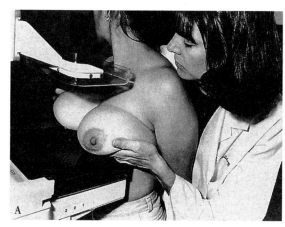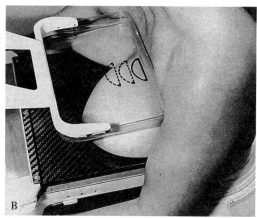

A.技师站在受检者身后,将双侧乳腺放在摄影台上;B.技师将被检侧乳腺放在电离室上方,乳沟轻度偏离中心。

图 10-29　乳沟位

采用切线位(tangential,TAN)进行鉴别。

切线位是将病变投影到乳腺组织以外的表浅脂肪组织上,改善病变显示的最有效方法。因此,当病变位于乳腺组织周围时,作为追加摄影,首先要考虑的是切线位。另外,为了明确接近于表面皮肤组织中存在的钙化,该体位与点压摄影结合效果会更佳。

为了更容易确认位置,有时会在疑似病变的皮肤上贴铅标记。为使铅标记处于切线上,转动摄影台或乳腺进行定位、然后压迫,确认铅标记投影到摄影台上即可。

8. 旋转位　包含向外旋转(rolled lateral,RL)、向内旋转(rolled medial,RM)、向上旋转(rolled superior,RS)、向下旋转(rolled inferior,RI)。

这种方法是为了减少乳腺组织的重叠、改善病变的显示,以及分离多数存在且重叠的病变而使用的摄影方法。用常规摄影体位仅有一个位置看到异常时,也可用此方法确认病变的存在。

将乳腺向左或向右旋转(10°~20°)进行摄影,或者改变摄影台的角度也可取得同样的效果,是转动乳腺还是转动摄影台,从中取一即可。向上或向下旋转时,则只能转动乳腺。

9. 尾头位　疑乳腺上方病变时,为避免常规头尾位压迫板移动距离过长致乳腺上方病变滑脱、漏摄,宜采用尾头位(from below,FB)。该体位可以显示出被固定于乳腺上部后方的组织。另外,对于较瘦体型的小乳腺、男性乳腺、驼背和装有起搏器的受检者,都能最大限度地显示出乳腺组织。

10. 外内斜位　外内斜位(lateromedial oblique,LMO)因乳腺内侧被固定的病变部位靠近胶片,所以更容易显示。尤其对于胸壁凹陷、近期做过心脏外科手术或装有起搏器的受检者,都能最大限度地显示出乳腺组织。球管臂旋转适当角度,调整摄影台高度,使受检者乳腺位于其中心。受检者前倾身体,使胸骨紧贴摄影台边缘,被检侧手臂上抬置于摄影台顶部。技师向外向上牵拉乳房组织离开胸壁,确保所有内侧组织位于摄影台前方。加压时,向摄影台方向旋转受检者身体,压迫板向下移动超过背部肌肉。

11. 外上 - 内下斜位　外上 - 内下斜位(superolateral to inferomedial oblique,SIO)对乳腺内上病变显示较好。将球管臂旋转 30°~ 60°,使摄影台置于被检侧乳腺内下方,受检者被检侧手臂置于摄影台顶部,然后,向外向上牵拉乳腺组织,加压后压迫板上角置于腋窝内。

12. 人工(植入物)乳腺成像　丰胸后的乳腺因为含有植入物,常规体位的摄影条件设定,如设备没有人工(植入物)乳腺成像(implant displaced,ID)模式,则需用手动模式曝光。

因为植入物周围的乳腺组织被植入物掩盖,所以,除了常规摄影体位外,还要进行将植入物从照射野除去的修正的内外斜位以及头尾位摄影(图 10-30)。

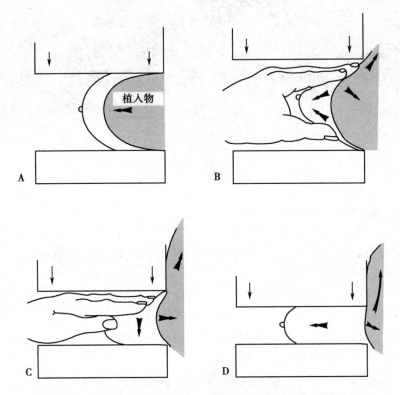

A. 乳腺压迫植入物未被替换;B~D. 对植入物进行替换,仅对乳腺压迫。

图 10-30　人工(植入物)成像

在头尾位中,将植入体向后、向上推移,拉出包含乳腺上下腺体的组织,进行压迫固定摄影。同样地,在内外斜位中,向后推开植入物,拉出乳腺上部内侧及下部外侧组织的乳腺整体,进行压迫固定摄影。

位于胸大肌后的植入物较容易替换,但对于胸大肌前植入物,也称腺体下或乳腺后植入物,由于对压迫较敏感,故而难以对植入物进行替换。对那些乳腺组织自然发育不良的受检者,植入物替换的操作也十分困难。如果植入物不能充分替换,在常规 CC 位和 MLO 位植入物替换体位的基础上要附加 90° 侧位。

第三节　乳腺影像质量的综合评价标准

一、内外斜位的显示标准

1. 胸大肌显示充分,其下缘能显示到乳头后线(posterior nipple line,PNL)或以下(图

10-31)。

2. 乳腺下皱褶(IMF)分散展开,且能分辨。

3. 腺体后部的脂肪组织充分显示(图 10-32)。

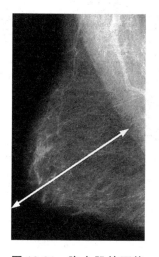

图 10-31 胸大肌的下缘 应与乳头后线相交

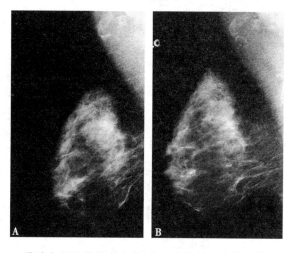

A.乳腺在压迫前没有向外、向上牵拉呈下垂状,后部组织显示较少,乳腺没有受到较好的压迫;B.显示出良好的体位和压迫效果。

图 10-32 腺体后部的脂肪组织

4. 乳腺无下垂,乳头呈切线位显示。

5. 无皮肤皱褶。

6. 左、右乳腺影像对称放置呈菱形(图 10-33)。

注:乳头后线(PNL)是由乳头向胸大肌外侧缘画垂线,直至胸大肌或胶片边缘。

二、头尾位的显示标准

1. 包含乳腺的后内侧缘,能显示胸大肌前缘(图 10-34)。

2. CC 位与 MLO 位中的乳头后线长度差距必须在 1cm 范围之内。

3. 充分显示腺体后的脂肪组织。

4. 无皮肤皱褶影。

5. 乳头位于切线位,不与乳腺组织重叠。

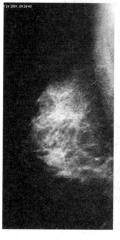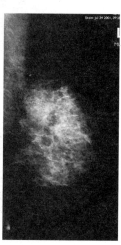

图 10-33 MLO 位左、右乳腺影像对称放置呈菱形

6. 左右乳腺 CC 位对称放置呈球形(图 10-35)。

在 CC 位体位正确的情况下,也仅有 30%~40% 可见受检者的胸壁肌肉。当胸大肌不能看到时,CC 位中包括组织数量的最好指示是 PNL 的测量值(图 10-36)。在 CC 位中,PNL 是从乳头向胶片后缘的垂线。通常的规则是:在 MLO 位正确体位的前提下,CC 位上 PNL 的长度应比 MLO 位短 1cm 左右。但是,也有约 10% 的受检者,其 PNL 长度在 CC 位上较大。

乳头正后方胸壁肌肉可见，意味着有足够的乳腺后组织包含在 CC 位中。正确的体位设计将使乳腺后方深部病变包含在影像中的可能性最大化（图 10-37）。

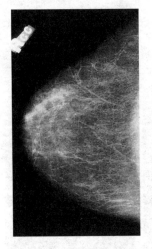

图 10-34　CC 位中沿乳头后线（PNL）胸大肌的显示，说明影像中包含了适当的乳腺组织

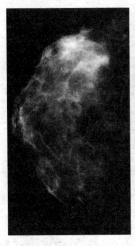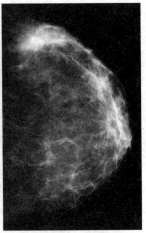

图 10-35　双侧乳腺 CC 位影像对称放置呈球形

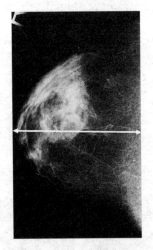

图 10-36　如果 CC 位中乳头后线（PNL）与 MLO 位中的乳头后线长度相差在 1cm 之内，则可以肯定 CC 位中已包含了足够的后部组织

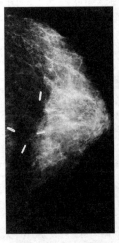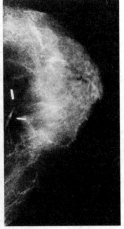

图 10-37　左侧影像是肿物切除术后选择的适当体位，与右侧影像相比包含了更多的乳腺组织

　　乳腺的内侧后部组织是 MLO 位中最容易漏掉的区域。因此，在 CC 位中最重要的是要包含乳腺的后内侧缘。当体位正确时，乳腺内侧缘的所有纤维化腺体组织可包含在影像中，而乳腺的内或外侧缘没有夸大。尽管外侧组织应尽可能多地包含在 CC 位中，但决不要因此而缺失内侧组织。

假设左右乳腺大小相同,那么,双侧乳腺在 CC 影像和在 MLO 影像中,在 AP 方向上,组织的宽度均应相等。乳腺的各部分不应投影在影像边缘之外。虽然在包括最大量乳腺组织时,乳头也不可能总是呈侧位显示,但是,乳头位置的较大变动,尤其是左右两侧对照时,通常因为体位的不一致性造成的。

三、乳腺影像质量的综合评价标准

(一)乳腺 X 线摄影技术评价要点(表 10-2)

表 10-2　乳腺摄影技术评价要点

照片信息	摄影信息	检查项目是否显示在照片上	□必须显示的项目:医院名称、摄影年月日、编号、姓名、性别、出生年月日或年龄、方位标识
	摄影条件	检查条件是否显示在照片上	□必须显示的项目:剂量、靶、滤过、乳腺厚度、压力、kV、mAs
	平均腺体剂量	是否显示在照片上并在安全剂量值以下	□剂量过高。原因:摄影条件不合适、模式选择不合适、压迫不足
体位显示	左右对称	整体的对称性	□左右不对称。尽量达到摆位时的左右对称。要注意摄影平台的高度和角度
	乳头呈切线位	轮廓是否显示	□如果出现乳头陷入。需调整乳腺的方向。 左　　右
	胸大肌显示	胸大肌下缘需达到乳头后线或以下,凸弧评价是否松弛	□胸大肌摄入过多。左　　右; □胸大肌摄入过少。左　　右; 需正确摆位
	乳腺后脂肪间隙	是否整体显示	□需正确调整乳腺及身体的方向。注意摄影平台的高度和角度。左　　右;
	乳腺下角的伸展	乳腺下角折叠部分的伸展性,胸壁组织是否摄入	□乳腺下角没有显示或伸展不良。原因:胸大肌摄入过多。需将乳腺整体向前上方伸展,正确调整乳腺及身体的方向
	腺体组织的伸展	乳腺组织是否充分伸展开	□腺体组织伸展不良或压迫不良。需将乳腺整体向前上方伸展并适当的压迫;正确调整乳腺及身体的方向
	背景密度	空气曝光区	□背景密度低。原因:剂量不足、摄影条件不合适、摄影系统不合适、摄影处理的参数设置不良
	腺体内对比度	腺体区域内的对比度	□对比度过低。原因:摄影条件不合适、摄影系统不合适、摄影处理的参数设置不良 □对比度过高。原因:压迫不良,摄影条件不适合、影像处理参数设置不良

续表

影像质量	腺体外对比度	从腺体外缘到皮肤间脂肪区域的对比度	□对比度过低。原因:摄影条件不合适、摄影系统不合适、摄影处理的参数设置不良 □对比度过高。原因:压迫不良,摄影条件不适合、影像处理参数设置不良
	锐利度	线状结构,组织的边界,钙化的边缘	□锐利度不良。原因:压迫不良。胸大肌摄入过多、身体移动引起的模糊、曝光时间长、摄影系统不适合、影响处理的参数设置不良
	伪影	异物,灰尘,伤痕,斑点等体外影像	□有伪影。原因:有污染,伤痕,指纹,滤线栅影,头发,首饰等

(二) 乳腺 X 线影像质量评分标准(表10-3)

表10-3　乳腺影像质量评分标准

医院名称:＿＿＿＿＿＿＿＿＿　　　　　　　　　　　　总体评分:＿＿＿＿＿＿＿＿

照片信息20分	摄影信息、标识	8	医院名称、摄影年月日、编号、受检者姓名、性别、出生年月日、左右方位、体位标识,每少一项减一分				
	摄影参数	8	靶物质、靶滤过、乳腺厚度、入射剂量、腺体平均剂量、压力、kV、mAs,每少一项减一分				
	平均腺体剂量	4	<2mGy	2	2~3mGy	0	>3mGy
体位显示52分	左右对称性	4	好	2	较好	0	不好
	乳头显示	8	显示充分呈切线位	4	显示不充分,部分与乳腺重叠	0	未显示,完全与乳腺重叠
	乳腺后脂肪间隙	8	充分显示清晰	4	部分显示清晰	0	显示不清晰
	胸大肌的显示	8	显示好	4	显示尚可	0	未显示
	乳腺内、下角的伸展	8	完整显示	4	部分显示	0	丢失
	腺体组织伸展性	8	充分	4	较充分	0	不充分
	皮肤皱褶	8	无	4	一处	0	多处
影像质量28分	背景最大密度	4	≥4	2	4.0-3.0	0	<3.0
	腺体外对比度	8	好	4	较好	0	不好
	腺体内对比度	8	好	4	较好	0	不好
	锐利度	4	好	2	较好	0	不好
	伪影	4	无	2	有,不影响诊断	0	有,影响诊断

A:85 分以上　影像优良

B:84~70 分　图像欠佳,有待改进

C:69~60 分　图像尚可,不足之处需改进

D:59 分以下　图像质量不合格,须重新摄影

注:平均腺体剂量,是在使用标准的乳腺摄影模体、自动曝光模式下获得的,而不是指临床病例的剂量值。

(梅红　柳杰)

第十一章　乳腺摄影的质量控制

第一节　质量控制相关人员的职责

一、登记员的职责

登记员是乳腺摄影检查流程中接触受检者的第一人,需要向受检者询问或解释一些有关乳腺摄影检查的问题,这是整个流程中的重要内容,其主要职责是:

(一) 安排合适的检查时间

由于女性生理周期的影响,月经期间乳腺会有疼痛感的居多,因此,推荐最佳检查时间为月经周期第 7~14d,如为绝经后的女性不需要特别的时间安排。

(二) 筛查乳腺 X 线摄影适应证及禁忌证

1. 适应证　适用于筛查性人群和诊断性患者的乳腺检查

(1) 有乳腺癌家族史,有明显的乳腺癌遗传倾向者,既往行胸部放疗者。

(2) 既往有乳腺疾病(尤其是乳腺癌)病史的患者。

(3) 有乳腺肿块、局部增厚、异常乳头溢液、皮肤异常、局部疼痛或肿胀症状。

(4) 乳腺超声或其他相关检查发现乳腺异常。

(5) 40 岁以上女性(尤其是未生育及高龄生育者)每 1~2 年例行体检,月经初潮年龄在 12 岁前、绝经年龄超过 55 岁及其他乳腺癌高危人群筛查起始年龄可适当提前。

2. 禁忌证

(1) 乳腺炎急性期、乳腺术后或外伤后伤口未愈。

(2) 妊娠期(尤其是孕早期 3 个月)。

(3) 巨大肿瘤难以压迫、恶性肿瘤皮肤破溃面积大的患者应根据临床权衡决定。

(三) 病史采集

申请单上未能包括的以下信息,应由登记员补充填写:

1. 受检者信息　包括姓名、性别、年龄、ID 号、电话、地址、临床诊断等。

2. 补充临床病史

(1) 发现途径:自查或体检。

（2）临床症状：结节、肿块、触痛、红肿、溢液、伴随的皮肤改变。

（3）既往史：①乳腺癌手术、穿刺活检、人工假体、放疗、腋窝区域近期是否使用过外用药物；②是否曾罹患乳腺癌、乳腺组织不典型增生、卵巢癌/子宫内膜癌等其他恶性肿瘤；③是否受过外伤、感染。有无放置心脏起搏器。

（4）月经及婚育史：①月经周期：初潮年龄、末次月经、是否规律、绝经年龄（自然绝经与人工绝经）；②初产年龄、孕次、产次；③哺乳期总时长、结束哺乳时间；④长期口服避孕药及雌激素替代治疗史（目前尚有争议）。

（5）家族肿瘤史：包括乳腺癌、卵巢癌、结肠癌、前列腺癌、胃癌、胰腺癌注意应询问至少两代亲属及肿瘤确诊年龄。

（四）登记员应告知受检者在检查前将身上佩戴的金属物品去除，并向受检者耐心解释检查过程中乳房会被压迫等轻度不适感，属于正常现象，如有不适应立即告知检查技师。

二、放射医师的职责

放射医师应监督乳腺摄影质量控制的所有方面，他（她）是一位质量控制的责任者。美国 MQSA 规定：

（1）从事乳腺摄影检查工作的放射医师必须得到专门机构的特许，接受两个月阅读乳腺摄影影像诊断的正规培训。

（2）接受医用物理学、辐射效应和辐射防护的指导。

（3）每年必须至少阅读 500 幅乳腺摄影影像，同时，记录阳性所见、病理活检结果以及发现癌症的数量。

（4）每三年必须完成至少 40 小时的乳腺摄影影像阅读报告的培训和至少 40 小时的乳腺摄影方面的继续教育。

放射医师在乳腺摄影检查中的质量控制职责主要包括：

（1）乳腺摄影影像的质量评估。

（2）乳腺摄影影像的阅读和诊断报告的规范书写。

（3）乳腺癌发病信息的记录与受检者随访。

（4）乳腺摄影检查结果的评估（包括影像解释精确度的评估和医学审计两方面）。

三、放射技师（质量控制技师）的职责

从事乳腺摄影工作的放射技师要求接受放射技术专业的培训或至少从事过一定年份的放射技术，通过乳腺摄影相关业务考评后方可从事这项工作。从 2007 年开始，我国的这项工作已经起步，目前国家法规和标准无此相关要求，结合国外相关资料说明放射技师（质量控制技师）的基本要求：

（1）接受乳腺摄影专业培训，并在上级指导下进行的 25 例以上的乳腺摄影检查的实战操作。

（2）取得乳腺 X 线检查技师的有效证书。

（3）在独立操作前，对所用的每一种乳腺影像检查方法应有 8 个学时的培训。

（4）每 24 个月应进行 200 例乳腺 X 线摄影检查。

（5）每 36 个月对所用的每一种乳腺影像检查方法至少有 6 个继续教育单元。

（6）摄影技师的职责是围绕受检者管理和影像质量为中心。

放射技师(质量控制技师)的职责：

(1) 受检者体位、乳腺压迫、影像产生和图像后处理。

(2) 腺体类型、加压厚度、摄影距离(cm)、曝光条件(kV、mAs)、入射剂量(mGy)等。

(3) 执行 QC 检测程序，如模体影像质量评价；设备可视性检查；压迫力度的检测等。

(4) 在使用 PACS 批准的通用 FFDM 设备的组件打印或处理任何进一步的乳房 X 线照片之前，需进行图像打印机的管理；打印机的图像质量测试；打印机 QC；打印出来的乳腺影像每日必须监测图像质量的稳定，有无打印滚筒伪影等。

(5) 质控技师的职责与设备性能相关，应协助、参与医学物理师进行的特殊检测。

四、医学物理师的职责

医学物理师的工作是获取高质量的乳腺影像、发挥乳腺摄影设备性能的重要保证。医学物理师还关注具有一般医学意义的研究，包括数字计算机在医学中的应用以及信息论在诊断问题上的应用；处理、存储和检索医学图像；协助放射医师进行规范化报告的编写等。

医学物理师的基本要求：

(1) 具有国家相关机构认证的执照。

(2) 具有物理学硕士或更高的学历，每学期不少于 20 学时的物理课程学习。

(3) 具有在乳腺摄影设备方面 20 小时的专门培训。

(4) 具有对至少一家乳腺机构和 10 台乳腺 X 线机器调研的经历。

医学物理师的职责：与设备性能相关，包括影像质量评估、受检者剂量评价和操作者安全。安装新设备、重装现有设备、置换 X 线球管或对乳腺摄影设备进行大型维修后，医学物理师应重复适当的测试。医学物理师需在设备已经验收并投入使用的过程中，进行验收检测、状态性检测和稳定性检测，以保证设备的良性运行。

医学物理师参与的特殊检测项目包括：乳腺摄影设备的配置评价；准直评估；焦点性能评估；系统分辨力评价；自动曝光控制(AEC)系统性能评估；伪影评估；kVp 准确度和重复率；线束质量评估(半价层的测量)；光束质量评估(半值层测量)；光野、射野一致性，AEC 重复性、乳房皮肤剂量、平均腺体剂量和线性输出率；显示屏的分辨率稳定性；室内杂散光线；测试压迫时的柔性板挠曲；乳腺 X 射线摄影装置组件评估；影像质量评价。

第二节　乳腺摄影屏片系统的质量控制要点

一、引言

乳腺癌是国内外女性发病首位的恶性肿瘤，且有发病率年轻化趋势，严重威胁着妇女的健康与生命。提高乳腺癌的诊疗水平已成为肿瘤防治工作的核心之一，早期诊断与治疗是目前乳腺癌防治最有效的手段。乳腺 X 线摄影是早期发现乳腺癌的重要检查方法，这种成像方法的效用和成功依赖于高分辨力、高对比度、尽可能低剂量(as low as reasonably achievable，ALARA)的乳腺摄影影像。质量差的乳腺影像会降低早期乳腺癌的检出率，且削弱公众对乳腺摄影价值的信任度。此外，不标准的乳腺摄影技术会产生许多不明确的检查结果，导致受检者焦虑，造成时间浪费以及不必要的活检等附加检查。

在尽可能低剂量下，获得高质量影像，需要对质量控制的高度理解和实施，要求成像过程的每一步骤都必须保持高标准，要做到这一点，就必须对成像过程的每一步骤加以严格控制，才能使乳腺影像符合诊断要求，这也是乳腺质量控制的目的。

乳腺 X 线成像技术不是常规 X 线摄影，而是一种特殊的 X 线检查技术。乳腺是由腺体、脂肪等软组织构成，本身组织对比差异很小，而且乳腺摄影采用的又是低能量的 X 线，大部分辐射线会被乳腺吸收，再加上乳腺是辐射高感受性组织，所以，乳腺摄影检查受照剂量存在着巨大差别。因此，要使乳腺成像，就需要具有特殊设备、特殊成像技术以及特殊影像质量控制程序。

国际上，乳腺 X 线摄影的质量控制已开展多年。1994 年，美国第一部《乳腺 X 线摄影质量标准法规》（*Mammography Quality Standards Act Regulations*，MQSA）由美国老布什总统亲自颁布。2004 年，《乳腺 X 线摄影质量标准法规》又进行了补充修改。美国放射学院（American College of Radiology，ACR）从 1990 年起制定了《乳腺 X 线摄影质量控制手册》（*Mammography Quality control manual*），到 2018 年已经更新为《数字乳腺 X 线摄影质量控制手册》（*The Digital Mammography Quality Control Manual*）。

"欧洲抗癌计划·辐射防护行动欧洲委员会"（European Guidelines for Quality Assurance in Mammography Screening）制定了"欧洲乳腺 X 线摄影筛检检查技术质量管理草案、欧洲乳腺 X 线摄影筛查质量控制指导原则"（European Protocol for the QUALITY CONTROL of the Physical and Technical Aspects of Mammography Screening），此项文件的制定始于 1992 年，2005 年进行了第 4 版修订，其内容包括两大部分：屏片乳腺摄影（screen-film mammography，SFM）质量控制和数字乳腺摄影（digital mammography，DM）质量控制。

1995 年，日本厚生省提出 50 岁以上妇女每 2 年进行一次临床视触诊和乳腺 X 线摄影筛检，1999 年，提出并实施了《乳腺 X 线摄影筛检的实施与精度管理计划》，1997 年，日本放射线技术学会编辑出版了《乳腺摄影精度管理手册》。

中国台湾地区效仿美国 MQSA 形式，通过行政院卫生署国民健康局对申请乳腺摄影筛检的医院进行资格审查、认证，通过后方可实施乳腺 X 线摄影筛查。

我国乳腺摄影的规范化、制度化还有一段路要走，目前，仍处于起步阶段。

2007 年 10 月 1 日开始实行的中华人民共和国国家卫生职业标准《乳腺 X 射线摄影质量控制检测规范》（GBZ186—2007），规定了"乳腺摄影设备检测项目与技术要求"，是我国第一部检测规范。在中华医学会影像技术分会的努力和医学会领导的支持下，2007 年，中国开始推行乳腺摄影技师持证上岗制度，同年，全国第一届"乳腺摄影技师持证上岗考试"在北京进行，并编写了第一本"全国医用设备使用人员上岗考试指南——乳腺摄影技术分册"。标志着我国乳腺 X 线摄影的标准化、制度化已经开始起步。时隔 10 年后，2017 年重新修订的中华人民共和国国家卫生职业标准《乳腺 X 射线屏片摄影系统质量控制检测规范》（WS518—2017）、《乳腺数字 X 射线摄影系统质量检测规范》（WS522—2017）、《乳腺计算机 X 射线摄影系统质量控制检测规范》（WS530—2017），进一步规范了乳腺摄影设备检测项目与技术要求（见表 11-1）。

二、放射技师质量控制项目

（一）乳腺摄影质量控制的目标

质量控制是日常就每张照片进行的评价过程，在乳腺 X 线检查中非常重要。成像链中

表 11-1　乳腺 X 线摄影设备检测项目与技术要求（WS518-2017 强制性条款）

序号	检测项目	检测要求	验收检测 判定标准	状态检测 判定标准	稳定性检测 判定标准	稳定性检测 周期
1	标准照片密度	4cm 厚的模体	1.40D-1.80D 建立基线值	与基线值相比在 ±0.20D 内	与基线值相比在 ±0.20D 内	一周
2	胸壁侧射野的准直	胶片	射野全部覆盖胶片	射野全部覆盖胶片	射野全部覆盖胶片	一个月
3	胸壁侧射野与台边的准直	胸壁侧	超出台边 <5mm	超出台边 <5mm	超出台边 <5mm	六个月
4	光野/照射野的一致性	胸壁侧外其他三边	±8mm 内	—	±8mm 内	六个月
5	自动曝光控制	2cm,4cm,6cm 厚的模体	与4cm的值相比在±0.20D内	与4cm的值相比在±0.20D内	与4cm的值相比在±0.20D内	一个月
6	管电压指标的偏离	数字式高压检测仪	±1.0kV 内	±1.0kV 内	±1.0kV 内	六个月
7	辐射输出量的重复性	剂量仪	≤5%	≤5%	≤5%	六个月
8	乳腺平均剂量/mGy	4cm 厚模体，剂量仪	≤2.0	≤2.0	≤2.0	六个月
9	高对比分辨力/（lp/mm）	线对卡	>10	>10	>10	六个月
10	特定辐射输出量/（mGy/mAs）	1m 处 28kV Mo/Mo	>45	>30	—	—
11	半值层/mm Al	28kV.Mo/Mo	≥0.3	≥0.3	—	—
12	曝光时间指示偏离	>200ms / ≤200ms	±10%内 / ±15%内	—	—	—

的每一步都需行常规检测，以发现潜在问题，并在影响到临床图像质量前进行纠正。

乳腺摄影质量控制的目的是，提供一种有效的、一致性的检测和识别影像质量的方法，使放射技师能够在这些故障对受检者产生影响前将其排除。

乳腺摄影质量控制必须保证达到的目标：

1. 确保采用适当的成像技术，能够得到可提供丰富诊断信息的高质量图像。图像质量符合诊断学的要求标准，即包含规定的信息，并可检测出微小的病灶。

2. 图像质量在信息附载量和光密度方面能与其他筛检中心一致。

3. 在符合诊断信息量要求的前提下，确保辐射剂量最低。

由于放射技师每天都要接触专用的乳腺摄影设备，因而，就成为了解决潜在故障的第一道防线。

ACR 乳腺摄影质量控制标准明确规定了放射技师 QC 检测 12 个项目的目的和频率，列出了检测所需要的设备和材料，并提供了实施检测的每一步骤以及预防和限制的讨论，同时，还提供建议执行的标准和纠正措施，从而利用它解决一些出现的问题。

表 11-2 列出了美国 ACR 放射技师 QC 检测的最低频率，必须强调的是最低频率，如果有故障发生或设备工作不稳定，就必须更频繁地进行部分或全部检测，以找出问题所在，而不至于影响临床影像质量和受检者安全。如果质量控制程序是刚开始进行，那么，在最初的几个月里就必须提高检测频率。这能使质量控制技师在短期内得到更多的经验，同时，也能得到关于影像设备可靠性的基准值。

除了按照规定的最低频率进行乳腺摄影质量控制检测外，对于新设备、怀疑有问题的设备或在进行了维修和保养后，都必须进行检测。如果任何一项 QC 检测未通过，则要求找到问题根源，并采取相应措施。在某些情况下，若检测结果落在控制界限外，则要求在使用此检测不合格的乳腺摄影系统进行任何检查前，或照片冲洗前找到问题根源，并采取相应措施。

（二）放射技师质量控制项目及所需时间

美国放射学院（ACR）颁布执行的放射技师与医学物理师质量控制项目与所需时间见表 11-2。

表 11-2　美国放射学院（ACR）颁布的放射技师与医学物理师质量控制项目

检测	最低频率	MQSA 要求纠正期限
放射技师检测		
暗室清洁	每天	——
冲洗机质量控制	每天 *	立刻
运动部件质量控制	每天 *	立刻
增感屏的清洁	每周	——
观片灯和观察条件	每周	——
模体影像	每周 *	立刻
设备可视性检查	每月	
重拍片分析	每季度 *	检测日期后 30d 内

续表

检测	最低频率	MQSA 要求纠正期限
照片定影剂残留分析	每季度 *	检测日期后 30d 内
暗室灰雾	每半年 *	立刻
屏片密着	每半年 *	立刻
压迫	每半年 *	立刻
医学物理师		
乳腺摄影设备系统评价	每年 *	检测日期后 30d 内
准直评估	每年 *	检测日期后 30d 内
系统分辨力评估	每年 *	检测日期后 30d 内
AEC 系统的性能	每年 *	检测日期后 30d 内
增感屏感度一致性	每年 *	检测日期后 30d 内
伪影评估	每年 *	检测日期后 30d 内
影像质量评价	每年 *	立刻
kVp 精度及重复性	每年 *	检测日期后 30d 内
线束质量评估	每年 *	检测日期后 30d 内
乳房表面照射量和 AEC 重复性	每年 *	检测日期后 30d 内
平均腺体剂量	每年 *	立刻
辐射输出率	每年 *	检测日期后 30d 内
观片灯亮度和室内照度的测量	每年	——

注:* 要求按照 MQSA 的最新标准。

MQSA. 乳腺摄影质量标准法规;AEC. 自动曝光控制;kVp.X 线管电压。

(三)乳腺摄影质量控制的项目

在参考美国 ACR、欧共体以及日本放射线技术学会有关"乳腺摄影质量控制项目"的基础上,应结合数字乳腺成像技术发展、我国现状提出适用于自己的乳腺摄影质量控制要求。

由于我国目前还没有医学物理师这一职称,因此,把技师与物理师的质量控制职责、项目融在一起,在实施中可以请医学工程师协助完成,并将全部质量控制的项目分为日常质量控制项目与定期质量控制项目两类。

另外,也应当指出,当前医院进行定期质量控制项目所必须的部分检测设备还处在缺失状态,因此,可以与具有这些检测设备的单位(如各省市 CDC 或第三方辐射防护检测机构)结合起来,两者可以互补共赢。

三、乳腺摄影质量控制的要点

在我国,乳腺摄影的质量控制处于刚起步阶段,与发达国家的质量控制现状有较大的差距,尤其近年来,随着数字乳腺摄影技术的普及,对质量控制程序的更新和建立提出了更迫切的要求。本节以较为成熟的乳腺摄影屏片系统的质量控制要点为例,阐述质控项目的类型和实施。

(一) 暗盒的使用与照片标记

大多屏片暗盒要求在胶片装入暗盒到曝光之间的最短时间为15min左右,以保证屏片间的空气有足够时间逸出暗盒。只有达到了这样的时间间隔后才会有好的屏片密着。不良的屏片密着空气残留致部分胶片感光不良,导致影像污迹,降低影像锐利度。最少的影像污迹对于观测和判定小的钙化灶群及清楚显示恶性病灶是非常重要的。如果乳腺摄影的工作量很大,且暗盒的数量又不充分,就有可能出现胶片装入暗盒到曝光之间的时间小于15min。在这种情况下,必须增加额外的暗盒,其尺寸和增感屏要与现用的暗盒一致,从而使得每个暗盒在装片后能有充分的"空气逸出时间"。

每个增感屏都必须有一个标识号码,其由致密、永久性的标记来标识,该标识号码也应放置在暗盒外面。对每一个暗盒进行准确识别是很重要的。例如:若质量控制技师或放射医师发现某一张乳腺照片上有灰尘伪影,正确的标记可以使质量控制技师很快找到受污染的暗盒,并清洁增感屏。照片标记作为重要的医学文件,乳腺X线照片上的标记必须标准,除投照体位中切线位的标记外,所用标记应置于远离乳腺组织的地方。MQSA规定,所有乳腺X线照片(屏-胶和全数字化乳腺X线摄影)都要求有包括下列信息的标识,如:受检者姓名、唯一的受检者标识号、检查日期、设备名称、设备地点(至少包括城市、地区和邮编)、技师标识、暗盒/增感屏标识号、乳腺X线设备的标识号、曝光时所用的技术参数(靶-滤过组合、kVp、曝光时间、压力、压迫后乳房的厚度、倾斜的角度)。

(二) 胶片及冲洗药液的存放

国家标准要求,胶片应存放在24℃以下的环境中,理想的范围是15~21℃。启封后的摄影材料应放在湿度为40%~60%的环境中,胶片不能存放在有化学气体和辐射的环境中,电离辐射源包括放射性同位素、放射性废物以及直接或间接的X线。胶片对压力损伤也很敏感,因此,胶片应竖立放置。

冲洗药液应小心存放,不能使液态冲洗药液受冷凝固。如果发生凝固现象,说明容器内有杂质,这些药液将不能使用或退还给供货商。

应先使用将要过期的胶片,胶片储藏箱内不应再放已过期的胶片。新到的胶片要先进行检查,如不能在有效期内用完,应退还给供货商。

(三) 洗片机质量控制(操作标准)要点

目的:建立洗片机操作标准。

频率:在QC程序的开始,或当成像过程发生明显变化时。

设备:用于单面药膜胶片的感光仪,在0.15光密度增量中有21个灰阶,感光仪产生的光谱特性应与所用曝光胶片的光谱相匹配(如使用感绿增感屏,就用感绿胶片)。密度计、一盒新的质控用胶片、质量控制图、精度至少在 $\pm 0.5°F$ $\left(\pm 0.5°F = \pm \dfrac{5}{18}℃\right)$ 的临床数字式温度计(不要使用水银温度计)。

步骤:选用一盒新的胶片作为QC专用,在质控图上标记乳剂号。按照胶片生产商的建议配制药液和设置洗片机。在显影温度达到稳定后,对温度进行测量,评估暗室环境并进行暗室灰雾检测。连续5d,每天都在固定的时间用感光仪曝光质控光楔片冲洗光楔片。用密度计读取并记录每一个灰阶的密度值,包括胶片的未曝光区域。计算5d测得的各灰阶密度值的平均值。将密度平均值最接近但不超过 1.20 的那个灰阶定为中间密度(mid-density,MD)灰阶(也被称为感度点、感度指数或感度灰阶)。确定某一灰阶的平均密度最接近 2.20,另一灰阶的密度最接近但不低于 0.45,这两个灰阶间的差异定为密度差(density difference,DD)。连续 5d 未曝光区域的密度平均值被定为本底灰雾度(B+F)。在质控图上记录 MD、DD 和 B+F 的数值以及其相应的上下限范围。

在下列情况下,需重新设定洗片机操作标准:所用的胶片容量、胶片品牌或类型发生变化;药液的品牌或类型发生变化;药液的补液速率发生变化;显影时间发生变化;自动搅拌器的设置发生变化;所用感光仪或光密度计发生变化;所用洗片机发生变化;前批次 QC 胶片用完后胶片不能被正常衔接时。

(四)选择适当的温度计

乳腺 X 线摄影胶片冲洗机只允许使用数字温度计,水银温度计不能用于洗片机。因为对于摄影材料而言,水银是一种污染剂,即使是少量的水银也会污染冲洗机,而造成严重的后果。监测显影温度的温度计精度应为 ±0.5℉。不建议使用临床用的体温计,虽然其量程在 90~100℉ 之间,精度高于 ±0.5℉,但体温计必须在每次读数后复位,也就是说它不是连续读数的。此外,大多数体温计在低于 90℉(约 32℃)时,工作性能会受到影响。另外,当测量显影液和定影液的温度时,温度计每次都应放在同一位置(不在洗片机传动装置的一侧)。温度计在测量显影液和定影液前及存放前都必须被清洗。将测得的温度与内在嵌入式的温度计上读取的温度相比较,如果两个温度相差超过 0.5℉,需要检查两种温度计。

(五)选择适当的感光仪

在质量控制中,胶片在临床使用的条件下曝光,选择适当的感光仪很重要,21 级感光仪能够在胶片上产生相应数量的曝光灰阶。因为胶片会因曝光条件不同而对不同的冲洗药液产生不同反应,所以,应选择适当的能与临床曝光条件相匹配的感光仪。如果胶片是单面乳剂,感光仪应提供一种单面曝光方式。能发射蓝光的感光仪应以蓝光光谱为主,部分接近于绿光。

因此,同一感光仪对两种不同胶片的曝光响应比较是不可靠的,但能预示两种胶片用同一乳腺摄影用增感屏进行曝光的相对曝光响应。虽然如此,若乳腺摄影中使用的是绿屏和感绿片,就必须选择一个能提供绿光的感光仪,而不能用发射蓝光或没有滤过性能的感光仪。

(六)质量控制光楔片的冲洗与读取

每天行洗片机质量控制的目的:在冲洗临床照片之前了解冲洗机的显影液状态;通过稳定的洗片过程以保证照片质量的可靠性;在每天工作前即在冲洗患者照片前进行;曝光并立即冲洗质控光楔片。每天以固定的方式冲洗光楔片:①稳定的显影剂温度(按照生产商的规定);②质控光楔片应以曝光少的部分先送入洗片机;③每一次冲洗光楔片的时候应将其放在洗片机进片托盘的同一侧;④对单面药膜的胶片,药膜面方向应一致(如药膜面朝上);⑤每天曝光和洗片之间时间间隔应接近一致(以避免潜在影像改变);⑥密度计、感光仪和温度计的质量控制应按照生产厂商的规定。

读出特定灰阶的 MD、DD 和 B+F 的密度值并在质控图上标出,查看是否有超出控制界限的点。如有数据超出控制界限,再曝光并冲洗一张质控光楔片,保证按照正确的步骤,圈出超过控制界限的点,判断产生问题的原因并纠正,重复检测,并在质控图的"备注"部分注明产生问题的原因。如这种趋势明显(3 个或更多的数据点同一方向移动),应在获得一个超出控制的数据点之前采取纠正措施。

注意事项:光楔片应在曝光后一小时内进行冲洗,并在冲洗其他临床照片之前进行评估;应使用校正过的密度计读取密度值;显影温度必须在厂家设定值的 ±0.5℉范围内波动;根据生产商的设定要求,感光仪、密度计和温度计自身也应进行质量控制,以保证正确校准。

结果:MD 和 DD 应在操作标准 ±0.10 范围内,如超出 ±0.10,但仍在 ±0.15 之内,应重复检测。如检测结果一致,则洗片机尚可用于冲洗临床照片,但要密切监控;如果 MD 和 DD 超出了 ±0.5,在冲洗乳腺照片之前,应明确问题原因,并予以纠正。B+F 应该在 ±0.03 范围内,加 B+F 超出了 ±0.03,在冲洗乳腺照片之前,应明确问题原因并予以纠正。需要在质控图上记录所采取的纠正措施;洗片机质量控制应保留一年;感光胶片应保留到全月质量控制图的最后。

(七) 控制图表

为了可靠地监测在质量控制中的测量,立即在控制图表上绘点是很重要的。例如,照片密度、密度差异、曝光时间以及在模体影像上可见物的数目,都应在控制图表上记录下来,还应记录下日期以及执行检测技师名字的首字母。注意关于操作情况的改变,比如显影温度或补充速率的改变等,都应记录在控制图表上。

控制图表为复查相关数据提供了便捷。任何时候,当数据点达到或超过控制界限时,应立即重复检测。如果重复检测的数据值仍达到或超过控制界限,应立即采取纠正措施。在这种情况下,超出范围的数据点应圈出来,同时,注明问题产生的原因,然后,将在控制界限内的数据点连接起来。

控制图表能够及时地反映不稳定情况的趋势。当3个相连的数据点都向同一方向移动时,表明一个向上或向下的趋势。在达到或超过控制界限之前,对这种趋势发生的原因应调查清楚。

(八) 操作标准和控制界限的建立

当质量控制程序开始后,有必要建立操作标准和控制界限。操作标准是指正常所期望的,比如,检测影像中所测到的背景密度值应在或接近已经设定的范围之内。控制界限是在操作标准上建立起来的,如果达到或超过控制界限应采取的另外的措施。如果控制界限多次被超过,应立即确定问题所在。如果重复测量得到的是相同的数值,应采取纠正措施。推荐的纠正措施包括与医学物理师联系探查问题或请维修工程师纠正,确定存在的问题。

如果经常超过手册建议使用的执行标准或控制界限,那么,确定问题的所在是非常必要的。原因有可能是人为因素造成测量技术的偏差,比如,洗片时质量控制光楔片在冲洗机的左侧,而下一次又位于右侧;药膜面一次向上而下一次又向下;曝光后立即冲洗和过一段时间再冲洗等,这些不同都是引起控制界限不同的原因。要减少这些人为因素引起的不同,在做出决定采取措施之前,应先采集另一个时间范围内的数据。如果控制界限仍不断被超过,那么测量仪器、感光仪、密度计等都应检验一下。如果测量仪器是正常的,人为因素也被排除,则被监测的设备应进行检修甚至更换。所有反映出问题的数据都应由医学物理师审查,对质量控制程序的校正和对设备的维修升级以及新设备的购买都应与放射医生讨论。

如果建议的执行标准很明显地偏离目标,那么,就需要考虑缩小控制界限,这必须与医学物理师和放射诊断医生讨论后再进行。

例如,执行标准建议在冲洗机的敏感检测中,若密度达到或超过操作标准的 ±0.10,应重新检测;若超过操作标准的 ±0.15,应立即采取纠正措施。然而,如果数据很少超过操作标准的 ±0.10,则可将此作为控制界限,这样能确保质量。

最后,还有一些情况需要重新建立操作标准和控制界限。典型的例子如胶片的类型改变或更换了新的 X 线设备。

(九)乳腺摄影质量控制(QC)检测表

为了有助于检测质量控制(QC)检测,提供乳腺摄影质量控制检测表是十分必要的。这些检测表将提供一个何时执行 QC 任务的快速提示,以及一份指示着一段时间内所完成的任务记录。在使用 QC 检测表前,应先填写好所有的日期,每次任务完成时,操作人员应在检测表的相应区域内填写。

QC 检测(技师)每天的检查内容包括:暗室的清洁、洗片机 QC。每周检查包括增感屏清洁情况、观片灯和阅片环境、模体图像。每月检查包括各项可视性项目。每季度检查包括对重拍片的分析、照片定影液残留分析。每半年检查包括暗室灰雾、屏/胶密着及压迫情况。MQSA 规定,如有任何一项 QC 检测未通过,都要求找到问题的来源。对于洗片机 QC、模体图像、暗室灰雾、屏-胶密着以及压迫中出现的任何问题,都需立即采取纠正措施(即应在行临床患者检查之前)。

(十)乳腺屏片摄影适当的光学密度

照片的光学密度对于影像对比度是很重要的。所有屏片乳腺摄影照片对比不好的原因,都是由于光学密度偏低或偏高。一张任何一部分密度偏低或偏高的乳腺照片都会降低对比度,从而降低发现癌症的可能性。在对比度降低的照片中,光学密度低于 1.00~1.25(低得越多,对比度失去得越多)和高于 2.50~3.00,即使有足够亮的观片灯、主光照明遮幅及较暗的光线环境,肉眼还是难以观察到照片上光密度大于 3.00 的病变。

在乳腺摄影中最重要的问题是那些出现肿瘤的腺体组织,它们在照片上产生很低的光学密度,如发现某些乳腺组织在照片上的密度很低,就应将这些组织与低密度病变进行对比,仔细观察。为了确保乳腺组织曝光后得到适当的密度,AEC 系统在通过均匀的丙烯酸或与乳腺等密度的体模检测时,光学密度标准在 1.40 和 2.00 之间。这将保证乳腺摄影中的光密度落在胶片的最大对比度区域内,也可保证乳腺组织曝光后得到的密度不会太低以至于发现不了肿瘤。为了证实影像不是曝光不足导致的,可用一个校正好的光密度计来测量乳腺影像中的腺体区域密度。如果腺体组织的密度普遍低于 1.00,就必须修正 AEC 的设置,以增加系统的标准密度,这将帮助证实乳腺摄影的所有部位都有足够的对比度,包括腺体组织。

(十一)技术表格

理想状态下,AEC 系统,能够确保不同厚度和大小的乳房照片得到的影像密度相差不多。有些老设备可能对不同的乳房厚度、密度和 kVp 得不到一致的密度,这个问题可以通过使用自动曝光控制系统技术表格来解决,它是由乳腺摄影放射技师在医学物理师的指导下进行的。当保持对大多数乳房厚度和成分都适用的曝光时间为 0.5~2s 时,通过调整 kVp 和密度控制设置,可以得到一致的光密度。使用技术表格,可以提高影像对比度,减小运动模糊。还需要注意的是,从 2002 年 10 月 28 日以后,MQSA 将不再允许用技术表格来替代 AEC 系统(对于 2~6cm 厚的乳房)。

有些乳腺摄影设备提供了对阳极靶物质和 X 线束滤过的选择。一旦放射技师指定了阳极靶和滤过选择,那其中必须包括乳腺摄影自动曝光控制系统技术表格。在所有情况下,AEC 探测器必须正确地、一致地放置。在大多数情况下,探测器必须放在乳房适当密集区的下面。对于包有植入物的乳房照片,有必要用手动技术来得到合适的光密度。这些信息要在乳腺摄影自动曝光控制系统技术表格中记录。

一旦填写了自动曝光控制系统技术表,就要将其贴在乳腺摄影设备靠近控制面板处,以便每个使用这台设备的放射技师都要遵循它。

(十二) 观片灯和阅片环境

目的:得到最佳的阅片环境(观片灯的亮度、室内周围的照明、落在观片灯上的光线可能影响读片)。

频率:每周检查一次。

所需设备:应用橱窗清洁剂和软毛巾。

步骤:清洁观片灯表面,确保去除所有的遮挡物;检查观片灯亮度的一致性;确保遮光装置工作正常;在阅片室内,应确认没有强光源或观片灯表面没有反光。

注意事项:减少来自窗户、其他观片灯和乳腺摄影专用观片灯强光源的直接光照或反射。乳腺阅片室内的光线应当较弱且为漫射灯光;乳腺观片灯的亮度应至少为 3 000cd/m²(与普通 X 线照片使用的观片灯亮度一般为 1 500cd/m² 相比较);由于荧光灯管的亮度会随时间而降低(2 000 小时降低 10%),所以每 18-24 个月;就应更换荧光灯管;为确保颜色和亮度的一致性,如果一个荧光灯管需要更换,那么,所有的荧光灯管都需同时更换,更换的荧光灯管应为同一型号和同一颜色。

(十三) 重拍片分析

重拍片分析的目的:确定重复乳腺 X 线检查的次数和原因。数据分析有助于提高工作效率、减少费用和受检者曝光量。频率为从最初开始,至少一季度一次。对于重拍片率的统计,至少需要 250 名受检者才有意义。数量越多,得出的数据越有意义。

设备:所有的废片。统计所有放在受检者的重拍片(而不只是放在废片箱里的片子),计算在检测阶段所使用的胶片总数和在分析过程中各种类型照片数,列出数据清单。

步骤:找出所有的废片;记录胶片的供应量以确定在检测阶段所使用的胶片总数,长期收集所有废片,至少要连续的 250 例,如搜集的照片例数越多则可获得更可靠的数据;将废片分门别类(位置、移动、较白照片、较黑照片、静电、伪影、灰雾、错误的受检者 ID、两次曝光、机械的或其他各种原因、好照片 / 无明显理由、清洁片、导丝定位片、QC 片)。重拍片百分比的计算方法为:所有重拍照片的数量(不包括导丝定位片和 QC 片)除以检测阶段曝光照片总数再乘以 100%。确定废片的总百分比为:废片的总数(包括所有类别)除以检测阶段曝光照片总数,再乘以 100%。确定每一类别重拍片的百分比:该类别重拍片数除以重拍片的总数(不包括清洁片、导丝定位片和 QC 片),再乘以 100%。

注意事项:应包括所有重拍片(不只是废片),即使是放在受检者片袋内的照片。在行重拍片分析时,技师不应改变对可接受片的标准。

结果:总的重拍片率应为 2%,但低于 5% 的比率也是合适的(以至少 250 名受检者为基础);每个类别的百分比应当接近,如重拍片率超过 5% 或重拍片率、废片率比原来测得比率改变超过 ±2%,需查找原因,如必要,应采取纠正措施,并记录采取的纠正措施;纠正措施的有效性最要通过在纠正指生效后进行另一次重复分析来评估;纠正措施应在该检查的 30d 内进行。

第三节 影响数字乳腺影像质量评价的因素

一、压迫

无论是在屏片系统还是数字乳腺系统的成像过程中,正确实施压迫都是重要的技术因素。

压迫的主要目的是,将乳腺平展为较规则的二维结构,使照片光学密度差异更近似于乳腺中各组织的微细衰减差,提高对比度;其次,压迫减小乳腺厚度,从而减少剂量、散射线。同时,通过压迫也能固定乳腺,减少了产生运动模糊的概率。

压迫不足的临床影像主要表现为乳腺结构重叠、纤维及腺体组织曝光不一致,乳腺较厚部分穿透不充分、较薄部位曝光过度以及运动模糊等。与 CC 位相比,MLO 位便于观察乳腺组织是否被完全分离,原因是 MLO 位影像通常难以获得满意的压迫。当单幅影像曝光不足,尤其在使用自动曝光控制时,通常说明这个体位没有最优化的压迫。

不充分压迫导致的运动模糊最常见于 MLO 位,表现为乳腺下缘的薄线性结构或钙化变模糊。运动模糊可在整个影像中观察到,也可能仅局限于乳腺的某一部分。

在 MLO 位,乳腺正确摆位后,压迫用来保持乳腺在影像接收器上呈笔直竖立。如果压迫不充分,乳腺会下垂,即出现所谓的"骆驼鼻子"(图 11-1)。压迫不足最普遍的原因是,技师使用了不适合的压迫装置或操作手法有误。左右侧乳腺摄影体位相同,而压迫程度出现

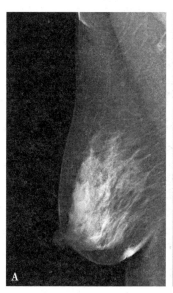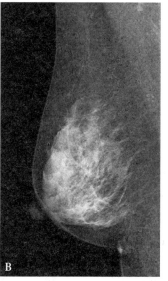

A.问题图像:右乳内外斜位(MLO),腺体未能向前展开,下垂成骆驼鼻子状,与腹部脂肪重叠容易,遮掩病变;B.改善图像:腺体向前展开,不与腹部脂肪重叠,腺体显示的最佳状态,表明压迫适当。

图 11-1 乳腺摄影"骆驼鼻子"的征象

差异,则表示摄影技师缺乏注意力。

MLO位压迫不当,通常发生在压迫点落在身体其他部位,而不在乳腺,这可见于大量腋部或腹部组织包括在影像中。如果上臂可见,同时乳腺压迫不够,那么,上臂的显示就是造成这一结果的最大可能原因。不适或错误的压迫装置,将无法规则地压迫乳腺,靠近胸壁的持续性低水平曝光,则提示了此缺陷的存在。

二、曝光

曝光应在良好的观察条件下进行评价。良好的观察条件包括适宜的观片灯照度,室内周围弱光线以最小化反射到照片表面、遮幅片的使用,以消除观片灯的光线通过无照片区域到达人的眼睛。

影像曝光适宜时,将难以观察到皮肤和皮下组织,除非将影像周围遮盖,从而消除外来的观片灯可见光。

注意:放射技师和医师都应对每一幅临床影像的曝光进行监控。为有效达到此目的,技师的观片条件必须与诊断医师的观片条件相匹配。

在乳腺摄影中,曝光不足是最常见的问题,经常发生于致密纤维化腺体组织,使不可能观察到纤维化腺体组织中的细节(图11-2)。曝光不足是导致光学密度低(1.0以下)的区域照片对比度降低,限制特定细节,尤其是微小钙化和低对比病变的显示。仅在乳腺最致密部分的曝光不足,会限制这些致密腺体组织内微小钙化和病变的观察。

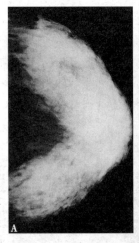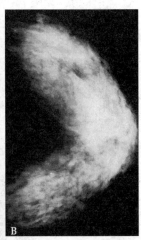

A.由于自动曝光控制探测器放置在乳腺后部脂肪组织处,而不是放在前部致密组织下方,故致密组织曝光不足,结构模糊不清;B.自动曝光控探测器放置在乳腺致密组织处,从而产生较强的穿透力。

图11-2　曝光不足对纤维化腺体组织细节显示的影响

光学密度在1.0以下的照片区域即为曝光不足。纤维化腺体组织应在照片的"灰度"范围内显示不同的光学密度,如腺体区域出现规则的冲刷样外观,则表示曝光不足。胸壁肌肉是MLO位中最致密的结构之一,在曝光适宜的乳腺照片上,其密度应略低于1.0。然而,胸大肌的充分曝光对其下乳腺组织的显示也是十分重要的(图11-3)。

数字乳腺摄影中曝光不足的原因包括压迫不当、AEC功能低下或AEC设定不正确、靶滤过组合选择不当等。

当使用AEC时,如果光电计时器不能对不同的乳腺厚度进行适当补偿,那么,压迫不够就可能导致曝光不足。

AEC性能的不稳定也会导致CC位和MLO位不同曝光量水平。经常发生的是,乳腺摄影照片上的密度水平反映放射诊断医师的偏好。为了在不太明亮的可见光下观察到皮肤线,而采取不充分曝光是错误的,曝光不足很可能是引起致密乳腺摄影照片假阴性的原因(图11-4)。

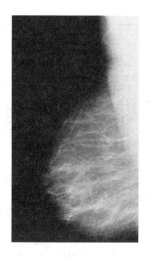

图 11-3 曝光不足的影像效果
胸大肌的曝光不足,可能会妨碍乳腺重叠组织的可见度。同时此影像棉絮状伪影。

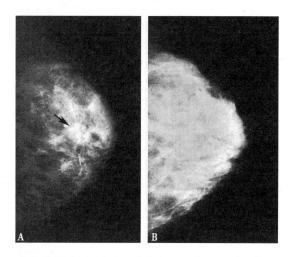

A. 最佳曝光,显示出一个直径 2cm 边界不清的位于乳腺中部的肿块;B. 由于腺体组织曝光不足,则无法确认。

图 11-4 曝光条件的影像效果比较

与传统屏片系统相比,数字成像系统具有更大的曝光宽容度,即给每一个部位的曝光条件是一个范围,可以通过协调处理技术把读出的影像调节为符合诊断要求的图像,但需要注意的是,宽容度是有限的,曝光严重过度或曝光严重不足是无法调试,也无法诊断的。

三、对比度

X 线照片对比度是指照片上相邻组织的密度差异,可使我们观察到乳腺的微小衰减差异(图 11-5、图 11-6)。通常,较薄的乳腺组织对比度较高,较厚的乳腺影像对比低,其原因是,较厚的乳腺中散射线较多,且组织对低 kVp 射线的吸收也较多。

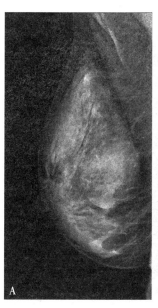
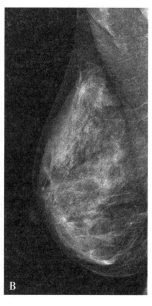

图 11-5 不同的乳腺压迫条件下的影像对比度效果(案例 1)
同一个受检者同侧乳腺,不同压力条件下的 MLO 位影像。其中影像 A 在 14kg 的压力下显示腺体内有"团块影",当压力加至 19kg 时,影像 B 内部腺体均匀散开,对比度改善,"团块影"消失。

如果一项乳腺摄影检查没有足够的对比,不同厚度的组织可能具有十分近似的光学密度,乳腺组织将呈现一致的外观,这种情况下,观察不到解剖结构下的复杂性。如果皮肤线清晰可见,则表明影像对比度低下。

对比度低下的原因包括不适当曝光、压迫不当、靶材料和 / 或滤过不适、滤线栅使用错误和 kVp 过高。

压迫不足会导致线质硬化和散射线增加,两者都会导致对比度降低。为了保证乳腺得到充分压迫,需要对乳腺进行压迫,直至皮肤紧绷为止。在实际操作中,以达到每个受检者"能忍耐的最大限度压迫"为度。能忍耐的最大限度地压迫也需要有个上限,达到一定压迫状态后压力无须再增加:一是再增加压力对厚度改变不明显;二是部分受检者对压迫疼痛感不强烈,会导致压迫板断裂。

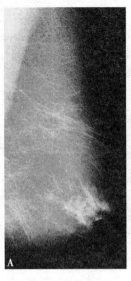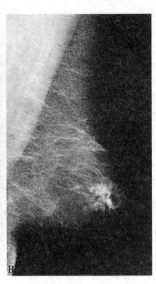

图 11-6　不同的乳腺压迫和曝光条件下的影像对比度效果(案例 2)

较好的压迫、适宜的曝光,使得两幅 MLO 位的影像(A 和 B)对比度得到改善。影像 B 显示出更多的胸大肌和乳腺下皱褶(IMF)及后下部乳腺组织。

乳腺摄影滤线栅的作用,是通过减少到达影像接收器的散射线量来提高对比度的。活动滤线器优于静止滤线栅,因后者在影像上产生滤线栅铅条影。

尽管 kVp 增加时会降低对比度,但当光学密度恒定时,这种影响相对较小。另一方面,kVp 对曝光时间和剂量有重要影响。例如,当 kVp 从 26 增至 28 时,曝光时间减少 50%,剂量降低 15%~20%,因此,有些情况下,在足够短的曝光时间内,从 28kVp 增至 30kVp,以获得充足的曝光量是十分必要的。kVp 的增加可能会避免超出乳腺摄影设备能力的长时间曝光或由于曝光时间过长导致的运动模糊。

对比度过高的情况比对比度不足的情况少,如脂肪组织需要在亮灯下观察,且纤维化腺体组织接近本底灰雾的水平,那么,此影像的对比度过高。胸大肌显著的吸收射线能力限制了与其重叠结构的显示,当照片中的胸大肌曝光适度时,也可能表明图像的对比度太高了。在数字化乳腺摄影中,除了曝光条件和 IP 成像特性外,图像后处理参数的选择也是重要的影响因素之一。

数字化图像具有强大的信息后处理功能,可以分别调整图像的最高密度区(肩部)、高密度区(直线部的上半部,高对比区)、低密度区(直线部的下半部,低对比区)和最低密度区(趾部),同时,结合对灰阶直方图的调整,可以分别处理图像的腺体和脂肪组织区,这样可以在不改变某一组织对比度的情况下,使另一不同组织的对比度达到临床诊断需求。

结合乳腺影像临床诊断的基本要求和数字图像的基本特点与优势,建议使用高分辨力显示器软阅读的诊断方式,对感兴趣的组织结构灵活调节亮度和对比度,以显示出最佳的解剖结构和病变信息。

如果采用硬拷贝打印方式,建议其图像质量评价可以采用以下指标:腺体组织应具有至少 1.0 的光学密度,因为 1.4 到 2.0 间的光学密度最有利于病变观察;脂肪组织的光学密度至少为 1.2,以在 1.5 至 2.0 的区间内为好,不可大于 3.1;胸壁肌肉组织光学密度大于 1.0,可显示肌肉下的腺体组织;可分清乳腺腺体组织的不同密度和层次;全部皮肤线隐约可见;皮肤毛囊隐约可见,不可影响对乳腺内腺体和脂肪组织的观察。

四、清晰度

清晰度指影像能够反映被摄物体微细结构的综合能力,受分辨力、模糊度、颗粒程度及再现性等影响。当评价影像质量时,多以模糊度的概念来进行分析。在乳腺影像中,模糊度通过微小线性结构边缘、组织边缘和钙化的模糊程度等来表现。

数字乳腺摄影系统可能产生影像模糊的因素有:运动模糊、几何学模糊、成像板模糊、图像处理模糊、显示设备失真模糊等。

运动模糊是乳腺摄影中最常见的模糊,MLO 位较 CC 位更容易导致运动模糊。摄影前与受检者的良好沟通、适当的乳腺压迫、使乳腺固定及曝光时间缩短可以有效避免运动模糊的产生。运动模糊大多在曝光时间超过 2s 时观察到,因此,乳腺摄影的高压发生器应具有足够输出,以保证在很短的曝光时间内对较大乳腺和致密型乳腺进行充分曝光。通常情况下,曝光时间应选择在 0.5~2s。

几何学模糊主要由焦点尺寸增加、物体影像接收器距离增加和焦点影像接收器距离减少引起。

成像板固有模糊度是由于荧光体层结构和厚度所产生的模糊度。当积存能量的荧光颗粒受到激光的激发时,发出的可见光向各个方向散射,从而导致调制度下降。再加上成像板具有一定厚度,激光束和发出的可见光在传播过程中都有一定程度的扩散,这也增加了成像板的固有模糊度。

图像处理模糊是由于不恰当的图像处理参数的选择而引起的。数字化图像的最主要干扰因素是噪声的产生,通常运用图像平滑处理来减轻噪声影响。图像平滑既可以在图像的空间域,也可以在图像的频率域处理。如果处理不当,会使图像本身的细节,如边界轮廓、线条轮廓等变得模糊不清,反而降低图像质量,影响诊断。因此,如何把握好平滑处理的程度,既能平滑掉图像中的噪声,又尽量保持图像细节是图像处理人员的首要任务。

显示设备失真模糊主要受软阅读方式的显示设备影响。数字化图像及其显示设备都是由基本成像单位(像素)构成。显示设备的制作工艺和技术水平可以在显示图像的过程中对图像质量产生影响,如显示设备的均匀性、薄膜晶体管的精度和稳定性以及电压的稳定性等因素均可以使图像模糊失真。此外,图像固有频率和显示设备采样频率之间的匹配性也会引起图像模糊失真,所以,在应用软阅读进行诊断时,应将图像放大至 100%,可去除频率的匹配性所引起的图像模糊失真。

五、噪声

噪声或斑点(图 11-7)是影像中妨碍人们对其信息接收的因素。它降低了诊断医生识别钙化等微细结构的能力,降低了诊断的正确性。

在传统乳腺屏片摄影系统中,噪声的主要产生原因是量子斑点。量子斑点是成像区域吸收 X 线光量子的统计涨落形成的,形成影像所用的 X 线光子越少,产生的量子斑点越多。

因此,曝光不足,延长冲洗时间和高感度的影像接收器都与噪声的增加有关。

在进行数字乳腺摄影时,由于数字化图像具有宽广的动态范围,对曝光条件的要求远不如屏片成像体系严格,除此之外,电路、探测器及数字成像有许多数值和过程都会产生随机干扰信号,是形成图像噪声的主要原因。

数字化医学影像的噪声可以分为:

1. 加性噪声　与图像的信号强度无关,如图像在传输过程中引进的"信道噪声"、数字化成像系统获取图像时的系统噪声。

2. 乘性噪声　和图像信号相关,随图像信号的变化而变化,如数字化成像系统扫描时所产生的噪声、图像显示设备的颗粒噪声。

3. 量化噪声　其大小显示出数字图像和原始图像的差异,减少这种噪声的最好办法就是按照灰度等级的概率密度函数来选择量化等级。

4. "椒盐"噪声　此类噪声一般由图像后处理所产生,如变换域中引入的误差,使图像反变换后造成的变换噪声等。

5. 量子噪声　与屏片成像体系中的量子噪声一样,是由于成像设备吸收 X 线光子数量的涨落形成的,主要由曝光不足引起。

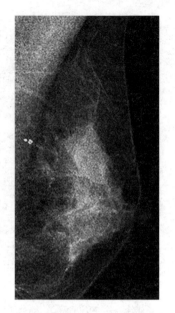

图 11-7　噪声可以认为是背景密度的不一致性,其结果会导致低对比乳腺结构的模糊和可见度细节的丧失

在上面 5 种噪声中,前 4 种噪声主要和设备的固有特性和处理手段相关,量子噪声与技师选择的曝光条件密切相关。当照射量过低时,图像的噪声会明显增加,从而影响影像质量,尤其是对"钙化点"的观察(图 11-8)。照射量过高对数字化乳腺摄影的图像质量影响并不明显,但过高的摄影条件会使图像的散射线增加,灰雾增大,降低图像质量,同时,会大大增加乳腺的平均腺体剂量。因此,在临床工作中,应在降低噪声、提高影像质量和尽量降低受检者辐射剂量中寻求最佳的应用技术。曝光条件的选择应该以对噪声的可接受程度作为评判标准。

在临床影像阅读中,对噪声的要求则是以不影响临床诊断工作为基本要求,包括对噪声出现程度和噪声出现区域两个方面。程度上,所有噪声的出现要以不干扰正常的诊断工作为基本要求;区域上,在可视图像区间内的临床感兴趣区诊断图像区间内不可出现影响诊断的噪声。

六、伪影

伪影是指在影像中没有反映物体真正衰减差异的任何像素值的改变,既不体现乳腺内的解剖结构,也不能用噪声或系统调制传递函数来解释。伪影对乳腺摄影的影像质量有两个影响:影像中增加的"杂乱"或噪声会掩盖病灶的探测或削弱病灶的特征;可能冒充不存在的病灶。

伪影通常由成像系统的硬件、软件后处理、外界干扰等因素所引起。

1. 硬件伪影　通常由滤线栅、CR 系统的成像板及影像阅读仪、DR 系统的平板探测器

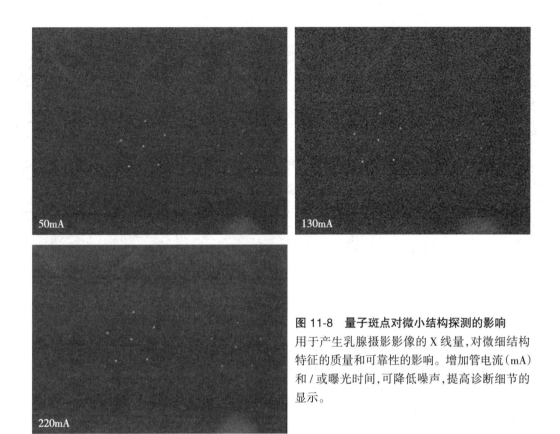

图 11-8　量子斑点对微小结构探测的影响

用于产生乳腺摄影影像的 X 线量,对微细结构特征的质量和可靠性的影响。增加管电流(mA)和 / 或曝光时间,可降低噪声,提高诊断细节的显示。

等引起。

　　滤线栅伪影在滤线器的驱动装置发生故障时出现,在数字化影像与屏片系统中表现有很大不同,是由于滤线栅栅条的固有频率和数字化成像系统的采样频率不匹配而造成的。

　　成像板所引起的伪影是在 CR 成像系统中最普遍的硬件伪影。作为 X 线能量探测装置,成像板在临床工作中需要反复使用,很容易出现成像板的暂时性缺陷,如灰尘、污物和幻影,这些可以通过对成像板的清洁和擦除来校正。当出现刮擦痕和使用寿命问题引起持续伪影时,必须更换成像板。此外,影像阅读仪故障可以导致缺损扫描线和 / 或影像畸变;在柱状反光镜或激光装置的尘粒可以显示为影像衰减伪影。

　　平板探测器存在诸如残影、一致性差等可通过校准程序得以消除。探测器也可能存在一定数量的"坏像素"。生产商可以根据对相邻像素值的计算(比如简单的平均),向相应显示像素分配信号值来掩盖这些坏像素。如果这些坏像素是独立的、彼此分离的,而且数量不多,其对影像质量的影像可能很低。相反,如果这种有缺陷的像素成片或成行 / 列,影像质量就会下降。如果出现严重的不可修复的图像伪影(图 11-9),应更换平板探测器。

　　在进行软阅读时,图像显示设备的精度和物理性状也会产生干扰伪影,如显示器的像素固有频率和图像频率的匹配问题引起的条状伪影。

　　2. 软件后处理伪影　数字化图像具有强大的可控性,可根据临床需要将解剖结构的特异性显示出来,但是,不恰当的软件处理手段,反而会造成影像质量的下降。在数字化图像处理中,一般会根据图像的具体需要和特性,在空间域和频率域分别进行处理。滤波器频率

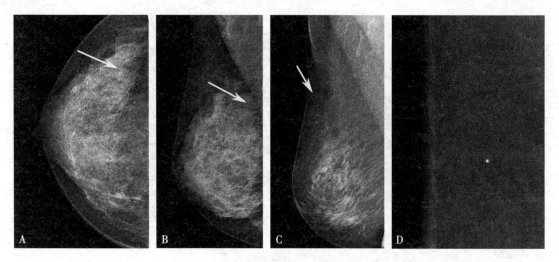

A、B 中箭头所指表现为黑色的坏点；C 中箭头所示表现为白色的坏点；D 为其放大观察像。

图 11-9　平板探测器存在一定数量的"坏像素"

的选择、卷积算法、邻域集合选择和滤波器窗口选择等因素均会造成伪影产生，如边缘强化处理的程度过度，会在数字化乳腺影像中造成乳腺导管呈"干树枝样"改变。

3. 外界干扰导致的伪影　静电是对数字影像产生伪影的最常见外界干扰因素，可以造成横行白线影和图像密度不均的影像。此外，震动等因素在信息转换过程中，紫外线或其他可使成像板感光的因素都会产生伪影。

七、准直

X 线束应尽可能地准直在胶片的边缘，而不是乳腺。接近乳腺表面的准直可能会切掉乳腺影像的一部分。圆形准直器的使用会使影像在观片灯上不能获得满意遮盖。

如果准直时不允许 X 线照射野轻微超出胸壁侧胶片边缘，那么，乳腺组织可能会被排除在影像之外。乳腺组织也可能由于以下原因而被排除在影像之外：成像板的不正确放置、压迫装置的放置错误，从而使得压迫器的后缘重叠在后乳腺组织上。

国际标准要求：

1. 所有系统都应具备矩形 X 线束准直装置。

2. X 线照射野在整个胸壁缘的一侧可延伸到影像接收器的胸壁缘，并确保 X 线照射不会延伸至影像接收器任何边缘之外超过 SID 的 2%。

3. X 线束准直装置的光野与 X 线照射野的偏差不超过 SID 的 2%。

4. 压迫器的胸壁缘超出影像接收器胸壁缘的尺寸不能大于 SID 的 1%。压迫板放置在乳腺承托平面以上等于标准乳腺厚度的距离，压迫器垂直缘的阴影不应在影像中见到。

第四节　数字乳腺摄影的质量控制

定期的质量控制检测对检查系统性能的稳定和保持最优化影像质量是必须的。数字乳腺摄影通常分为 3 个独立的部分：影像采集——包括 X 线源和影像接收器（成像板和平板探测器);影像处理——包括影像处理软件;影像显示——包括监视器、影像显示软件、激光打印机、观片灯箱。因此,定期质量控制检测应包括这 3 部分内容。

每天、每周、每月、每季度、每年的推荐检测步骤都是执行 QC 程序的一部分。大多数情况下,除了主要问题和年度检测外,指定技师还要执行大多数的检测任务。推荐用户把专为数字乳腺摄影设计的质量控制模体和剂量监测仪器作为系统购置的一部分考虑到购置价格中去。此外,系统评估的自动 QC 方法、显示器的维护 / 安置和调整到开始应用,应该从生产商那里获取。数据库管理工具和电子制表软件是相关系统性能强有力的量化和图形分析工具。

一、每天质量控制的实施项目

巡察系统的运行情况,确定运行状态;观察剂量测量仪的阅读面板,确定运行正常。

IP 板闲置 24h 以上必须进行擦除处理,以确保由于背景辐射或其他原因造成的信号残留,保持显示器清洁,主要显示器所在的室内光线应小于 10 勒克斯。

记录每个受检者每个体位的皮肤入射剂量、压迫厚度和管电压。当执行影像 QC 时,在影像中寻找是否存在灰尘颗粒、刮擦痕以及其他伪影,确保所有的影像都在质量控制中。

二、每周质量控制的实施项目

检测 IP 板的暗噪声,其值应该在生产厂家的规定值范围内;检测平板探测器的背景噪声。

验证软拷贝观察工作站的显示器校准(对比度 / 亮度设定在 0~5% 和 95%~100% 小斑块都可见)。

采集 QC 测试模体影像,并在计算机数据库中编入目录,当超出预设的界限时,核查系统性能并采取措施。

三、每月质量控制的实施项目

设备可视性检查,确保乳腺 X 射线系统的指示灯、机械锁和制动器工作正常。

IP 板的伪影检测,必要时按照生产商的指导进行清洁或视具体情况,及时对伪影进行校准。

自动曝光控制重复性检测,是不同厚度、密度的乳腺均能接受适宜曝光量的评价,其极限值在是标准值的 ±10% 范围内。

核查影像的打印伪影。

四、每季度质量控制的实施项目

对 IP 板擦除完全性执行校准,计算幻影因子≤0.3。

对平板探测器执行校准程序检测影像接收器的均匀性。

执行量化 QC 模体分析(如低对比、空间对比度、信噪比等的"抽查")。

几何畸变和高宽比的检测。

检查照片重拍率,概观曝光指数,确定不可接受影像的产生原因。

检查 QC 曝光指示器数据库,确定曝光不足或过度的原因并执行校正措施,书写季度报告。

五、每半年质量控制的实施项目

胸壁侧照射野准直的检测,极限值为超出台边,但 <5mm;光野和照射野一致检测在 ±5.0mm 之内。

压迫器的压力评价、厚度评价及安全性评价。

管电压指示的偏离检测。

IP 板的响应线性、响应均匀性及一致性评价。

用乳腺摄影专用模体检测平均腺体剂量。

六、每年质量控制的实施项目

视察 / 评估影像质量;抽查影像处理算法的适用性;执行验收检测步骤,以确定和 / 或重新建立基准值;检查重拍现象、受检者照射量趋向、QC 记录和设备维修历史。除了定期检测外,所有的检查都应该在"视为需要"的原则下执行,尤其是在设备硬件 / 软件发生改变或大修时。

指定的 QC 技师、维修人员都应该参与到预防性维护和质量控制程序中。CR、DR 系统的侵入性调整和校正执行仅能由"销售商许可"人员、具有相关知识的技师,以及负责质量控制的维修人员来完成。除了定期测试外,所有的检测都应该在"视为需要"的原则下执行,尤其是在硬件 / 软件发生变化和设备大修时。

七、数字乳腺摄影质量控制的实施案例

现以临床使用的一款 GE 数字乳腺摄影系统(senographe essential)的质量控制实施项目与标准,作为案例介绍,如表 11-3。

表 11-3　GE 数字乳腺摄影系统(Senographe Essential)质量控制项目与标准

项目	检测频率	检测注意事项与标准
放射技师质量控制项目		
1. 监视器清洁	每日	监视器屏幕无灰尘、指纹和其他痕迹
2. 阅片环境确认	每日	阅片环境应是最适宜的环境
3. 平面野测试	每周	1. 测试必须在模型 IQ 测试和 CNR 和 MTF 测量之前进行; 2. 丙烯酸模块必须是干净的且没有瑕疵; 3. 所有的测试必须合格。
4. 采集工作站和打印机上的模体测试	每周	1. 仅在成功完成平面野测试之后才能进行; 2. 模型必须是干净的且没有瑕疵; 3. 模体图像得分:纤维部分必须至少为 4,肿块必须至少为 3,钙化必须至少为 3。
5. CNR 和 MTF 测量	每周	1. 先进行 10min 的预热。 2. MTF 平行线 >49%(2LP/mm 时)

续表

项目	检测频率	检测注意事项与标准
5. CNR 和 MTF 测量	每周	MTF 平行线 >18%（4LP/mm 时） MTF 垂直线 >49%（2LP/mm 时） MTF 垂直线 >18%（4LP/mm 时），CNR 上的变化不超过 0.2。
6. 阅片箱和阅片条件测试	每周	阅片箱无灰尘、指纹和其他痕迹，亮度和照度达标。
7. AOP 模式和 SNR 检查	每月	1. 丙烯酸模块必须是干净的并且没有擦伤； 2. AOP 模式测试必须符合厂家规范结果； 3. SNR>50。
8. 目视测试	每月	乳腺 X 射线摄影系统的指示灯、显示器、机械锁和制动器正确行使功能，并且系统在机械方面稳定。
9. 重复曝光检查	每季度	总重复率或废片率的变化不得大于分析中包含的总曝光的 2.0%。
10. 压力测试	每半年	最大压迫力必须处于 11~20daN（25~45lb.）之间。
11. 打印机测试	按厂家规范	打印机必须通过制造商规定的所有测试
医学物理师质量控制测试		
1. 平面野和模体图像质量测试	每年	1. 平面野测试项目必须全部通过； 2. CNR 与基准值差异不超过 0.2； 3. 模体图像得分：纤维部分必须至少为 4，肿块必须至少为 3，钙化必须至少为 3。
2. CNR 和 MTF 测试	每年	MTF 平行线 >49%（2LP/mm 时） MTF 平行线 >18%（4LP/mm 时） MTF 垂直线 >49%（2LP/mm 时） MTF 垂直线 >18%（4LP/mm 时）
3. AOP 模式和 SNR 测试	每年	测试必须符合厂家规范结果，SNR>50。
4. kVp 精度和重复性	每年	1. 每个测量点处显示的或选择的 kVp 均在 ± 5% 范围内； 2. kVp 的再现性的变化系数应该小于或等于 0.02。
5. 皮肤剂量，平均腺体剂量和重复性	每年	1. 标准乳腺的平均腺体剂量不得超过 3mGy/ 检查； 2. mAs 和空气比释动能的最大可接受变化系数为 0.05。

注：IQ. 影像质量；CNR. 比度噪声比；MTF. 调制传递函数；AOP. 自动曝光；SNR. 信噪比；kVp.X 线管电压。

（林冰影　张雪琴）

第十二章　乳腺摄影的剂量评估

第一节　乳腺摄影的辐射风险

一、概述

整体来讲,在放射诊断实践中,应贯彻国际放射防护委员会(ICRP)和我国《电离辐射防护与辐射源安全基本标准》(GB18871—2002)提出的放射防护原则。

1. 放射实践的正当化　慎重采用放射诊断检查,在有其他非损害性检查可以替代放射诊断检查时,不应首先考虑放射诊断检查。对某些特殊受检者,如孕妇、儿童等,要严格掌握放射诊断检查的必要性,尽量避免采用放射诊断检查。

2. 放射防护的最优化　经过正当化判断的受检者,在进行 X 线诊断检查时,必须考虑在满足诊断需求的前提下,尽量减少其受照剂量,对邻近辐射敏感部位和重要器官采取适当屏蔽措施,如生殖器官等。

3. 剂量限值　对于职业照射而言,为了降低放射工作人员辐射危险的随机性效应发生概率,国家标准规定了相应的剂量限值。而对于医疗照射而言,每种检查类型的受检者剂量没有限值,国家标准中给出了医疗照射指导水平或诊断参考水平,以指导临床操作人员尽可能降低受检者辐射剂量。

目前,乳腺 X 线摄影是早期乳腺癌筛查的首选方法,有充分的证据证明乳腺摄影筛查的正当性。然而,乳腺摄影的筛查同时是对无自我症状妇女接收辐射剂量的普查。ICRP 对于人体受辐射主要组织可能出现危险的随机效应给予了定量估计,其中乳腺的辐射致癌的组织权重因子为 0.12(ICRP103 号文件),属于最敏感的一类组织和器官。因此,监测乳腺 X 线摄影时授予乳腺的剂量就成为一项重要工作。

在所有 X 线摄影,特别是乳腺摄影时,我们必须要坚持一个原则:用尽可能低的剂量达到满足诊断需求的影像质量。这正是人们常说的放射防护 ALARA 原则。

乳腺 X 线摄影中,平均腺体剂量(average glandular dose,AGD)评估的方法,是用受检者的皮肤入射剂量(entrance skin exposure,ESE),计算出乳房的腺体平均剂量,并加以评估。

在计算乳房的平均腺体剂量前,必须对乳腺摄影系统进行测量。我国发布的检测标准中需要测量的项目有:ESE 和半值层(HVL)。美国 ACR 需要测量的项目有 kVp 精度及重复性、ESE 和 HVL。

二、乳腺 X 线摄影检查的代价与利益分析

一方面,X 线摄影乳腺筛查是早期乳腺癌检查最有效的方法。第九章论述了各国乳腺癌 X 线影普查的有效性;另一方面,乳腺 X 线摄影所接受的电离辐射又必然带来可能的危险度。如何分析评价乳腺摄影检查的代价与利益是一个必须要回答的问题。

在评估乳腺摄影的潜在辐射致癌风险度时,须注意如下几点:第一,与乳腺中的脂肪、皮肤、乳晕组织相比,腺体组织对辐射最敏感;第二,平均腺体剂量要比最大腺体剂量更准确地评估致癌风险;第三,乳腺摄影重点关心的人群是 40 岁以上的妇女,因此,合理的剂量评估非常重要。

美国华盛顿大学的一份报告表明,基于 3mGy 的 X 线照射平均腺体剂量受辐射后乳腺癌风险增加的概率为 6 人 /1 000 000,相当于搭乘 8 000 公里的飞机或 720 公里汽车发生事故死亡的概率。

在进行乳腺摄影检查的代价与利益分析时,我们还要了解一个现实,即乳腺癌的发病率和死亡率。在美国,女性一生中患乳腺癌的概率为八分之一,而在我国,每 30 名女性一生中有 1 人将患乳腺癌。然而,当她们定期进行乳腺 X 线摄影检查,人们发现乳腺癌死亡率会因此降低。瑞典两个乡镇乳腺 X 线摄影前后 20 年随访普查数据表明,接受了早期乳腺癌 X 线摄影普查的妇女,其乳腺癌死亡率显著降低 44%。在美国,对乳腺癌发病率和死亡率的分析表明,自 1980 年开始,浸润性乳腺癌受检者的乳腺癌死亡率已经降低了约 39%。因此,进行一次乳腺 X 线摄影检查的好处远远超出了检查中辐射所带来的风险。

日本一项关于“乳腺 X 线照射的辐射损害问题”的研究报告表明,乳腺 X 线摄影检查要考虑到因检查本身而引发癌症的危险。作为辐射剂量的要求,1 个照射体位的平均腺体剂量的平均值为 1mGy,最大值 3mGy。乳腺 X 检查和骨髓照射不同,前者不会引发白血病。

实验一:对某年龄段妇女群体进行检查,分析利益和损害代价情况。采用 2 个摄影体位的平均值 2mGy 最大值 6mGy,采用 1 个摄影体位的平均值 1mGy 最大值 3mGy。结果显示,年龄越小,损害越大;受益和损害的交叉点在 30 岁左右。

实验二:分两组,一组从 30 岁开始每年检查一次,共持续 40 年(表 12-1);另一组 45 岁开始每年一次,共持续 25 年(表 12-2)。结果发现,30 岁组平均寿命缩短 1.8d,同日本妇女平均寿命 82 岁相比,可以忽略。

结论:日本高质量乳腺 X 线设备,从 30 岁开始每年检查一次是可行的,其辐射风险与收益相比,可以忽略。

2007 年出版的 ICRP 第 103 号出版物,取代了 1990 年 ICRP 第 60 号出版物的建议。第 103 号出版物更新了当量剂量和有效剂量中的辐射权重因子和组织权重因子,并更新了辐射危害的评估。其中,乳腺的组织权重因子从 ICRP 第 60 号出版物建议的 0.05 提升到 0.12(最高的一类人体组织)。说明以前人们对乳腺组织辐射敏感度低估了,在临床实践中,必须引起对乳腺摄影辐射剂量优化的足够重视。

表 12-1　女性从 30 岁到 69 岁的 40 年间在接收乳腺 X 线摄影
检查的情况下,利益与危险率的分析(平均值)

利益	危险率	
平均余年的延长 /(人·年 ×10⁻⁵)	剂量 /mGy	平均余年的缩短 /(人·年 ×10⁻⁵)
4.77×10^{-2} 人·年(17.4d 的延长)	6.0(最大值)	4.94×10^{-3} 人·年(1.8d 的缩短)
	2.0(平均值)	1.65×10^{-3} 人·年(0.6d 的缩短)
	3.0(最大值)	2.47×10^{-3} 人·年(0.9d 的缩短)
	1.0(平均值)	0.82×10^{-3} 人·年(0.3d 的缩短)

表 12-2　女性从 45 岁到 69 岁的 25 年间由于接收乳腺 X 线
摄影检查情况下,利益与危险率的分析(平均值)

利益	危险率	
平均余年的延长 /(人·年 ×10⁻⁵)	剂量 /mGy	平均余年的缩短 /(人·年 ×10⁻⁵)
3.14×10^{-2} 人·年(11.5d 的延长)	6.0(最大值)	1.47×10^{-3} 人·年(0.54d 的缩短)
	2.0(平均值)	0.49×10^{-3} 人·年(0.18d 的缩短)
	3.0(最大值)	0.73×10^{-3} 人·年(0.27d 的缩短)
	1.0(平均值)	0.25×10^{-3} 人·年(0.1d 的缩短)

三、乳腺 X 线摄影剂量的影响因素

乳腺摄影检查中,每个个体的剂量可能受到几个因素影响:影像接收器、滤线栅、X 线束能量(HVL,kVp)、乳腺压迫程度、乳腺大小和腺体构成比例等。如靶和滤过组合不变时,较高的 kVp 能增加线束穿透力,可取得较低皮肤入射剂量(ESE)和较低平均腺体剂量,但却降低了固有的物体对比度;又如乳腺厚度增加会增加剂量,充分压迫使乳腺厚度降低,进而降低乳腺剂量(图 12-1)。

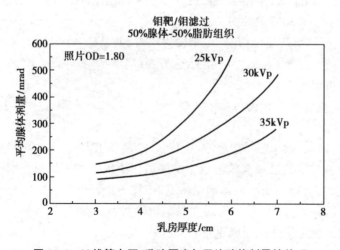

图 12-1　X 线管电压、乳腺厚度与平均腺体剂量的关系

　　数字成像技术与剂量的关系不需要按影像光密度来管理,因为数字技术可以在很大照射量宽容度下,通过后处理技术(如窗口技术)获得适当影像对比度和亮度,但后处理技术调节对那些曝光严重过度或曝光严重不足、严重影响诊断的影像调节也是有限的。

　　影响乳腺剂量的靶面滤过组合中,如对于钼铑双靶系统来说,Rh/Rh 组合的平均剂量最低,其次是 Mo/Rh 组合和 Mo/Mo 组合,对厚度大和较致密的乳腺应使用 Rh/Rh 组合;屏片系统的相对感度和胶片处理状态也是影响乳腺剂量的因素,建议使用相对感度高的屏片系统或数字探测器。此外,使用滤线栅也会增加剂量。乳腺组织的构成比例也是一种影响因素(腺体组织由于衰减多使得乳腺剂量增大)。

　　"持实"的压迫将乳腺体积横向展开,从而明显缩短 X 线穿过乳腺的路程,大大降低乳腺剂量。压迫改变了乳腺形状,使腺体组分从侧面看更接近于矩形,简化的乳腺结构外形允许确定剂量的计算模型使用。

　　女性乳腺的大小和乳腺组织构成比例差异很大,从而导致在给定摄影技术条件下,乳腺剂量值变化范围很大。乳腺压迫厚度对乳腺剂量影响很大,虽然压迫时乳腺面积也变化很大,但对剂量影响相对较小。脂肪成分较高的乳腺要比腺体成分高的乳腺更容易穿透,同样技术条件,脂肪型乳腺的腺体成分较少,接受的剂量值相对低。

　　表 12-3 列出了乳腺摄影剂量的影响因素。

表 12-3　乳腺摄影剂量的影响因素

序号	影响因素	影响程度
1	乳腺大小和腺体构成比例	厚度:影响很大; 压迫后面积:影响最小; 腺体构成比例:中等影响
2	X 线束能量(HVL、kVp 和靶滤过组合)	乳腺剂量随能量增加而降低,但影像对比度降低; 采用 Rh 滤过或 Rh 靶对厚乳腺或腺体成分高的乳腺摄影能降低乳腺剂量,可能损失对比度。
3	影像接收器的类型	屏片系统优化线束 HVL 是 0.3~0.4mm Al;乳腺剂量取决于光密度要求;数字系统的优化设置决定于每个系统的型号,乳腺剂量由影像信噪比要求决定。
4	滤线栅	对大多数有滤线栅乳腺摄影的乳腺剂量约是无滤线栅摄影的 2.0 到 2.5 倍。
5	乳腺压迫程度	压迫乳腺是对所有摄影技术要想得到高质量影像的不可缺少的要求,"持实"的压迫可降低剂量到 50%。

注:HVL. 半值层;kVp.X 线管电压;Rh. 铑。

四、平均腺体剂量

　　在乳腺摄影中,能实际测量的剂量是体表照射量(通常是在无反散射的空气中或皮肤处测量)。此外,吸收剂量常考虑乳腺中间平面剂量值或全乳平均剂量值。为了说明为什么用"平均腺体剂量"(D_g)作为推荐量? 在此之前,我们先讨论一下有关乳腺的体表照射量和吸收剂量的基本概念。

1. 吸收剂量、体表照射量和空气比释动能　各种辐射效应的产生源于沉积在被照组织中的能量。吸收剂量(D)是电离辐射授予单位质量物质的能量,国际单位是戈瑞(Gy),它和生物效应相关,不能在乳腺中直接测量。体表照射量能在合适的模体,对于给定 X 线进行直接测量,其结果可以用于评估吸收剂量(D)。

在典型乳腺体模中,体表照射量的分布是用电离室或半导体剂量仪测量的,其结果通过人乳腺简单的模型计算,评估乳腺内的辐射分布。研究表明,感兴趣区的吸收剂量可由模体测量的体表照射量计算,如下式:

$$D=K_a f_m \qquad\qquad 公式(12.1)$$

D:以 mGy 为单位的吸收剂量,K_a:以 mGy 为单位的空气比释动能,不含反散射线的剂量。f_m:给定物质 m(脂肪或者腺体组织)中,比释动能与吸收剂量的转换因子。

在 10~40keV 能量范围内,f_m 变化不大,用于乳腺摄影时,脂肪的 f_{ad} 取值范围为 0.58~0.65mGy/mGy,腺体中的 f_g 取值范围为 0.90~0.92mGy/mGy。

使用腺体脂肪均匀混合模型,计算在入射皮肤表面空气中给 1R 照射量(8.76mGy 空气比释动能),射线半值层为 0.37mm Al,有滤线栅反散射到入射平面的 X 线能量约增加体表照射量的 10%。计算脂肪组织吸收剂量时,f_{ad}=0.615mGy/mGy(腺体组织 f_g 取值 0.90mGy/mGy)。在体模中间位置,脂肪和腺体组织位置一致,接受的照射量相同,吸收剂量相差较大。例如:在 2.25cm 深处,腺体组织的吸收剂量要比脂肪组织高出 30%。

2. 平均腺体剂量及其他剂量　腺体组织是乳腺中对辐射敏感的组织,腺体组织的平均吸收剂量即平均腺体剂量(D_g),是评价乳腺摄影潜在致癌风险的首选测量,它也很容易被准确估算出来,已成为标准的乳腺摄影剂量指标。

用于评价乳腺剂量的还有另外三个剂量:皮肤剂量(D_s)、中间层面腺体剂量、平均全乳剂量。过去,D_s 已被广泛使用,可能是因为最容易被测量。皮肤剂量与平均腺体剂量的比值(D_s/D_g)随线质和乳腺厚度的不同有很大不同,因此,皮肤不是评价乳腺致癌风险的恰当组织,中间层面腺体剂量(D_{mg})可能会与 D_g 弄混,而且屏片摄影的 D_g 值可能很大。

第二节　剂量的评估方法

一、平均腺体剂量的计算

获取平均腺体剂量可以建立受检者乳腺接受电离辐射剂量档案,用于个体和群体乳腺器官剂量统计、分析及其乳腺 X 射线图像与辐射剂量的摄影参数优化。

获取平均腺体剂量的途径有关系式计算法和平均腺体剂量显示数值读取法。其中平均腺体剂量显示数值需要使用关系式计算法来验证。

平均腺体剂量计算关系式:

$$D_g = K_a \cdot D_{gN} \qquad\qquad 公式(12.2)$$

D_{gN}:1mGy 空气比释动能的平均腺体剂量转换值(mGy)(无反散射);K_a:空气比释动能,单位 mGy。

D_{gN} 值与 4 个量有关:线束能量(HVL 和 kVp)、X 线管的靶物质(钼、铑、钨)和滤过材料(钼、铑、铝)组合、乳腺厚度和乳腺组织构成比例。

对 D_{gN} 值的确定,国际上主要有两种测量方法,一种是美国 ACR 使用的基于 Wu 的计算方法,另一种是欧盟使用的基于 Dance 的计算方法。我国的卫生行业标准采用基于 Dance 的计算方法。

(一) Dance 方法

基于 Dance 方法确定剂量相对简单,先查表,找出乳腺压迫厚度和半值层下对应的转换系数 g,同时,查表找出该厚度下乳腺构成对应的修正系数 c 和使用的靶滤过组合修正系数 s,通过三个系数乘积,即可得出转换系数 D_{gN},如公式 12.3:

$$D_{gN} = g \cdot c \cdot s \qquad\qquad 公式(12.3)$$

g—50% 腺体构成下对应的转换系数(表 12-4)

c—腺体构成系数(表 12-5)

s—靶滤过组合修正系数(表 12-6)

例如,在 Dance 计算方法中,一个压迫后厚度为 4.5cm 的乳腺,用 Mo/Mo 靶/滤组合,测到的体表照射量为 8.76mGy,HVL 为 0.3mm Al,从表 12.4 查到 g 值为 0.183,表 12.5 查到 c 值为 1.043,表 12.6 查到 s 值为 1。

那么,平均腺体剂量 AGD= $K_a \cdot D_{gN} = K_a \cdot g \cdot c \cdot s$ =8.76mGy×0.183(mGy/mGy)×1.043×1= 1.672mGy。如果使用体层摄影时,体层摄影的平均腺体剂量需在该计算基础上再乘以对应相关的角度系数(表 12-7)即可。该计算结果适用于验证设备所显示的 AGD 数值,当计算确定腺体含量的 AGD 时,则可以参考 Dance 的不同腺体含量修正系数表。

(二) 基于 Wu 的 ACR 计算方法

基于 Wu 的计算方法相对复杂,一般通过查表得出 D_{gN}。不同的靶面滤过时,不同层厚和不同乳腺组织构成比均对应的不同表格数据,通过 kVp 和半值层检索表格数据进行插值计算得出 D_{gN}。

例如,ACR 计算方法中,一个典型的乳腺组成成分(50% 腺体 50% 脂肪组织),乳腺压迫后的厚度为 5cm,在 25kVp 下,用 Mo/Mo 靶/滤组合,测到的体表照射量为 1R,HVL 为 0.3mm Al,从表 12-8 查到,D_{gN} 值为 127mrad/R,换算后的平均腺体剂量为(1R)×(127mrad/R)= 127mrad 或 1.27mGy。

二、必要的测量

评估一次乳腺 X 线摄影检查的平均腺体剂量,Dance 方法需要提供乳腺体表照射量 X_a、X 线束 HVL、乳腺压迫厚度和乳腺组织构成比例、靶滤过组合,ACR 方法则还需要提供管电压 kVp 值,所以,平均腺体剂量的评估需要测量的量有:管电压的精度和重复性(ACR 方法)、X 线线质(半值层)、乳腺平均体表照射量,根据公式 $D_g = X_a \cdot D_{gN}$ 查表、计算出平均腺体剂量。

测量体表照射量时,可使用电离室或半导体剂量计,在 0.3~1.5mm Al 的 HVL 范围内,电离室或半导体剂量探测器的能量响应系数变化值应在 ±10% 以内,剂量计要求有国家计量部门溯源刻度证书。

卫生行业标准《乳腺数字 X 射线摄影系统质量控制检测规范》(WS522—2017)中的测量要求为:测量时选用 4cm 厚的 PMMA 模体放置于乳房支撑台面,模体边缘与支撑台胸壁侧对齐,压迫到厚度显示为 4.5cm。采用临床 AEC 条件曝光,记录管电压、mAs 和靶/滤过

表 12-4　不同模体厚度下不同 HVL 时转换系数 g（50% 腺体构成）

PMMA 厚度/mm	等效乳房 厚度/mm	0.25 mm Al	0.30 mm Al	0.35 mm Al	0.40 mm Al	0.45 mm Al	0.50 mm Al	0.55 mm Al	0.60 mm Al	0.65 mm Al	0.70 mm Al	0.75 mm Al	0.80 mm Al
20	21	0.329	0.378	0.421	0.460	0.496	0.529	0.559	0.585	0.609	0.631	0.650	0.669
30	32	0.222	0.261	0.294	0.326	0.357	0.388	0.419	0.448	0.473	0.495	0.516	0.536
40	45	0.155	0.183	0.208	0.232	0.258	0.285	0.311	0.339	0.366	0.387	0.406	0.425
50	53	0.130	0.155	0.177	0.198	0.220	0.245	0.272	0.295	0.317	0.336	0.354	0.372
60	60	0.112	0.135	0.154	0.172	0.192	0.214	0.236	0.261	0.282	0.300	0.317	0.333
70	75	0.088	0.106	0.121	0.136	0.152	0.166	0.189	0.210	0.228	0.243	0.257	0.272
80	90	—	0.086	0.098	0.111	0.123	0.136	0.154	0.172	0.188	0.202	0.214	0.227
90	103	—	0.074	0.085	0.096	0.106	0.117	0.133	0.149	0.163	0.176	0.187	0.199

注：当半值层或厚度处于两值之间时需要进行内插值计算。
PMMA. 有机玻璃；HVL. 半值层。

表 12-5　乳腺不同成分对应修正系数 c

PMMA 厚度/mm	等效乳房压迫厚度/mm	不同 HVL 对应的修正系数 c										
		0.30 mm Al	0.35 mm Al	0.40 mm Al	0.45 mm Al	0.50 mm Al	0.55 mm Al	0.60 mm Al	0.65 mm Al	0.70 mm Al	0.75 mm Al	0.80 mm Al
20	21	0.889	0.895	0.903	0.908	0.912	0.917	0.921	0.924	0.928	0.933	0.937
30	32	0.940	0.943	0.945	0.946	0.949	0.952	0.953	0.956	0.959	0.961	0.964
40	45	1.043	1.041	1.040	1.039	1.037	1.035	1.034	1.032	1.030	1.028	1.026
45	53	1.109	1.105	1.102	1.099	1.096	1.091	1.088	1.082	1.078	1.073	1.068
50	60	1.164	1.169	1.151	1.150	1.144	1.139	1.134	1.124	1.117	1.111	1.103
60	75	1.254	1.245	1.235	1.231	1.225	1.217	1.207	1.196	1.186	1.175	1.164
70	90	1.299	1.292	1.282	1.275	1.270	1.250	1.249	1.236	1.225	1.213	1.200
80	103	1.307	1.299	1.292	1.287	1.283	1.273	1.262	1.249	1.238	1.226	1.213

注：PMMA. 有机玻璃；HVL. 半值层。

表 12-6　不同靶滤过组合时修正因子 s

靶滤过组合	滤过厚度 /μm	修正因子 s	靶滤过组合	滤过厚度 /μm	修正因子 s
Mo/Mo	30	1.000	W/Rh	50~60	1.042
Mo/Rh	25	1.017	W/Ag	50~75	1.042
Rh/Rh	25	1.061	W/Al	500	1.134
Rh/AL	100	1.044	W/Al	700	1.082

注：Mo. 钼；Rh. 铑；W. 钨；Ag. 银；Al. 铝。

表 12-7　不同模体厚度下体层摄影不同角度时对应的修正因子 T

PMMA 厚度 /mm	乳房厚度 /mm	不同投照角度时的修正因子 T				
		−10°~+10°	−15°~+15°	−20°~+20°	−25°~+25°	−30°~+30°
20	21	0.993	0.988	0.981	0.971	0.959
30	32	0.992	0.985	0.976	0.964	0.949
40	45	0.992	0.983	0.972	0.959	0.943
50	53	0.991	0.982	0.970	0.956	0.940
60	60	0.989	0.981	0.969	0.955	0.939
70	75	0.989	0.980	0.968	0.954	0.938
80	90	0.987	0.977	0.965	0.952	0.937
90	103	0.987	0.976	0.964	0.951	0.934

注：PMMA. 有机玻璃。

表 12-8　平均腺体剂量 D_{gN} 值表（Mo/Mo）

管电压 / kVp	半值层 /mm Al	压迫乳腺厚度不同时的平均腺体剂量 D_{gN} 值 /（mrad/R）					
		3cm	4cm	5cm	6cm	7cm	8cm
23	0.24	166	126	100	82	69	60
	0.26	179	135	107	88	75	65
	0.28	191	145	115	95	80	69
	0.30	203	155	123	101	86	74
25	0.26	184	140	112	92	78	67
	0.28	196	149	119	98	83	72
	0.30	207	159	127	104	89	77
	0.32	219	168	134	111	94	81
	0.34	231	177	142	117	99	86
27	0.28	199	153	122	101	85	74
	0.30	211	162	129	107	91	79
	0.32	222	171	137	113	96	83
	0.34	234	180	144	119	101	88
	0.36	245	189	152	125	107	92
……	……	……	……	……	……	……	……

注：该表为 50% 腺体构成的部分表格。

等参数,然后,移去 PMMA 模体,将剂量仪探测器中心放置于乳房支撑平台胸壁侧内 4cm 处,左右居中。采用 PMMA 模体记录条件曝光、剂量值,根据距离平方法则计算模体表面剂量值。

要精确测量乳腺摄影 X 线束的 HVL 要求非常严格,通常要用测量精度高和重复性好的或半导体剂量计进行测量,同时,电离室尺寸要合适,测量使用的铝片纯度要求高(1145Al,99.99%),用千分尺测量厚度。

三、受检者剂量的应用

(一)不同摄影技术条件下的剂量比较

不同列表中的 D_{gN} 值可用于比较不同摄影技术条件下的剂量。

(二)受检者剂量监督

当实施乳腺 X 线摄影筛查计划时,首先,要关注大部分受检妇女的潜在辐射致癌风险;其次,要关注个体风险,因此,筛查群体所接受的平均腺体剂量 D_g 的平均值是最重要的,同时,要关注其相对应的平均乳房厚度和乳腺类型。在 40 岁及 40 岁以上女性人群中,乳腺组织构平均值与参考模体(ACR RMI156 模体)差异很少,对接受乳腺 X 线检查的个体来说,应尽可能按受检者实际乳腺组织构成计算其平均腺体剂量。

四、剂量推荐值与剂量调查值

(一)剂量推荐值

美国《乳腺 X 线摄影质量标准法规》(MQSA)规定,一个典型的乳腺组成成分、压迫乳腺标准厚度为 4.5cm,一次曝光检查可接受平均腺体剂量(D_g)的推荐值,应由许多国家级学术团体组织和国家、州管理机关公布。这些组织均认可:D_g 不应超过 3mGy。中国卫生行业标准定为:对 4cm 厚的 PMMA 进行一次 2D 摄影时或者一次体层摄影时,每次拍摄的剂量不超过 2mGy,一次 2D 摄影加一次体层摄影总剂量不超过 3.5mGy(WS 522—2017)。

(二)剂量调查值

美国 ACR 通过 MAP 和 FDA "设备和放射保健中心"搜集整理了用标准厚度有机玻璃模拟平均压迫厚度和平均组分乳腺组分摄影检查所予以的 D_g 数据,结果列入表 12-9 和表 12-10 中。

表 12-9 美国 ACR 和 FDA 对乳腺剂量 D_g 的调查结果

部门	设备数	乳腺剂量 D_g/mGy
ACR-MAP(1992)屏片	5 054	1.28(0.15~7.45)
CDRH/NEXT(1992)屏片	187	1.87 ± 0.05

注:ACR-MAP. 美国放射学院 - 乳腺 X 线摄影鉴定程序;CDRH/NEXT. 美国 FDA 设备和放射保健中心 / 全国 X 线趋势评估计划。

表 12-10　基于美国 MQSA 的相关剂量参量调查结果

MQSA/NEXT（1988—1997）参数	年份				
	1988 年	1992 年	1995 年	1996 年	1997 年
X_a,体表照射量（自由空气）/mR	683	N/A	910	943	965
HVL/mm Al	0.38	0.35	0.33	0.33	0.33
D_g/mGy	1.33	1.49	1.50	1.56	1.60

注：MQSA/NEXT. 乳腺 X 线摄影质量标准法规 / 全国 X 线趋势评估计划；HVL. 半层值。

五、剂量显示值的验证

（一）剂量显示值

数字乳腺 X 线摄影设备的平均腺体剂量显示数值,通常是预置程序的计算估值。预置程序中,半值层和可预计的体表照射量估值的数据库,已经在工厂生产时设置好。安装或校证调试设备时,由工程师现场测量特定位置处、对应靶 / 滤过组合、kV 值、mAs 等条件下的半值层和照射剂量,再将校正需要的半值层和照射量测量值录入已安装的程序中,以保证平均腺体剂量显示数值与实际测量值的偏差符合标准。

（二）剂量显示数值的验证

正常操作乳腺数字 X 线摄影设备时,高压器件及其控制电路元件的性能也会发生改变,从而导致 X 线特定辐射输出量发生改变。维护工程师定期的、规范的质量保证,可以使得平均腺体剂量测量数值与平均腺体剂量显示数值基本保持一致。

为保证辐射剂量档案数据的准确性、依据"合理尽可能低剂量"原则的摄影参数优化行动的可执行性,平均腺体剂量显示数据的验证是必要的。

平均腺体剂量的关系式计算与乳房表面照射量等数据的测量方法参考《乳腺数字 X 射线摄影系统质量控制检测规范》（WS522—2017）。此验证测量需要特别注意,实测半值层数值、乳房实际压迫厚度与转换因子表中数据不能直接读取时,需要将表格进行内插值计算,求出平均腺体剂量,再将其数值与平均腺体剂量显示数值比较,计算结果的偏差百分比数值应在 ±30% 之内。

（康天良）

附录　全国医用设备使用人员业务能力考评考试大纲(适用于乳腺 X 线摄影装置技师)

单元	细目	要点	要求 掌握	要求 熟悉	要求 了解
第 1 章　X 线物理学基础与防护	1. X 线的产生与性质	1.1　X 线的产生	√		
		1.2　X 线的本质与特性	√		
		1.3　X 线强度	√		
	2. X 线与物质的相互作用	2.1　相干散射		√	
		2.2　光电效应	√		
		2.3　康普顿效应	√		
		2.4　电子对效应与光核反应			√
		2.5　相互作用效应产生的概率			√
	3. X 线的吸收与衰减	3.1　距离的衰减	√		
		3.2　物质吸收的衰减及其影响因素		√	
		3.3　人体对 X 线的衰减	√		
		3.4　X 线的滤过	√		
		3.5　X 线诊断能量范围的 X 线减弱	√		
	4. X 线剂量单位	4.1　照射量及照射量率			√
		4.2　吸收剂量及吸收剂量率		√	
		4.3　吸收剂量与照射量关系		√	
		4.4　剂量当量及剂量当量率			√
		4.5　比释动能及比释动能率		√	
	5. X 线对人体的危害	5.1　辐射的生物效应		√	
		5.2　影响辐射损伤的因素		√	
		5.3　组织对 X 线照射的感受性		√	

续表

单元	细目	要点	要求		
			掌握	熟悉	了解
第 1 章 X 线物理学基础与防护	5. X 线对人体的危害	5.4 慢性小剂量照射的生物效应		√	
		5.5 辐射效应的危险度		√	
	6. X 线防护	6.1 X 线防护原则	√		
		6.2 我国放射卫生防护标准	√		
		6.3 对被检者的防护	√		
		6.4 X 线屏蔽防护	√		
第 2 章 X 线影像的形成	1. X 线信息影像的形成和传递	1.1 摄影的基本概念	√		
		1.2 X 线信息影像的形成与传递	√		
	2. X 线照片影像的形成	2.1 X 线照片影像的形成	√		
		2.2 照片影像密度的概念	√		
		2.3 密度与感光效应	√		
		2.4 影响照片密度的因素	√		
		2.5 适当密度的定义	√		
	3. X 线照片影像的对比度	3.1 对比度的概念	√		
		3.2 影响照片影像对比度的因素	√		
	4. 散射线及其消除	4.1 散射线的产生及散射线含有率	√		
		4.2 影响散射线含有率的因素	√		
		4.3 散射线的消除	√		
	5. X 线照片影像的锐利度	5.1 锐利度的概念	√		
		5.2 影响锐利度的因素	√		
		5.3 密度、对比度、锐利度的关系	√		
	6. X 线照片影像的颗粒度	6.1 颗粒度定义及其影响因素	√		
		6.2 斑点(噪声)	√		
	7. X 线照片影像的放大与变形	7.1 影像放大与变形的概念		√	
		7.2 影像的放大		√	
		7.3 影像的变形		√	
	8. X 照片影像的对称、重叠和切线效果	8.1 影像的对称关系	√		
		8.2 影像重叠效果	√		
		8.3 切线效果	√		
	9. 乳腺 X 线影像的形成特点	9.1 乳腺 X 线影像形成的特点	√		
		9.2 数字乳腺摄影与屏片乳腺摄影的比较	√		
第 3 章 数字 X 线摄影	1. 数字影像的基本概念	1.1 模拟影像与数字影像		√	
		1.2 数字成像的基本用语		√	
		1.3 数字图像的形成		√	
		1.4 影响数字成像质量的因素		√	

续表

单元	细目	要点	掌握	熟悉	了解
第3章　数字X线摄影	2. 计算机X线摄影(CR)	2.1　CR的临床应用	√		
		2.2　CR系统的构造	√		
		2.3　CR成像的基本原理	√		
		2.4　CR影像的读取	√		
		2.5　四象限理论	√		
		2.6　CR图识别技术	√		
		2.7　CR图像处理技术	√		
	3. 数字X线摄影(DR)	3.1　数字X线摄影(DR)的优点	√		
		3.2　DR成像的转换方式	√		
		3.3　非晶硒探测器结构及其成像原理	√		
		3.4　非晶硅探测器结构及其成像原理	√		
		3.5　CCD探测器结构及其成像原理	√		
第4章　照片影像的处理技术	1. 乳腺摄影平片系统	1.1　X线胶片种类及其性能		√	
		1.2　医用X线胶片结构及保存		√	
	2. 增屏感	2.1　增屏感结构与种类	√		
		2.2　增屏感性能	√		
	3. 自动冲洗技术	3.1　自动冲洗机应用的特点	√		
		3.2　自动冲洗机结构	√		
		3.3　激光打印技术(激光打印机、激光胶片、激光热成像、直热式热敏成像)	√		
第5章　影像质量评价与质量管理程序	1. 影像质量的评价	1.1　影像质量的主观评价		√	
		1.2　影像质量的客观评价		√	
		1.3　影像质量的综合评价	√		
	2. 影像质量的管理程序及方法	2.1　质量与质量管理的基本概念	√		
		2.2　质量管理活动的开展程序	√		
		2.3　质量管理方法	√		
第6章　乳腺正常解剖与平片所见	1. 乳腺正常解剖	1.1　乳腺正常解剖	√		
		1.2　副乳的概念	√		
		1.3.乳腺解剖与生理周期的关系	√		
	2. 正常乳腺X线平片的表现	2.1　正常乳腺平片的X线表现		√	
		2.2　乳腺的X线分型		√	
		2.3　乳腺的组织密度		√	
	3. 乳腺影像诊断常用检查方法	3.1　乳腺X线平片检查的适应证	√		
		3.2　乳腺B超(彩超)检查的适应证	√		
		3.3　乳腺核磁共振检查的适应证	√		

续表

单元	细目	要点	要求		
			掌握	熟悉	了解
第 7 章　乳腺 X 线诊断基础	1. 乳腺临床资料的采集及其记录	1.1　乳腺疾病临床表现资料的采集		√	
		1.2　摄影技师对病史的补充记录		√	
		1.3　乳腺癌的临床概要			√
	2. 乳腺 X 线诊断基础与分析	2.1　乳腺组织学及激素对其的影响		√	
		2.2　乳腺组织结构与 X 线影像密度		√	
		2.3　乳腺实质的 X 线分型		√	
		2.4　乳腺病变的基本 X 线征象		√	
	3. 乳腺 X 线诊断术语及报告书写规范	3.1　诊断描述及报告用语		√	
		3.2　报告书写规范		√	
第 8 章　乳腺摄影 X 线机	1. 概述	1.1　软组织 X 线摄影	√		
		1.2　乳腺 X 线摄影机的发展历程	√		
		1.3　乳腺 X 线摄影系统的构成	√		
	2. 乳腺摄影机的 X 线发生系统	2.1　X 线管	√		
		2.2　X 线的过滤	√		
		2.3　高压发生部分	√		
		2.4　自动曝光控制	√		
	3. 乳腺摄影机的支架	3.1　立柱	√		
		3.2　活动支架	√		
		3.3　组合机头	√		
		3.4　压迫装置		√	
		3.5　摄影平台		√	
	4. 数字乳腺摄影机的影像检出系统	4.1　屏片系统		√	
		4.2　平板探测器	√		
		4.3　双面读 CR	√		
		4.4　相位对比乳腺摄影	√		
	5. 乳腺摄影机的其他装置	5.1　工作站	√		
		5.2　计算机辅助检测系统	√		
		5.3　活检装置	√		
第 9 章　乳腺癌 X 线摄影普查的有效性分析	1. 乳腺癌流行病学分析	1.1　美国妇女乳腺癌发病率与死亡率		√	
		1.2　我国乳腺癌的流行病学分析	√		
	2. 乳腺癌 X 线摄影普查的有效性分析	2.1　国际癌症研究机构（IARC）的分析			√
		2.2　瑞典乳腺癌 X 线摄影普查前后二十年随访调查			√
		2.3　美国乳腺癌 X 线摄影普查对乳癌患者死亡率的影响			√
		2.4　我国乳腺癌 X 线摄影普查及其对乳房癌死亡率的影响			√

续表

单元	细目	要点	要求 掌握	要求 熟悉	要求 了解
第10章 乳腺摄影技术与影像标准	1. 概述	1.1 乳腺摄影体位的命名	√		
		1.2 乳腺摄影照片的标记	√		
		1.3 乳房压迫	√		
	2. 摄影体位选择	2.1 内外斜位	√		
		2.2 头尾位	√		
		2.3 附加体位	√		
		2.4 人工(植入物)乳腺成像		√	
		2.5 乳房切除术后成像		√	
	3. 乳腺影像的综合评价标准	3.1 内外斜位的综合评价标准	√		
		3.2 头尾位的综合评价标准	√		
	4. 影响乳腺影像质量的相关因素	4.1 压迫		√	
		4.2 曝光		√	
		4.3 对比度		√	
		4.4 清晰度		√	
		4.5 噪声		√	
		4.6 伪影		√	
		4.7 准直		√	
第11章 乳腺摄影的质量控制	1. 质量控制相关人员的职责	1.1 登记员的职责		√	
		1.2 放射医师的职责		√	
		1.3 放射技师的职责	√		
		1.4 医学物理师的职责		√	
	2. 乳腺摄影屏片系统的质量控制要点	2.1 引言	√		
		2.2 放射技师质量控制项目及所需时间	√		
		2.3 乳腺摄影质量控制的要点	√		
	3. 数字乳腺摄影影像质量的影响因素	3.1 噪声		√	
		3.2 对比度、密度和图像显示层次要求		√	
		3.3 清晰度		√	
		3.4 伪影		√	
	4. 数字乳腺摄影质量控制的实施	4.1 每天质量控制的实施项目	√		
		4.2 每周质量控制的实施项目	√		
		4.3 每季度质量控制的实施项目	√		
		4.4 每年质量控制的实施项目	√		
	5. 乳腺摄影影像的显示装置	5.1 显示装置的性能评估	√		
		5.2 显示装置的质量控制	√		

续表

单元	细目	要点	要求		
			掌握	熟悉	了解
第12章 乳腺摄影的剂量评估	1. 乳腺摄影的辐射风险	1.1 概述	√		
		1.2 乳腺摄影检查的代价与利益分析	√		
		1.3 乳腺摄影剂量的影响因素	√		
		1.4 乳腺摄影为什么使用"平均腺体剂量"的概念	√		
	2. 剂量评估方法	2.1 平均腺体剂量的获取	√		
		2.2 必要的测量		√	
		2.3 应用剂量		√	
		2.4 剂量推荐值和剂量调查值	√		